口腔癌
手术图谱精解

主 编◎吴汉江 任振虎

副主编◎吴 坤

湖南科学技术出版社

·长沙·

图书在版编目（CIP）数据

口腔癌手术图谱精解 / 吴汉江，任振虎主编. — 长沙 ： 湖南科学技术出版社，2023.7

ISBN 978-7-5710-2259-4

Ⅰ．①口… Ⅱ．①吴… ②任… Ⅲ．①口腔肿瘤－口腔外科手术－图解 Ⅳ．①R739.8-64

中国国家版本馆 CIP 数据核字(2023)第 104468 号

KOUQIANG 'AI SHOUSHU TUPU JINGJIE

口腔癌手术图谱精解

主　　编：吴汉江　任振虎
出 版 人：潘晓山
责任编辑：王　李
出版发行：湖南科学技术出版社
社　　址：长沙市芙蓉中路一段 416 号泊富国际金融中心
网　　址：http://www.hnstp.com
湖南科学技术出版社天猫旗舰店网址：
　　　　　http://hnkjcbs.tmall.com
邮购联系：0731-84375808
印　　刷：长沙艺铖印刷包装有限公司
　　　　　（印装质量问题请直接与本厂联系）
厂　　址：长沙市宁乡高新区金洲南路 350 号亮之星工业园
邮　　编：410604
版　　次：2023 年 7 月第 1 版
印　　次：2023 年 7 月第 1 次印刷
开　　本：787mm×1092mm　1/16
印　　张：49.25
字　　数：958 千字
书　　号：ISBN 978-7-5710-2259-4
定　　价：398.00 元

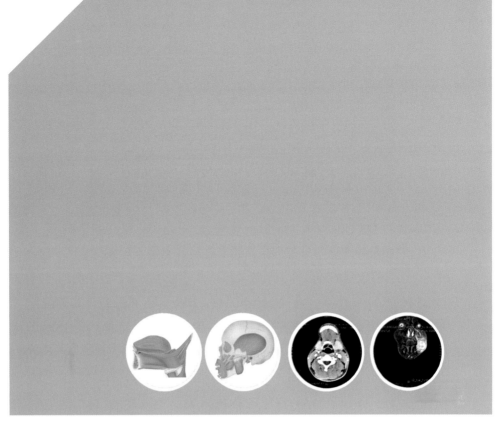

第一章

概　述

口腔癌是最常见的头颈部恶性肿瘤之一，主要病理类型是鳞状细胞癌（简称鳞癌），其具有较强的侵袭性，预后较差。全球每年新增口腔癌病例超过 450 000 例，其治疗的长期生存率一直徘徊在 50％～70％。近年的统计资料显示，口腔癌的发病率有上升趋势，已成为全球性的重大公共卫生问题。全球疾病负担（Global Burden of Disease，GBD）数据显示，全球口腔癌的发病人数从 1990 年的 185 976 例增加到 2017 年的 389 760 例，增长了 109.6％。同期口腔癌年龄标准化发病率也显示出相似的趋势，从 4.41/100 000 增加到 4.84/100 000。中国大陆地区口腔癌的发病率较低，为 2.44/100 000。2017 年口腔癌导致全球死亡人数达 193 696 例，相比 1990 年的死亡人数 97 492 例增加了 98.7％。1990—2017 年，全球的口腔癌年龄标准化病死率基本上保持稳定，为 2.42/100 000，中国大陆地区为 1.09/100 000。但在中国湖南省，由于嚼食槟榔的习惯，口腔癌发病率有显著上升趋势。湖南省癌症防治中心 2021 年癌症登记数据显示，口腔癌已经位列湖南省男性癌症发病率的第 5 位。

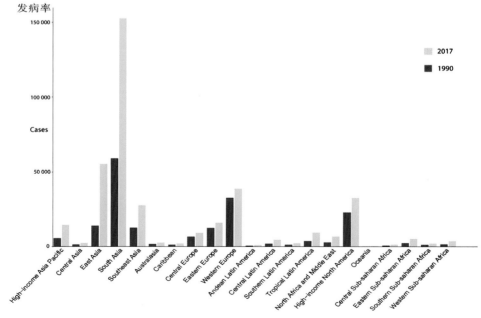

图 1-1　全球各国 2017 年年龄标准化发病率（ASR of Incidence）
发病率最高的国家分别是巴基斯坦和伊拉克。

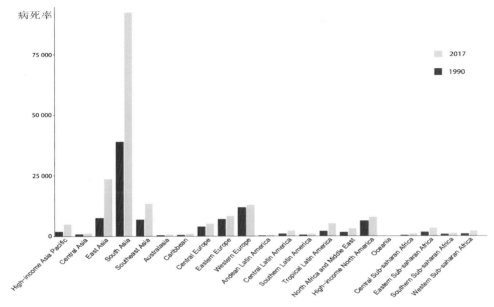

图 1-2　全球各国 2017 年年龄标准化病死率（ASR of Mortality）

　　早期发现、早期诊断，并得到及时规范治疗，口腔鳞状细胞癌（oral squamous cell carcinoma，OSCC），简称口腔癌，通常是可以治愈的。目前，我国还处于发展中国家行列，尤其是卫生医疗资源在全国范围分布不均，中小城市和农村相对不足。而民众口腔健康知识也较为匮乏，对疾病早期预警信号缺乏认识，致使口腔癌早期诊断率较低。超过 50% 的 OSCC 患者在就诊时已经进展到临床Ⅲ期、Ⅳ期，这也是目前我国 OSCC 患者预后较欧美等发达国家差的主要原因。目前，早中期 OSCC 的治疗是以手术为主，局部晚期 OSCC 则主要是以手术治疗、放射治疗（简称放疗）、化学治疗（简称化疗）、靶向治疗、免疫治疗等多种相互组合的综合治疗。随着肿瘤基础研究的深入和制药技术的进步，各种肿瘤靶向治疗、免疫治疗的药物不断应用于临床。这一方面为患者提供了越来越多的治疗选择和机会，另一方面也使得 OSCC 治疗策略组合越来越错综复杂。

　　近年来包括 OSCC 在内的多种恶性肿瘤的治疗方式越来越多，晚期 OSCC 的治疗策略也随之复杂化。肿瘤的治疗一直在不停地做"加法"，然而，这些错综的"加法"，并没有显著地提高 OSCC 患者的生存率，甚至降低了其生存质量。这种结果提示我们应该反思"加法"的合理性。OSCC 的治疗策略是否应该适时地做"减法"，这是一个需要肿瘤诊治相关工作者思考并论证的课题。本章节将对目前 OSCC 诊治的权威指南意见、学界主流观点以及本团队的临床研究结果和观点进行概述。

　　手术是根治 OSCC 的最重要手段之一。手术治疗早期 OSCC 是目前国内接受度和普及度最高的治疗手段。手术包括原发灶的扩大切除和颈淋巴结清扫术。是否选择同期颈淋巴清扫，应该根据术前对颈部淋巴结转移的评估结果确定。美国国立综合癌症网（National Comprehensive Cancer Network，NCCN）则将根治性放疗作为早期 OSCC 的根治性手段之一。同时，NCCN 推荐将术后放疗，甚至同期化 / 放疗作为有不良预后因素（切缘阳性、pT_3 以上、pN_2 以上、肿瘤神经侵犯等）OSCC 患者的补充治疗。

目前国内学者对将根治性手术作为早期 OSCC 的首选治疗方案不存在争议，但在患者全身情况不能承受手术等极少数情况下，根治性放疗可作为备选治疗。在早期 OSCC（cN_0）是同期行选择性颈淋巴结清扫术，还是等待出现颈部淋巴结转移后，再施行治疗性颈淋巴结清扫术尚存争议。选择性颈清扫术是指在 cN_0 患者，切除口腔原发灶时同期行颈淋巴结清扫术，一般是行同侧的肩胛舌骨上颈清扫。治疗性颈清是指首次手术时仅行口腔原发灶切除，待术后出现颈淋巴结转移后，再行颈淋巴结清扫术。或者对已经确诊有颈部淋巴结转移的患者，在原发灶切除同期完成颈淋巴结清扫术。颈清扫术式通常选择改良根治性颈清扫或根治性颈清扫。D'Cruz 等进行了一项大样本随机对照临床试验，结果显示选择性颈清扫 3 年总生存率为 80%，治疗性颈清扫为 67.5%。任振虎等对 5 项高质量临床试验进行 Meta 分析，结果显示选择性颈清组较治疗性颈清组有更高的无瘤生存率（RR = 1.33，95% CI 1.06 ～ 1.66，P = 0.01），总生存同样明显获益（RR = 1.18，95% CI 1.07 ～ 1.29，P = 0.001）。以上高级别证据的结果，应该作为临床医师早期 OSCC（cN_0）治疗决策的重要参考。同时不可忽略的是，对于大部分患者来说，同期选择性颈清扫术则有可能是"过度治疗"。另外，目前临床上常规术后病理检查，无法做到对每个淋巴结都连续切片，可能会导致一些已经"事实转移"的淋巴结转移不能确诊的情况存在。对于未出现淋巴结转移的大多数患者来说，治疗性颈清扫术无疑是更加精准的治疗方法。如何将会发生术后淋巴结转移的早期 OSCC 患者，精确地诊断和筛选出来，是值得口腔癌诊治专家深入研究的重要课题。

临床研究表明，中晚期的口腔癌即使通过手术、放疗、化疗、靶向和免疫治疗等多学科综合治疗，也较难取得满意效果。根据 NCCN 指南的推荐，大多数中晚期 OSCC 患者均需要行术后放疗，或同期化 / 放疗。根治性手术仍然是治疗中晚期 OSCC 不可缺少的治疗方法。OSCC 根治性手术可分为肿瘤原发灶切除和颈淋巴结清扫两部分。教科书、临床专著及头颈癌治疗指南中，定义 OSCC 原发灶切除的安全周界是肿瘤外 1 ～ 1.5 cm，也有文献认为小于 5 mm 的安全边界复发危险因素。复习国内外文献我们可以发现：OSCC 联合根治的概念和方法提出已有近百年的历史。在漫长的临床实践中，很多医师对手术方法进行了改进，但对 OSCC 原发病灶和颈部淋巴结转移规律的认知，并没有根本性突破。吴汉江教授团队在长期的临床实践中，通过对原发灶的临床体征、影像学特点、病灶切除标本的解剖，以及复发病例的分析发现：发生在不同部位的 OSCC，其原发病灶具有不同的浸润特点，而相邻组织的解剖结构，决定了肿瘤浸润的方向和距离。因此认为：在 OSCC 肿瘤原发灶切除时，以肿瘤外 1 ～ 1.5 cm 为安全切缘的标准显得太过粗糙，值得商榷。吴汉江教授团队根据舌、颊、口腔后部等区域的解剖学特点及相应部位肿瘤浸润特征，总结了大量 OSCC 病例根治手术成功和失败的经验，提出了 OSCC 肿瘤原发灶精准切除必须遵循的三要素（LIA）：肿瘤的部位（location）、肿瘤的浸润特点（infiltration）、肿瘤的邻近解剖结构（anatomy）。同时还发现，在特定的解剖部位，"安全边界小于 5 mm 是原发灶复发的一个重要危险因素"的观点，并不符合临床事实。笔者团队突破了口腔癌按发生器官命名的惯例，提出了累及多解剖结构的口腔后部癌、口腔后部复合体的概念，并针对累及多解剖结构的口腔后部癌设计了侧颅底根治新术式。吴汉江教授团队也对舌癌的颈部淋巴结转移规律进行了新的探索，发现在舌癌，除易于出现 I ～ V 区淋巴结转移外，还存在颈部非常规淋巴结转移。这些非常规淋巴结，通常位于口底（舌下腺与下颌舌骨肌之间）、面动脉基部、舌动脉旁、甲状腺上动脉旁及颈外动脉深面（面动脉分支至腮腺下极段的深面，即咽旁间隙）。发现舌癌患者非常规淋巴结的总体转移率为 9.1%。在有常规淋巴结转移患者非常规淋巴结转移率为 15.9%，而无常规淋巴结转移患者非常规淋巴结转移率为 4.9%。并对传统的颈清扫术式提出了改良。笔者团队在口腔癌根治性手术中，主张采取 en bloc 切除术式（en bloc 源自法文，本意为大块，这里指连续整块切除，即颈清扫组织与口腔癌肿瘤原发灶作为连续整体一并切除），主要目的是为了彻底清除淋巴转移中间带，便于在同一解剖层面，将颈部淋巴脂肪组织和原发灶整块彻底切除，以提高肿瘤根治的彻底性。大量的实践表明，笔者团队对 OSCC 肿瘤原发灶切除及颈淋巴结清扫的新发现、新认知和据此对手术方法的改进，有效地提高了OSCC 外科治疗效果和患者无瘤生存率。临床研究结果也表明：在早中期 OSCC 患者，单一手术治疗就可以获得理想的长期无瘤生存。对于局部晚期 OSCC 病例，在笔者团队的外科理念指导下施行根治性手术治疗后，即使没有添加术后放疗、化疗等辅助治疗，也能取得较为理想的治疗效果。笔者团队的统计资料显示：早中期舌癌的 5 年无瘤生存率为 90.5%，局部晚期舌癌的 5 年无瘤生存率为56.6%，近中线及过中线舌癌的 3 年生存率为 66.7%；早中期颊癌的 5 年无瘤生存率为 93.8%，局部晚期颊癌的 5 年无瘤生存率为 57.2%；累及多解剖结构的口腔后部癌的 3 年无瘤生存率和总生存率均为 64.3%。相关研究成果已发表在学界权威学术期刊。笔者团队的这些临床研究结果，与目前的临床文献、教科书、临床专著以及 OSCC 临床治疗指南，存在较多冲突，这值得临床医师深入思考。

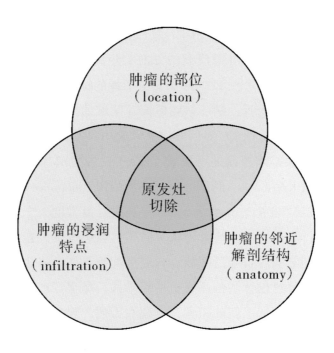

图 1-3 OSCC 肿瘤原发灶精准切除必须遵循的三要素（LIA）

多学科协作诊疗（multidisciplinary team，MDT）是指由多个相关学科的专家组成相对固定的专家组，针对某种疾病进行定期、定时的临床讨论会，从而提出诊疗意见的诊疗模式。在 OSCC 诊治工作团队中，通常包括口腔颌面外科、耳鼻咽喉及头颈外科、放射治疗科、肿瘤内科、病理科、影像科的密切合作，以及护理团队、理疗康复科、语言及吞咽治疗、临床社会工作支持，营养支持及辅助治疗团队的积极参与。MDT 模式与传统的医疗模式不同，不是多种治疗方法的机械组合，其两个核心内容，一是以患者为中心；二是以 MDT 为依托的多种诊疗模式有机结合。然而，以目前的医疗资源和社会经济资源是无法保障每位肿瘤患者都可以得到 MDT（或者说并非每位肿瘤患者均必须 MDT）。虽然，MDT 是目前局部晚期口腔癌最受推崇的方法，但我们的临床实践却显示：大多数局部晚期患者单纯手术治疗就可以获得与手术加术后放化疗等综合治疗相似的远期效果。这提示 MDT 仍然是一种较为粗糙的非精准治疗，并不符合恶性肿瘤治疗精准化发展的趋势。对于局部晚期口腔癌患者，仅需单纯手术治疗就能获得长期无瘤生存，哪些需要手术加术后综合治疗，是我们应该深入研究的课题。哪些病例需要选择 MDT？如果能够在制订治疗方案前就做出准确判断，将使 OSCC 的治疗实现突破。

靶向治疗作为一项极具潜力的新方法，在头颈肿瘤治疗中的应用越来越广泛。靶向治疗近年进展十分迅速，里程碑式的 EXTREME（铂＋氟尿嘧啶＋西妥昔单抗）研究首次证实含铂一线化疗联合表皮生长因子受体（EGFR）单抗可以显著提高头颈癌患者的中位生存期。但作为常规治疗或一线治疗，其特异性和有效性尚待进一步明确，分子靶向药物的毒副作用有待解决。国外的多中心前瞻性临床试验结果显

口腔癌手术图谱精解

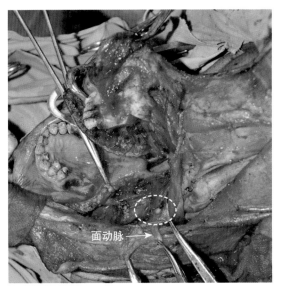

面动脉 ➔

图 2-9　面动脉基部淋巴结

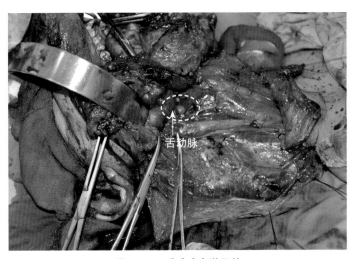

舌动脉

图 2-10　舌动脉旁淋巴结

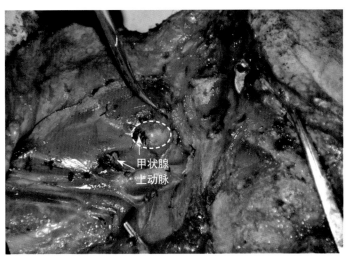

甲状腺
上动脉

图 2-11　甲状腺上动脉旁淋巴结

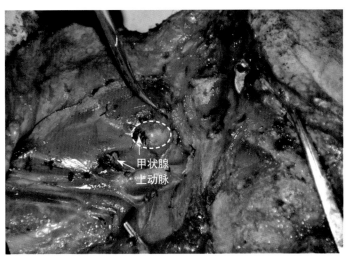

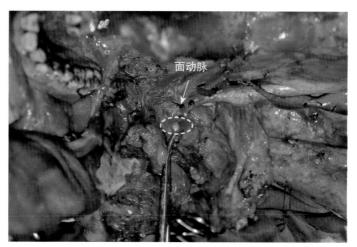

图 2-12　面动脉分支以上颈外动脉深面（咽旁间隙）淋巴结

解剖淋巴结后向外翻起，术后病理证实为淋巴结转移癌。

三、舌癌原发灶切除及分类

根据舌的局部解剖特点（主要是舌内肌、舌外肌解剖特点，图 2-13 至图 2-15）及肿瘤局部侵袭的规律，遵循肌肉解剖单位（亚单位）切除原则，我们将舌癌的原发灶切除大致分为以下四种：①肿瘤及同侧颏舌肌舌垂直肌外切除；②肿瘤及同侧颏舌肌舌垂直肌复合体切除；③肿瘤及对侧颏舌肌舌垂直肌复合体切除；④全舌切除（图 2-16 至图 2-19）。同时还应注意以下 3 种情况：当肿瘤侵及舌骨舌肌、颏舌骨肌等舌外肌，应将上述肌肉的起止点切除或切除舌骨；当肿瘤侵及舌根黏膜下时，应将舌根咽侧面一并切除；当肿瘤位于舌根或近舌根区，与翼内肌无安全边界，或累及翼内肌时，应扩大切除翼内肌和茎突舌肌。

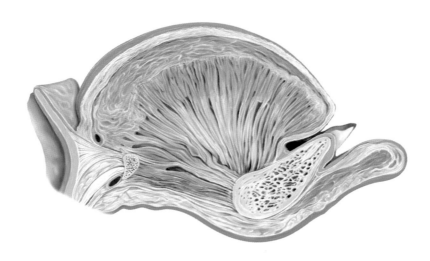

图 2-13　舌矢状位解剖图及舌内肌解剖

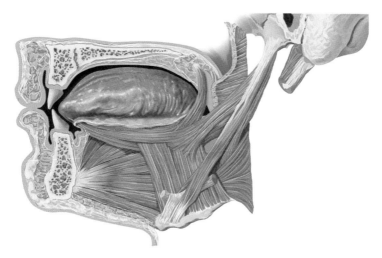

图 2-14　舌外肌解剖示意图

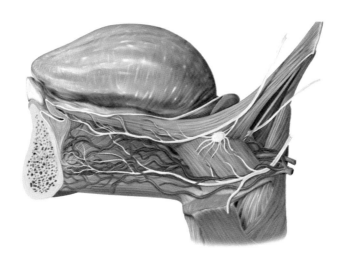

图 2-15　舌外肌与舌动静脉、舌下神经、舌神经等血管神经位置关系

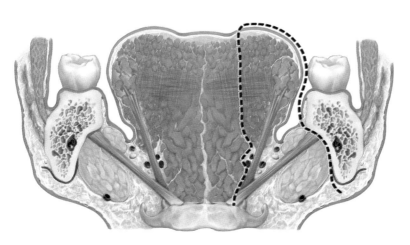

图 2-16　同侧颏舌肌舌垂直肌复合体外切除

肿瘤浸润深度＜ 5 mm。

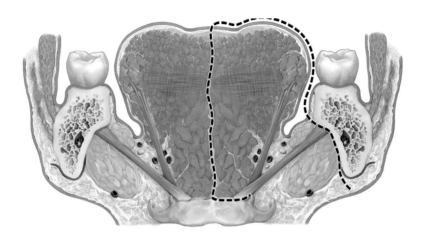

图 2-17　切除同侧颏舌肌舌垂直肌复合体

肿瘤浸润深度＞ 5 mm 或部分累及同侧颏舌肌舌垂直肌复合体。

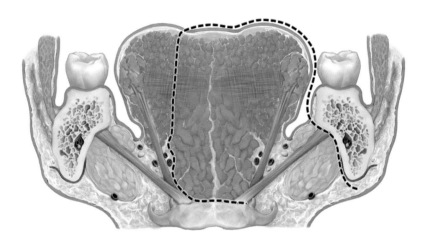

图 2-18　切除对侧颏舌肌舌垂直肌复合体

肿瘤浸润超过中线或部分累及对侧颏舌肌舌垂直肌复合体。

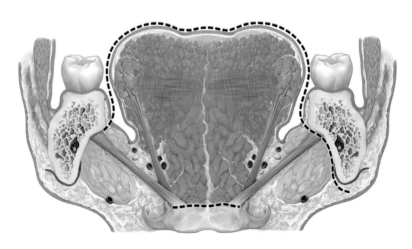

图 2-19　全舌切除

肿瘤浸润超过对侧颏舌肌舌垂直肌复合体。

四、外科技术要点及技巧

（一）原发病灶的切除

术前对舌癌原发灶的准确临床评估，是保证原发灶彻底切除和最大程度保存残舌功能的重要环节。评估包括术前（临床，影像学）和术中各阶段实时触诊（即边切边摸）。其要点是：了解肿瘤向外、内、后、下等各个方向的浸润程度，即向外与下颌舌侧牙龈及下颌骨，向内与颏舌肌舌垂直肌复合体，向后与舌根、会厌，向后外与茎突舌肌、翼内肌，向下与舌外肌及舌骨的关系。具体的评估方法主要有：①术前触诊评估肿块面积和浸润深度，舌活动度及活动范围（尤其是伸舌）。②磁共振成像（MRI）可以清晰地显示出肿瘤与周围软组织关系，可获得较为真实的肿瘤向各个方向浸润的情况，并判断肿瘤浸润类型［术前活体组织检查（简称活检）和肿瘤区域继发炎症，将影响结果的准确性，应在活检前或活检后2周检查］；CT可以较好地显示肿瘤与下颌骨的关系，判断下颌骨是否受到侵犯。发现肿大淋巴结，并提示是否有肿瘤转移。③术中切开口底和舌腹后，可以轻松进入同侧颏舌肌外侧间隙、两侧颏舌肌之间间隙（中隔）、对侧颏舌肌外侧间隙，实施术中实时触诊，即边切边摸，较为精确地判断肿瘤向中线和口底方向的浸润，对肿瘤原发灶实施精准的切除。这也是裂开下唇和下颌骨，将肿瘤及颈部淋巴脂肪组织连续整块切除（en bloc resection）的意义所在。

舌癌原发灶切除经典术式是沿肿瘤外1～1.5 cm扩大切除肿瘤。这种切除方式，没有考虑到肿瘤具有不规则侵袭特点和相邻解剖结构的屏障作用。临床实践已经证明，在切除肿瘤之前，肿瘤向深部侵袭难以精确评估，而在术中"边切边摸"可以为边界的判断提供重要参考。

笔者团队推荐的切除方法是切开下唇和暂时离断下颌骨，将肿瘤原发灶与颈大块的连续整块切除。离断并外展下颌骨，可以直视下彻底切除口底淋巴结隐匿病灶和转移通路；并在切开口底后，沿舌中线屏障结构"边切边摸，边摸边切"，较准确地判断肿瘤向中线和口底浸润情况，精准切除肿瘤。熟练掌握下颌骨离断、复位固定及缝合方法，可以有效地降低甚至避免术后伤口底瘘的发生。这些技巧包括：①下颌骨阶梯状截骨，避免直线切开；②不过多分离截骨线上的牙龈组织，仅切开唇侧牙龈，舌侧直接锯开；③重建时保证口底区皮瓣的组织量，口底组织必须无张力情况下缝合，并将皮下组织插入黏膜下。笔者团队强调：切除舌癌原发灶时应从口底开始切除，这样解剖层次和视野更加清晰，有利于"边摸边切"。同时还应注意以下两种情况：当肿瘤侵及舌骨舌肌、颏舌骨肌等舌外肌，应将上述肌肉的起止点切除或切除舌骨；当肿瘤侵及舌根黏膜下时，应将舌根咽侧面一并切除；当肿瘤位于舌体后部时，应注意舌骨舌肌、茎突舌肌以及茎突咽肌等茎突诸肌的处理。这样才能更好地实施肌肉解剖单位（亚单位）切除原则，以达到肿瘤的外科根治目的。

（二）颈淋巴结清扫术

舌癌的颈部淋巴转移规律非常复杂，文献报道在舌癌联合根治术后，仍有超过20%的患者术后出现颈部复发，这将严重影响患者的预后。这一现象引起了笔者团队的注意和思考，为何彻底清除颈部淋巴脂肪组织后仍然会再次出现复发、转移？通过对大量复发患者的研究，笔者团队发现颈部复发的部位惊人的一致，基本都位于颈外动脉各分支附近。与此同时，笔者团队在手术中也发现了颈外动脉各分支周围有淋巴结和转移淋巴结存在（经术中和术后病理证实）。这些淋巴结位于经典颈清扫平面深面，颈清扫标准术式无法将其彻底清除。笔者团队将这些淋巴结命名为颈部非常规淋巴结（unusual neck lymph node，ULN）。因此，笔者团队认为：无论是 Ⅰ～Ⅴ区根治性颈部淋巴结清扫术，功能性颈淋巴结清扫术，还是 Ⅰ～Ⅲ区肩胛上颈淋巴结清扫术，都应该在彻底清扫常规区域的同时，彻底清除颈外动脉周围的非常规淋巴结，这样可以明显减少颈部复发。施行肩胛舌骨上清扫的病例多为 cN_0 患者，建议清扫的顺序为从后往前，这样不仅可以更好地保留颈内静脉属支，减少出血，也更有利于做到连续整块切除。行根治性淋巴结清扫的病例多为 cN^+ 患者，采用从下前向后清扫，可以精确控制颈部清扫层次，避免清扫层次过深伤及颈动脉。当 Ⅱ区的转移淋巴结较大时，先离断下颌骨后再清扫 Ⅱ区，可有效地减少对转移淋巴结的挤压和避免术中淋巴结破溃。二腹肌后腹及茎突舌骨肌的存在可能影响非常规淋巴结清扫的彻底性，可根据情况考虑颈清扫时一并切除上述两块肌肉。根据笔者团队的临床观察，切除上述两块肌肉不会对患者术后语音及吞咽功能产生明显不良影响。

笔者团队推荐在 cN_0 的病例采用改良肩胛舌骨上颈清扫术式。

改良肩胛舌骨上颈清扫术（图 2-20）：颈部横切口位于上颈线，后端止于颈外静脉前；不翻起胸锁乳突肌表面颈部皮肤，完整保留颈皮神经主干和分支；切除二腹肌后腹及茎突舌骨肌，彻底清扫常规 Ⅰ～Ⅲ区淋巴脂肪组织和颈外动脉及其分支周围淋巴脂肪组织。对需要进行 Ⅰ～Ⅴ区颈淋巴结清扫的病例，也应该根据淋巴结转移情况，选择不同的颈清扫术式。

功能性颈清扫术（一式，图 2-21）：除了保留颈内静脉、副神经及胸锁乳突肌外，同时保留颈外静脉和耳大神经。

功能性颈清扫术（二式，图 2-22）：除了保留颈内静脉及副神经，同时保留颈外静脉，切除胸锁乳突肌、二腹肌后腹及茎突舌骨肌，清扫常规 Ⅰ～Ⅴ区淋巴脂肪组织和颈外动脉及其分支周围组织。

根治性颈清扫术（图 2-23）：切除胸锁乳突肌、颈内静脉、副神经，保留颈外静脉；切除二腹肌后腹及茎突舌骨肌，清扫常规 Ⅰ～Ⅴ区淋巴脂肪组织和颈外动脉及其分支周围组织。

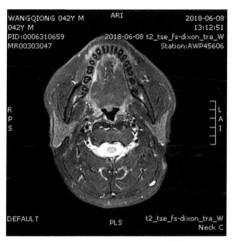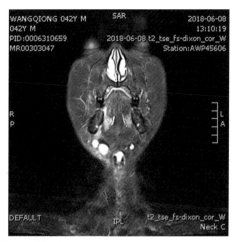

图 2-47　术前 MRI（T2）

显示：肿瘤位于右舌，未侵及同侧颏舌肌舌垂直肌复合体。

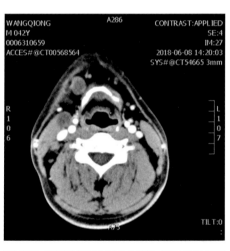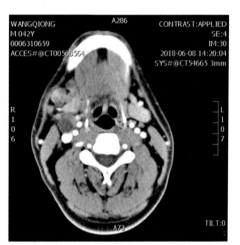

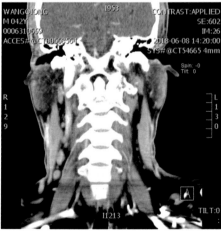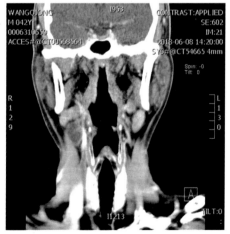

图 2-48　术前 CT

显示：右颈Ⅰ～Ⅴ区多个淋巴结肿大，考虑转移。

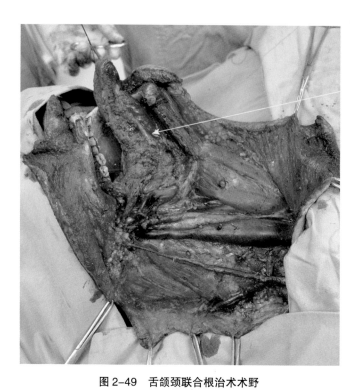

同侧颏舌肌舌
垂直肌复合体

图 2-49 舌颌颈联合根治术术野

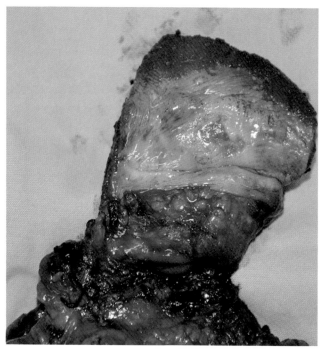

图 2-50 手术标本（切开前）

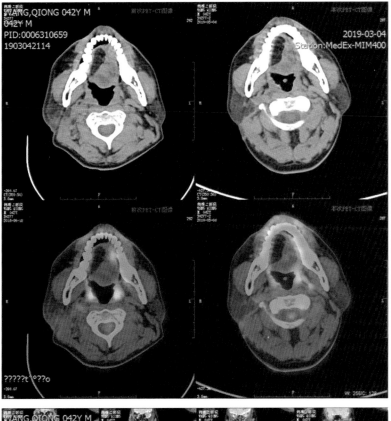

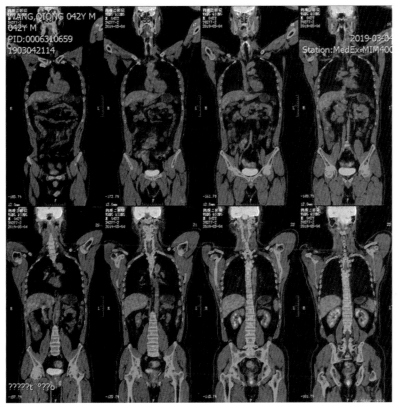

图 2-55　术后 9 个月 PET/CT

显示：原发灶局部及颈部无复发征象，右肺部代谢增高影，考虑肺转移。

病例 ④　切除同侧颏舌肌舌垂直肌

患者，男，61 岁。

【诊断】左舌癌。

【手术时间】2018 年 6 月 28 日。

【手术方案】左侧舌颈联合根治术（整块切除），下唇正中入路＋离断下颌骨（32–33 之间）＋同侧颏舌肌舌垂直肌复合体的扩大切除＋左侧改良根治性颈清扫＋股前外侧皮瓣舌重建术。

【临床特点】临床检查：左舌体见 3.0 cm×2.5 cm 溃疡，触诊示基底浸润，病灶大小约 4.0 cm×2.0 cm。左侧颈部触及多个肿大淋巴结，界清，质中偏硬，活动。MRI 显示：左侧舌体见肿瘤影像，大小为 4.2 cm×2.5 cm×1.5 cm，侵犯舌肌及同侧颏舌肌。CT 显示：左颈多发淋巴结肿大，有明显转移特征。右颈见多个淋巴结影像，无转移征象。

【手术经过】左舌颈联合根治术（左Ⅰ～Ⅴ区）。切除原发灶及同侧颏舌肌舌垂直肌复合体；同侧改良根治性颈清扫，彻底清扫常规淋巴结区域及颈外动脉及其分支非常规淋巴结区域，保留颈内静脉、颈外静脉、副神经。股前外侧皮瓣舌重建。

【手术入路设计】下唇正中入路，左侧颈部改良 T 形切口。（图 2-56 至图 2-61）

【注意事项】该病例原发灶 T_2，原发灶切除在中线侧切除应该包括同侧颏舌骨肌。颈淋巴清扫除右Ⅰ～Ⅴ区常规淋巴脂肪组织外，还需要彻底清除颈外动脉及其分支周围非常规淋巴结。临床检查和影像学资料均未提示对侧颈部淋巴结转移，故可以不行同期对侧颈清扫。该病例手术后 3 个月余，出现右颌下淋巴结肿大，临床及头颈增强 CT 考虑淋巴结转移，于 2018 年 10 月 11 日行右侧改良根治性颈清扫。

【病理分期和转归】患者术后病理分期 $pT_2N_{2b}M_0$。两次术后患者均未行其他辅助治疗，至今无瘤生存。

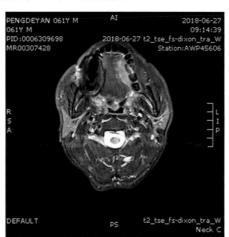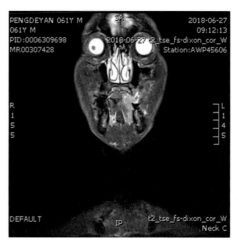

图 2-56　术前 MRI（T2）

显示：肿瘤位于左舌，侵及同侧颏舌肌舌垂直肌复合体。

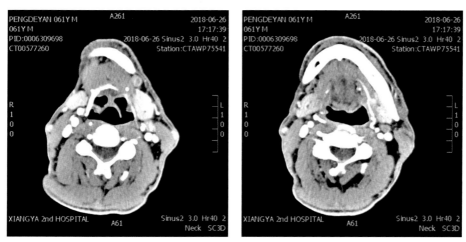

图 2-57　术前 CT

显示：左侧Ⅰ、Ⅱ区多个淋巴结肿大，考虑转移。

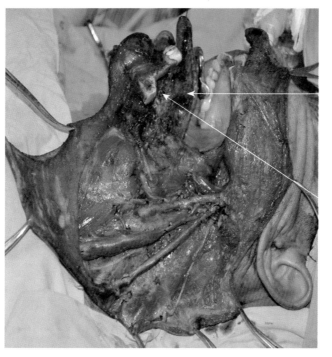

对侧颏舌肌舌
垂直肌复合体

对侧颏舌骨肌

图 2-58　舌颌颈联合根治术术野

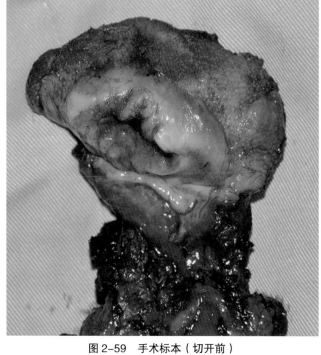

图 2-59　手术标本（切开前）

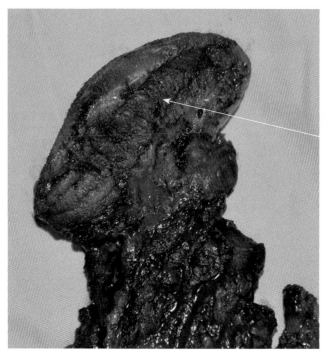

同侧颏舌肌舌
垂直肌复合体

图 2-60　术后标本解剖（基底面）

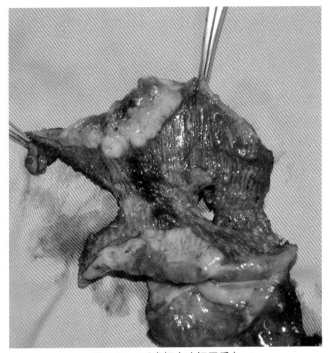

图 2-61　手术标本（切开后）

肿瘤向口底线浸润，侵犯同侧舌垂直肌颏舌肌复合体，但未突破同侧复合体；原发灶为推进缘型。

【术后病理】

第一次手术：左舌癌联合根治。原发灶浸润方式为推进缘型，大小为 4.0 cm×2.0 cm×1.5 cm，左颈 I 区 1/4、II 区 1/3 淋巴结见癌转移，左颈 III、IV、V 区淋巴结未见癌转移。

第二次手术：右颈淋巴清扫。右颈 I 区 1/1、III 区 1/4 淋巴结见癌转移，右颈 II、IV、V 区淋巴结未见癌转移。（图 2-62 至图 2-65）

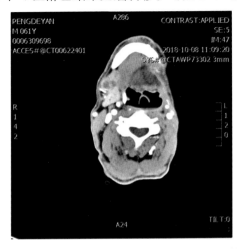
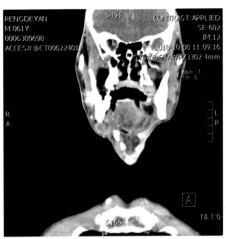

图 2-62　第二次术前 CT

右侧 I 区明显淋巴结肿大，相互融合，中央见低密度影，考虑转移。

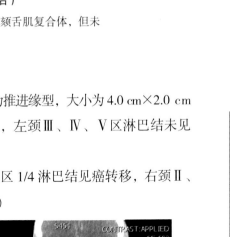

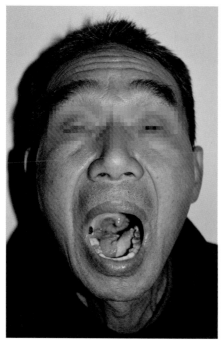

图 2-63 术后 1 年 1 个月开口位，舌自然位（目前仍无瘤生存）

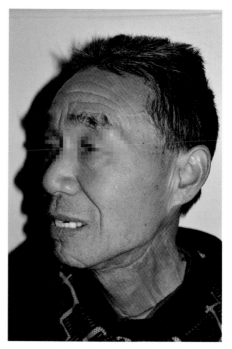

图 2-64 术后 1 年 9 个月（目前仍无瘤生存）

双侧颈部"T"形（左颈）瘢痕。

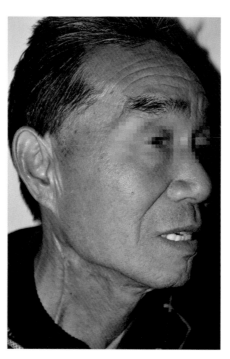

图 2-65 术后 1 年 9 个月（目前仍无瘤生存）

双侧颈部 T 形（右颈）瘢痕。

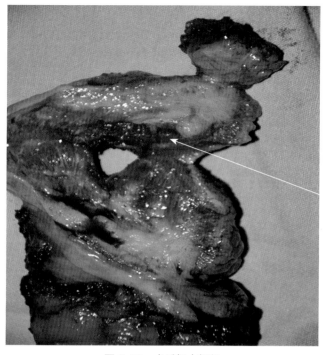

同侧舌垂直肌
颏舌肌复合体

图 2-72 术后标本解剖

　　肿瘤向中线浸润，侵犯同侧舌垂直肌颏舌肌复合体，但未突破同侧复合体；原发灶为浸润性。

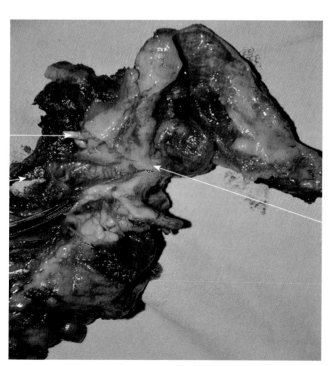

同侧舌下神经

同侧舌骨

肿瘤

图 2-73 术后标本解剖

肿瘤沿同侧舌垂直肌颏舌肌复合体向下浸润，并侵犯同侧舌下神经。

【术后病理】原发灶大小为 6.0 cm×3.0 cm×2.5 cm，浸润方式为钉突型，口底方向浸润深度 2.2 cm，左颈Ⅱ区淋巴结 1/8 淋巴结见癌转移，左颈Ⅰ、Ⅲ、Ⅳ、Ⅴ区及右颈Ⅰ、Ⅱ、Ⅲ区淋巴结未见癌转移。（图 2-74 至图 2-78）

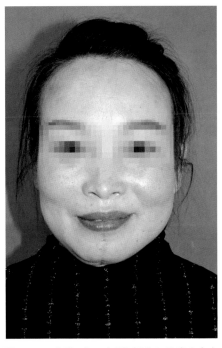

图 2-74　术后 2 年 3 个月（目前仍无瘤生存）

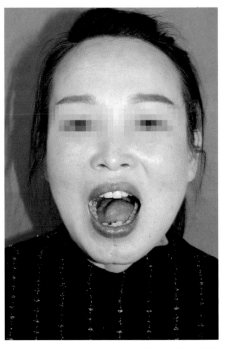

图 2-75　术后 2 年 3 个月开口位（目前仍无瘤生存）

患者可进食软食和稍硬的食物。

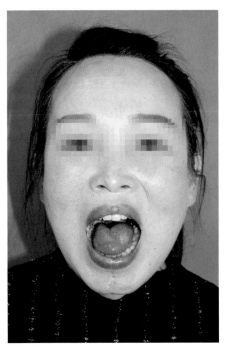

图 2-76　术后 2 年 3 个月伸舌位（目前仍无瘤生存）

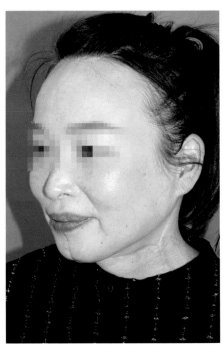

图 2-77　术后 2 年 3 个月左颈部（目前仍无瘤生存）

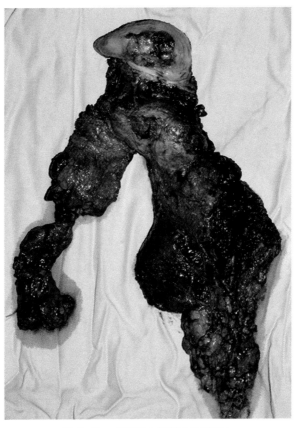

图 2-95　术后标本解剖（未切开）

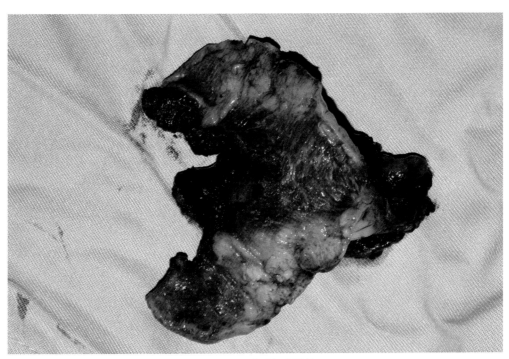

图 2-96　术后标本解剖

肿瘤已突破中隔，侵及对侧颏舌肌舌垂直肌复合体，但未突破复合体；原发灶为钉突型。

【术后病理】原发灶浸润方式为钉突型，大小为 4.6 cm×2.0 cm×3.0 cm，左颈
Ⅰ区 2/3、Ⅱ区 1/5、右颈Ⅱ区 1/2、Ⅲ区 1/1 淋巴结见癌转移，左颈Ⅲ、Ⅳ、Ⅴ区及
右颈Ⅰ区淋巴结未见癌转移。（图 2-97 至图 2-99）

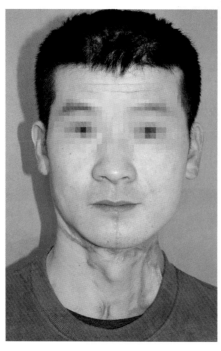

图 2-97 术后 1 年 11 个月闭口位（目前仍
无瘤生存）

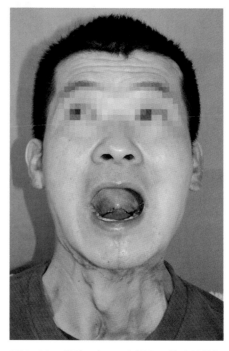

图 2-98 术后 1 年 11 个月开口位（目前仍
无瘤生存）

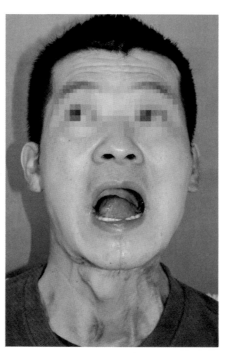

图 2-99 术后 1 年 11 个月伸舌位（目前仍无瘤生存）

患者可进食软食和稍硬食物。

病例 8　切除对侧颏舌肌舌垂直肌复合体

患者，男，41 岁。

【诊断】左舌癌。

【手术时间】2019 年 11 月 12 日。

【手术方案】左侧舌双颈联合根治术（整块切除），下唇正中入路＋离断下颌骨（32-33 之间）＋同侧及对侧颏舌肌舌垂直肌复合体的扩大切除＋左侧改良根治性颈清扫（保留颈内静脉、副神经、胸锁乳突肌、颈外静脉及颈皮神经等）＋右侧肩胛舌骨上颈清扫。

【临床特点】临床检查：左舌体见 2.5 cm × 2.0 cm 溃疡，触诊示基底浸润，病灶大小约 4.5 cm ×2.0 cm。左侧颈部触及多个肿大淋巴结，界清，质中偏硬，活动。MRI 显示：左侧舌体见肿瘤影像，大小为 5.0 cm×2.5 cm×3.0 cm，向中线呈浸润性，侵犯舌肌和同侧颏舌肌及口底肌，与对侧颏舌肌舌垂直肌复合体关系密切。CT 显示：左侧颈部多发淋巴结肿大，考虑转移。右颈部见多个淋巴结，无转移征象。

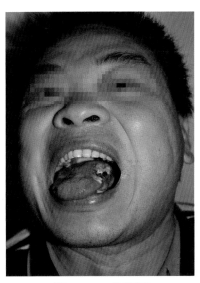

图 2-100　术前照片
肿瘤累及对侧舌体，舌活动受限。

【手术经过】左舌双颈联合根治。原发灶中线侧：切除肿瘤和同侧及对侧舌颏舌肌舌垂直肌复合体（保留舌尖）；外侧：口底与舌侧牙龈交界；后界：至舌腭弓前方；前界：肿瘤边界外 1 cm。并切除同侧舌骨。同侧改良根治性颈清（保留颈内静脉、副神经、胸锁乳突肌、颈外静脉），对侧行改良肩胛舌骨上清扫，保留所有颈皮神经。

【手术入路设计】下唇正中入路，左侧颈部 T 形切口，右侧颈部切口位于上颈线，切口后界为颈外静脉处。（图 2-100 至图 2-108）

【注意事项】该病例原发灶向中线呈浸润性，侵犯舌肌和同侧颏舌肌及口底肌，与对侧颏舌肌舌垂直肌复合体关系密切。因此，切除肿瘤和同侧及对侧舌颏舌肌舌垂直肌复合体，中线侧边界不足 1.0 cm。这虽然与经典的原发灶安全边界相悖，但术中中线基底边界阴性（向中线剖开肿瘤，取与肿瘤最近边界，距离小于 1.0 cm）。术前临床检查和 CT 提示可疑左颈淋巴结转移，但与周围组织界限清晰，因此，我们仍然选择了功能性颈清扫。如果转移淋巴结较大，或与周围组织界限不清，则应选择根治性颈清扫。该患者术后未行任何辅助治疗，至目前仍无瘤生存。

【病理分期和转归】患者术后病理分期为 $pT_3N_1M_0$，术后未选择辅助治疗，至今无瘤生存。

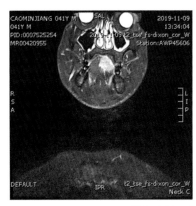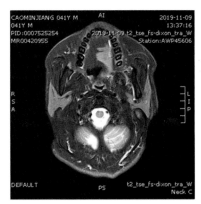

图 2-101　术前 MRI（T2）

显示：肿瘤位于左舌，侵犯对侧舌体，侵犯部分对侧颏舌肌舌垂直肌复合体。

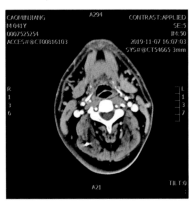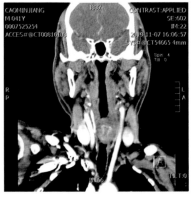

图 2-102　术前 CT

显示：左侧颈Ⅰ区淋巴结肿大，考虑转移。

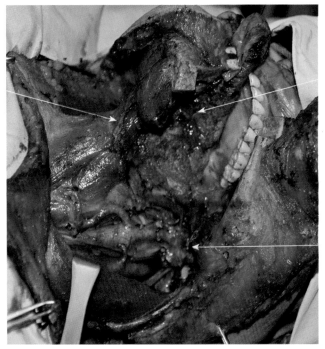

舌骨残端
（切除同侧舌骨）

对侧舌骨舌肌及
舌深动脉

切除二腹肌肌茎
突舌骨肌，清扫
非常规淋巴结

图 2-103　舌颌颈联合根治术术野（一）

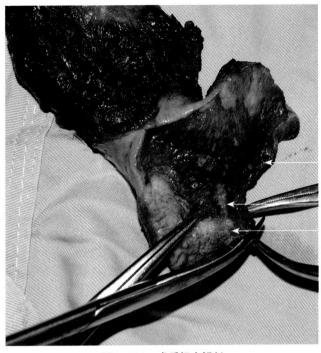

对侧颏舌肌

舌中隔

肿瘤钉突

图 2-132　术后标本解剖

肿瘤侵袭前沿位于舌中线附近；原发灶为钉突型。

【术后病理】原发灶浸润方式为钉突型，大小为 3.0 cm×2.8 cm×3.0 cm，右颈 Ⅰ、Ⅱ、Ⅲ、Ⅳ、Ⅴ区及左颈 Ⅰ、Ⅱ、Ⅲ区淋巴结未见癌转移。（图 2-133 至图 2-137）

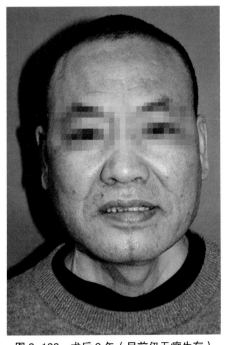

图 2-133　术后 2 年（目前仍无瘤生存）

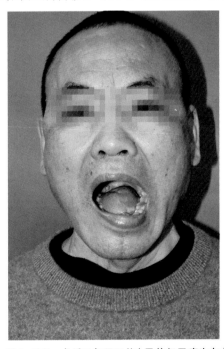

图 2-134　术后 2 年开口位（目前仍无瘤生存）

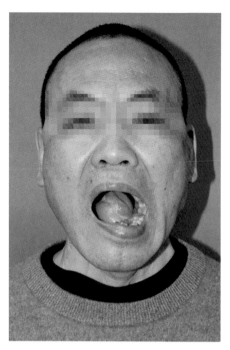

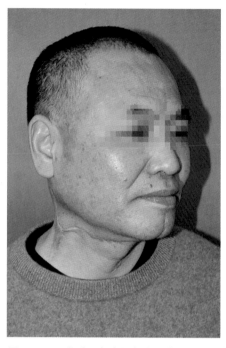

图 2-135　术后 2 年伸舌位（目前仍无瘤生存）　　图 2-136　术后 2 年右颈部（目前仍无瘤生存）

患者可进食软食和稍硬食物。

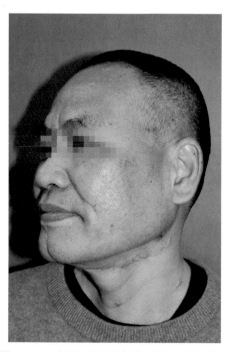

图 2-137　术后 2 年左颈部（目前仍无瘤生存）

病例 11 切除同侧及对侧颏舌肌舌垂直肌复合体

患者，男，37 岁。

【诊断】左舌癌。

【手术时间】2020 年 5 月 21 日。

【手术方案】全舌双颈联合根治术（整块切除），下唇正中入路＋离断下颌骨（32~33 之间）＋同侧及对侧颏舌肌舌垂直肌复合体的扩大切除＋双侧肩胛舌骨上颈清扫＋股前外侧皮瓣舌重建术。

【临床特点】临床检查：左舌体见 2.5 cm ×
2.0 cm 溃疡，触诊示基底浸润，病灶大小约
3.5 cm×3.0 cm。双侧颈部触及多个肿大淋巴结，
界清，质中，活动。MRI 显示：左侧舌体见肿瘤影像，
大小为 3.5 cm×3.0 cm×3.5 cm，向中线呈钉突型，
侵犯舌肌和同侧颏舌肌及口底肌，与对侧颏舌肌
舌垂直肌复合体关系密切。CT 显示：双侧颈部多
发淋巴结肿大，不排除转移。

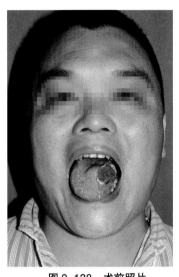

图 2-138　术前照片

肿瘤累及对侧舌体，舌活动部分受限。

【手术经过】左舌双颈联合根治。原发灶切
除同侧及对侧颏舌肌舌垂直肌复合体，保留右侧
舌动脉、静脉、舌下神经、舌神经及右侧部分舌
体（未切除舌骨）；双侧改良肩胛舌骨上清扫。
股前外侧皮瓣舌重建。

【手术入路设计】下唇正中入路，左侧颈部切口位于上颈线，切口后界至耳后，
右侧颈部切口位于上颈线，切口后界为颈外静脉处。（图 2-138 至图 2-144）

【注意事项】该病例原发灶向中线呈钉突型，侵犯舌肌和同侧颏舌肌及口底肌，
与对侧颏舌肌舌垂直肌复合体关系密切。因此，切除肿瘤和同侧及对侧舌颏舌肌舌
垂直肌复合体，中线侧边界 5 mm 左右。这虽然与经典的原发灶安全边界相悖，但
术中中线基底边界阴性（向中线剖开肿瘤，取与肿瘤最近边界，距离小于 5 mm）。
该患者术后未行任何辅助治疗，至目前仍无瘤生存。这可以证明，笔者团队关于舌
癌中线安全边界的观点是正确的。笔者团队认为：在舌癌原发灶切除中，应该采用
以肿瘤与相邻解剖结构关系为依据的解剖切除的方法，而不是以边界距离为标准的
扩大切除。这既可以保证彻底切除肿瘤，又能够最大限度地保留残舌功能。虽然，
舌癌有较高的颈部淋巴转移率（尤其在肿瘤较大，外观呈溃疡型者），但该患者临
床触诊、CT、MRI 均不提示颈淋巴转移。因此，仅选择了双侧改良肩胛舌骨上清扫。
但是，在这类病例选择肩胛舌骨上清扫，必须术前仔细评估，谨慎选择。

【病理分期和转归】患者术后病理分期为 $pT_3N_0M_0$。术后未选择辅助治疗，至
今无瘤生存。

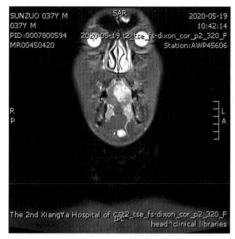

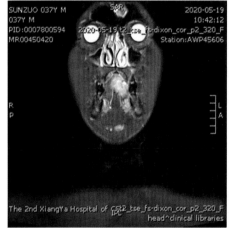
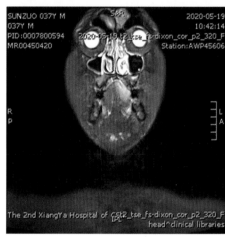

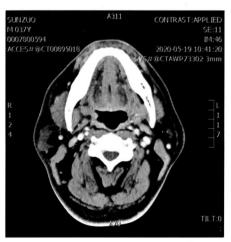
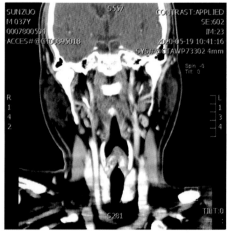

图 2-139　术前 MRI（T2）

显示：肿瘤位于左舌，侵袭前沿位于舌中线附近。

图 2-140　术前 CT

显示：颏下及双侧颈部多个淋巴结肿大，无明显转移征象。

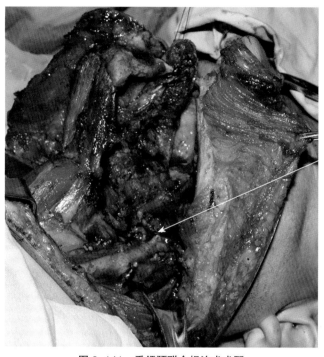

清扫非常
规淋巴结

图 2-141　舌颌颈联合根治术术野

同侧肩胛舌骨上颈清扫。

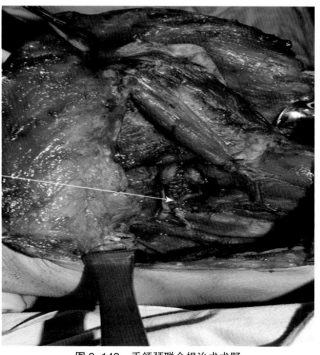

清扫非常
规淋巴结

图 2-142　舌颌颈联合根治术术野

对侧肩胛舌骨上清扫（清扫非常规淋巴结）。

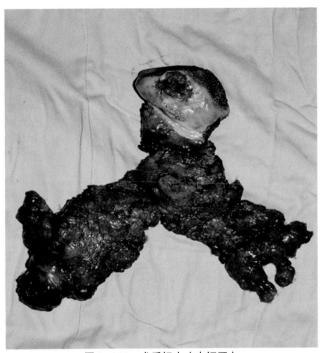

图 2-143　术后标本（未切开）

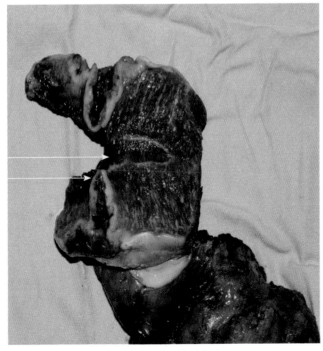

舌中隔

肿瘤

图 2-144　术后标本解剖

肿瘤侵及舌中线；原发灶为钉突型。

【术后病理】原发灶浸润方式为钉突型，大小为 3.7 cm×2.5 cm×3.0 cm，右颈Ⅰ、Ⅱ、Ⅲ区及左颈Ⅰ、Ⅱ、Ⅲ区淋巴结未见癌转移。（图 2-145 至图 2-149）

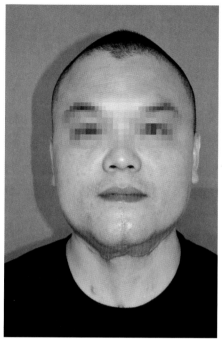

图 2-145　术后 2 年 1 个月正面照（目前仍无瘤生存）

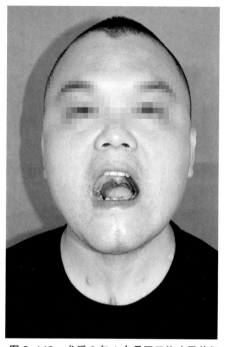

图 2-146　术后 2 年 1 个月开口位（目前仍无瘤生存）

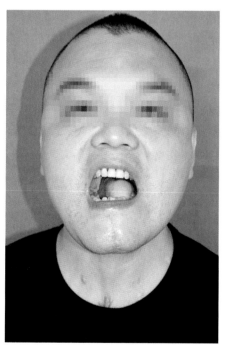

图 2-147　术后 2 年 1 个月伸舌位（目前仍无瘤生存）

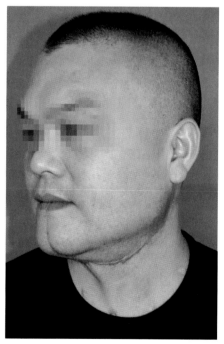

图 2-148　术后 2 年 1 个月左颈（目前仍无瘤生存）

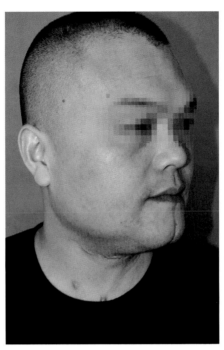

图 2-149　术后 2 年 1 个月右颈（目前仍无瘤生存）

病例 12　切除同侧及对侧颏舌肌舌垂直肌复合体

患者，男，51 岁。

【诊断】左舌癌。

【手术时间】2017 年 11 月 22 日。

【手术方案】左侧舌颈联合根治术（整块切除），下唇正中入路＋离断下颌骨（32-33 之间）＋同侧及对侧颏舌肌舌垂直肌复合体的扩大切除＋左侧改良根治性颈清扫＋右侧肩胛舌骨上颈清扫＋股前外侧皮瓣舌重建术。

【临床特点】临床检查：左舌体见 3.0 cm×2.0 cm 溃疡，触诊示基底浸润，病灶大小约 5.0 cm×3.0 cm。双侧颌下颈部触及肿大淋巴结，界清，质中偏硬，活动，双颈未触及明显肿大淋巴结。MRI 显示：左侧舌体见肿瘤影像，大小 5.5 cm×3.0 cm×3.0 cm，向中线呈浸润性，侵犯舌肌和同侧颏舌肌及口底肌，与对侧颏舌肌舌垂直肌复合体关系密切。CT 显示：左侧颌下多发淋巴结肿大，考虑转移。双侧颈部见多个淋巴结，不排除转移。

【手术经过】左舌双颈联合根治（左颈 Ⅰ～Ⅴ 区，右颈 Ⅰ～Ⅲ 区）。扩大切除原发灶和同侧及对侧颏舌肌舌垂直肌复合体；同侧改良根治性颈清扫，包括颈外动脉及其分支非常规淋巴结区域，保留颈内静脉、副神经、颈外静脉；对侧行改良的肩胛舌骨上颈清扫。股前外侧皮瓣舌重建。

研究显示，成人颊黏膜至皮肤的厚度差异较大，口角至翼下颌韧带逐渐变厚，其厚度为 0.5 ～ 2 cm。前后颊的组织层次、解剖结构及毗邻组织也不相同。根据不同区域的解剖特点，沿咬肌前缘和咬合线将颊部分为前颊、后颊、上颊及下颊 4 个区域（图3-1 至图 3-4）。

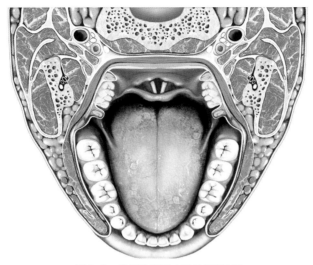

图 3-1　从颊黏膜到皮肤的组织层次

前颊（从内到外）：黏膜层、黏膜下结缔组织、颊肌、皮下脂肪组织、皮肤；后颊（从内到外）：颊黏膜、黏膜下结缔组织、颊肌、下颌支前缘、咬肌、腮腺、皮下脂肪组织、皮肤。

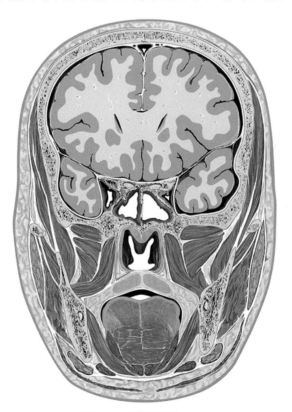

图 3-2　后颊冠状位

后颊部解剖层次和下颌升支及相关肌肉位置关系。

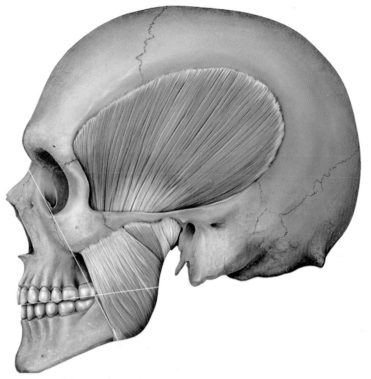

图 3-3　以咬合线和咬肌前缘为界将颊部分为上、下、前、后四部分

图 3-4　颊肌、翼内肌、翼外肌毗邻关系

（二）颊癌原发病灶的分区切除

1. 原发灶位于前颊　前颊肿瘤的切除可以遵循病灶外 1 ～ 1.5 cm 扩大切除的原则。由于前颊特定的解剖学特点，其组织结构较为疏松，厚度不大，即便在肿瘤发生的较早阶段，也易于侵犯颊肌和口轮匝肌。因此，除仅侵犯黏膜的早期病变可以施行非贯通切除外，肿瘤累及颊肌者均应行皮肤贯通切除。由于前颊部位邻近口角和上下唇，往往患者和医师会顾忌切除口角及上下唇后，对外形的影响。因此，在原发灶切除时，常常刻意保留皮肤和上下唇，致使安全切缘不足，导致局部复发。在实施贯通切除时，术者应该根据面部皮肤美容单位，设计颊部皮肤切口，尽量减少缺损修复后对面部外形的影响。

2. 原发灶位于后颊部　该区域组织厚度大，分别有黏膜、黏膜下层、颊肌、颊咽筋膜、颊脂垫、下颌升支、咬肌、腮腺及皮肤等组织结构。对于原发灶仅位于咬肌前缘后部的颊癌，通常可保留皮肤行非贯通切除（术前原发灶触诊时让患者紧咬，可以清楚判断病灶与咬肌的位置关系）。由于该区域肿瘤容易沿咬肌、翼内肌、颞肌、翼外肌及沿翼颌间隙、颊脂垫等向颞下区侵袭。因此，对于与这些解剖结构紧邻，但没有累及相邻解剖结构的后颊癌，应该行原发灶和颞下扩大切除，即包括部分咬肌、翼内肌、颞肌、下颌升支前缘。颞下组织的扩大切除，对于保证后颊癌病灶切除的彻底性，减少肿瘤局部复发尤为重要。当肿瘤越过翼颌韧带向软腭浸润时，则应该切除患侧软腭乃至全部软腭。当肿瘤大小超过 T_3 的病例，有较高腮腺淋巴结癌转移风险，应行同期腮腺全叶切除。若肿瘤未明显侵犯面神经，可保留颞面干。若肿瘤位于后颊，但累及前颊时，前颊区域亦应行贯通切除。

3. 原发灶位于咬合线以下　该区域组织厚度较小，常需要贯通切除。由于肿瘤易向下累及下颌骨，是否需要行下颌骨边缘切除或节段性切除应该视情况而定。后颊部位于咬合线以下的原发灶，病灶与颞肌、翼内肌、翼外肌无明显解剖联系，肿瘤不易向颞下侵犯，通常不需要行颞下区的扩大切除。

4. 原发灶位于咬合线以上　肿瘤原发灶位于咬合线以上，以及上后牙龈癌累及颊部的切除方法同后颊癌，同样要重视颞下区及上颌骨后部的处理。对于后颊癌已经累及相邻的解剖结构，如咬肌、翼内肌、颞肌、翼外肌、下颌升支、上颌结节、翼板等的病例，必须行肿瘤及口腔后部解剖复合体切除（侧颅底根治），才能获得较为理想的治疗效果（详见第四章）。

笔者团队认为：位于前颊的肿瘤行颊部贯通切除，后颊肿瘤行包括颞下的扩大切除，多解剖区侵犯的后颊癌则采用侧颅底根治（解剖单位切除），可以显著减少原发灶局部复发，提高患者预后。需要贯通切除的颊癌软组织缺损的修复设计，应该从切除开始，即按面部美容单位设计皮肤切除范围，切口线尽量与鼻唇沟、颏唇沟、下颌下缘线一致。遵循精细重建的原则和方法可以获得更理想的外形和功能。

前颊部贯通性缺损最好选择一蒂双岛皮瓣＋唇红弹性瓣修复，避免采用单瓣折叠（详见第七章）。切除颊癌原发灶时，为了避免因修复皮瓣缺乏弹性，牙齿对皮瓣的不良摩擦，而产生不适，甚至长期损伤诱发新的肿瘤，必须对术区对应牙齿进行处理。一般分为3种情况处理：①肿瘤未侵犯前庭沟处黏膜，拔除上下双尖牙和磨牙。②肿瘤侵犯前庭沟或附着龈，颌骨边缘性切除。③肿瘤累及颊侧骨膜和颌骨，上、下颌骨节段切除。

综上所述，对于前颊癌病例，应该将根治放在首要位置，不应该刻意考虑皮肤贯通切除和口角及上下唇切除后的功能及形态问题。我们的临床实践已证明，通过精细重建的方法，可以较大程度地改善由此带来的形态和功能损害。对于后颊癌已累及多个邻近解剖结构的病例，则应强调解剖切除的理念和方法。否则，一旦肿瘤残留，肿瘤将向颅底快速侵袭，导致患者失去根治机会。术后放疗、化疗、靶向治疗、免疫治疗，均无法给患者带来生存的机会（详见第六章）。

（三）颈淋巴结清扫术

颊癌的颈部淋巴转移规律不同于舌癌，其转移路径符合已知的颈淋巴转移规律，很少出现类似舌癌的非常规淋巴结转移。颊癌淋巴结转移的非常规区域，主要为腮腺区域和颌上、颊淋巴结区域。当颊癌原发灶分期在 T_3 以上时，肿瘤转移到腮腺区域甚至咽后淋巴结的概率大大增加。因此，我们建议颊颈联合根治应行连续整块切除，彻底清除包括颌上淋巴结、颊淋巴结转移的中间带。原发灶较大时（T_3 及以上），注意评估腮腺区淋巴结情况，必要时要切除腮腺全叶。累及多解剖结构的后颊癌，要重视咽旁、咽后区域淋巴结的探查和清扫。

三、典型病例

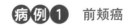 前颊癌

患者，男，52岁。

【诊断】左颊癌并左腭癌。冠脉支架植入后6个月。

【手术时间】2019年1月9日。

【手术方案】左颊腭颌颈联合根治术（整块切除）。左前颊肿瘤及皮肤贯通扩大切除＋颏下扩大切除＋左下颌骨边缘切（33–38边缘切）＋左软腭及上颌24–28牙槽突切除＋左侧改良肩胛舌骨上淋巴结清扫。修复：一蒂双岛股前外侧皮瓣颊腭缺损修复。

【临床特点】肿瘤原发灶位于前颊，呈溃疡型，大小为 3.0 cm×2.0 cm：触诊肿瘤基底硬，浸润性生长，侵犯前颊皮下。上下界至前庭沟底，前界近口角，后界距翼颌韧带约 1.5 cm。左侧硬软腭交界处亦可见一 2.0 cm×1.5 cm 溃疡。左颈触及多个肿大淋巴结。MRI 显示：肿瘤位于前颊，浸润性生长，累及皮下。与咬肌、翼

内肌、颞肌、下颌升支无明显关系。CT 提示：上下颌骨无骨质破坏。左颈淋巴结肿大，无明显转移特征。

【手术经过】在原发灶病灶外 1 ～ 1.5 cm 行颊部肿瘤及皮肤贯通扩大切除，同时行包括左下颌深支前部、34–38 牙槽突、部分咬肌、翼内肌、颞肌的颧下扩大切除。左软腭病灶外 1 ～ 1.5 cm 及上颌 24 ～ 28 牙槽突扩大切除。同侧改良肩胛舌骨上颈淋巴结清扫。一蒂双岛股前外侧皮瓣修复颊腭缺损。

【手术入路设计】左颈部类矩形切口，将横切口上移至下颌下缘。颊部皮肤切口设计尽量参照面部美容单位，与鼻唇沟、颏唇沟等一致，使术后皮肤瘢痕更加隐蔽。（图 3-5 至图 3-11）

【注意事项】该病例为颊、腭部多原发癌，在有嚼食槟榔的患者中较为常见。颊部肿瘤位于前颊，侵犯皮下，因此原发灶切除需要包括肿瘤相应皮肤。肿瘤后界已接近咬肌前缘，应该行颧下扩大切除。修复重建时，口内皮瓣应稍大，保持开口度在 3 cm 左右。颊部皮肤缺损修复时应略小，保持一定张力下缝合，有利于静态下保持口角位置。术后 2 周左右，可以开始张口训练，并持续 6 个月，以使患者术后能保持一定张口度，方便进食和复查。因冠心病已行支架植入或冠状动脉旁路移植（冠状动脉搭桥）的病例，要经心脏内科医师和心脏外科医师术前评估手术风险。确定无手术禁忌后，停用抗凝药物 1 周（必要时用低分子肝素替代），再施行手术。

【病理分期和转归】患者术后病理分期为 $pT_2N_0M_0$。术后未选择辅助治疗，至今无瘤生存。

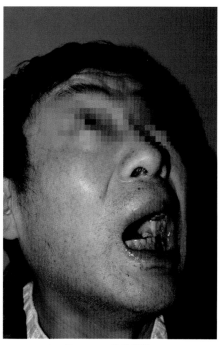

图 3-5 术前照片

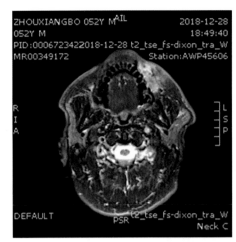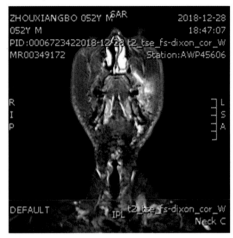

图 3-6　术前 MRI（T2）

显示：肿瘤主要位于左前颊，侵犯全层，与下颌骨关系密切，但未见骨质破坏。

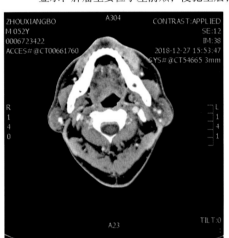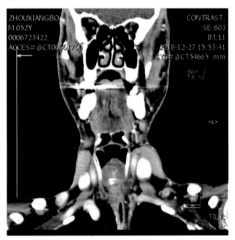

图 3-7　术前 CT

显示：左侧颈部淋巴结肿大，无明显转移征象。

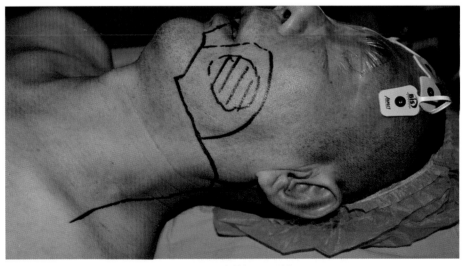

图 3-8　术前切口设计

颈部横切口上移至下颌下缘，并在乳突下向下延长至锁骨。

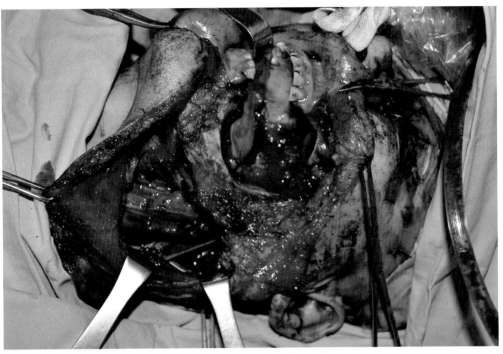

图 3-9　颊颌颈联合根治术术野

原发灶贯通性切除＋下颌骨边缘切（33-37 边缘切）＋上颌骨牙槽突切除；同侧行改良肩胛舌骨上清扫。

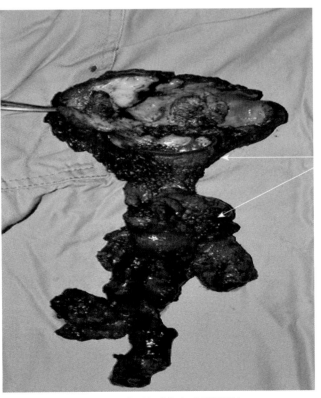

肿瘤累及上下
前庭沟

图 3-10　术后标本解剖（黏膜面）

肿瘤累及颊肌和皮下脂肪

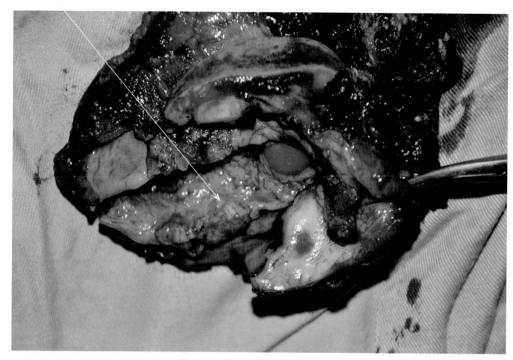

图 3-11　术后标本解剖（切开）

【术后病理】原发灶大小，左颊为 2.8 cm×2.5 cm×1.0 cm，左腭为 2.0 cm×
1.2 cm×0.9 cm，左颈Ⅰ、Ⅱ、Ⅲ区淋巴结均未见癌转移。（图 3-12 至图 3-14）

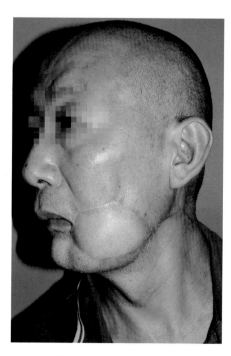

图 3-12　术后 1 年侧面照
颈部瘢痕隐蔽。

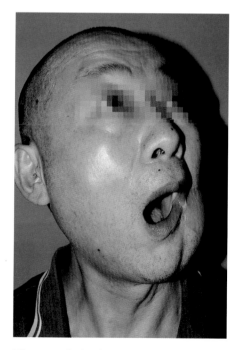

图 3-13　术后 1 年开口位（开口度 2.5 cm）

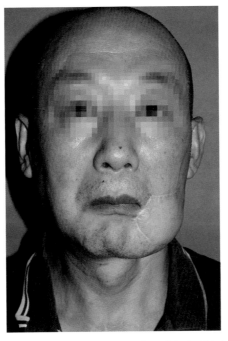

图 3-14 术后 2 年正面照（患者目前仍在回访中）

病例 2 前颊癌近口角

患者，男，36 岁。

【诊断】右颊癌。

【手术时间】2020 年 7 月 21 日。

【手术方案】右颊颌颈联合根治术（整块切除）。右前颊肿瘤及皮肤贯通性扩大切除＋右下颌骨边缘切（33-38 边缘切）＋右上颌 24-28 牙拔除＋右侧改良肩胛舌骨上淋巴结清扫。修复：一蒂双岛股前外侧皮瓣＋唇红弹性瓣修复唇颊缺损。

【临床特点】肿瘤原发灶位于前颊，颊黏膜溃疡约 2.0 cm×2.0 cm，触诊基底浸润，肿块为 3.0 cm×3.0 cm ×1.0 cm 且接近口角，张口受限。右颈部触及颌下颈部有多个小淋巴结。MRI 显示：右颊肿块为 3.0 cm×2.5 cm ×1.0 cm，近口角处与皮肤关系密切。CT 提示：右颈部多个小淋巴结，无明确转移特征。

【手术经过】肿瘤外 1.5 cm 扩大切除，包括颊部皮肤，右侧部分上下唇全层。14-18 牙槽突切除，拔除下颌后牙 44-48。右颈改良肩胛舌骨上清扫。一蒂双岛股前外侧皮瓣修复皮肤及黏膜缺损，上下唇唇红弹性瓣修复口角及上下唇红缺损。

【手术入路设计】颈清扫横切口上移与颊部皮肤切口下缘（即下颌下缘），前端延长至颏下，后端至腮腺下极表面（该切口线术后瘢痕不明显，优于在乳突后下方向下延长切口）。颊部皮肤切口设计参考面部美容单位。（图 3-15 至图 3-20）

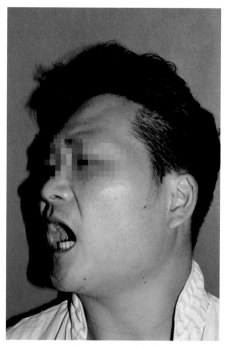

图 3-15　术前照片

【注意事项】该病例肿瘤靠近口角，如果因担心外观受损，而刻意保留上下唇，很可能因肿瘤切除不彻底，而导致复发。肿瘤切除导致的唇红缺损，可以用唇红弹性瓣修复。唇红弹性瓣切口线位置：皮肤侧在距唇红与皮肤交界线 1 mm 左右。黏膜切口线应在唇吻线内 5 mm。最好保留唇动脉在唇红弹性瓣内。长度在 2 cm 以内的唇红弹性瓣，即便唇动脉损伤，也不会导致坏死。但必须保证唇红弹性瓣有一定厚度。皮瓣切取部位应在股前外侧下段，皮下脂肪较薄区域。术中还需去除部分皮下脂肪，减薄皮瓣，避免前颊部臃肿。近口角的缺损，对患者术后的张口度影响较大，尤其要重视术后张口训练。采用唇红弹性瓣＋一蒂双岛游离皮瓣，同期重建颊部和上下唇、口角缺损，大大提高了面颊美观度和功能（口角区单瓣折叠或双瓣对缝，将导致闭口不全、流涎、语音不清和外形缺陷）。

【病理分期和转归】患者术后病理分期为 $pT_2N_0M_0$。术后未选择辅助治疗，至今无瘤生存。

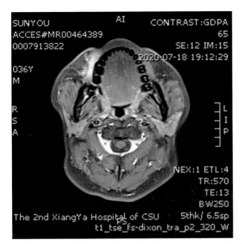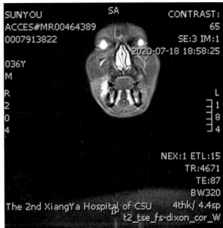

图 3-16　术前 MRI（T2）

显示：肿瘤位于右前颊；累及皮下。

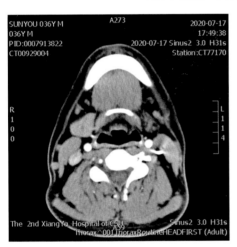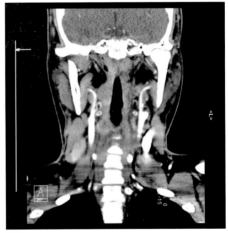

图 3-17　术前 CT

提示：右颈部未见明显肿大淋巴结。

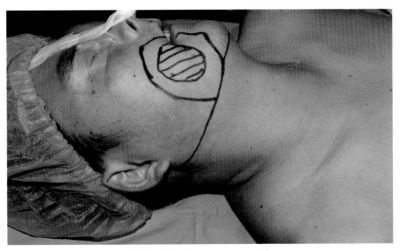

图 3-18　术前皮肤切口设计

下唇旁正中切口入路，颈部横切口上移至下颌下缘。

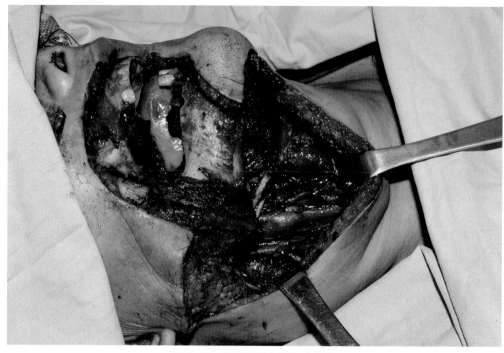

图 3-19　颊颌颈联合根治术术野

原发灶贯通性切除；同侧行扩大的肩胛舌骨上清扫。

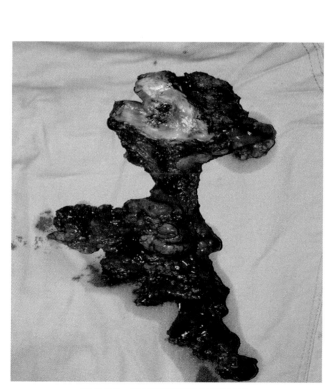

图 3-20　术后标本解剖（黏膜面）

【术后病理】原发灶大小为 3.2 cm×2.2 cm×1.2 cm，右颈Ⅰ、Ⅱ、Ⅲ区淋巴结均未见癌转移。（图 3-21 至图 3-23）

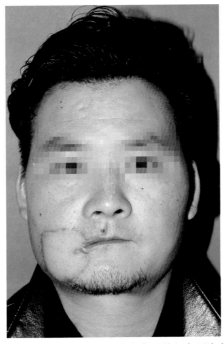

图 3-21　术后 1 年正面照（患者目前仍在回访中）

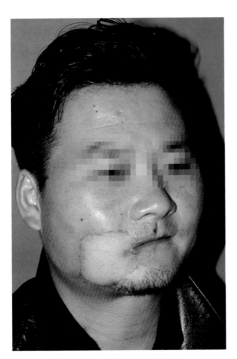

图 3-22　术后 1 年侧面照

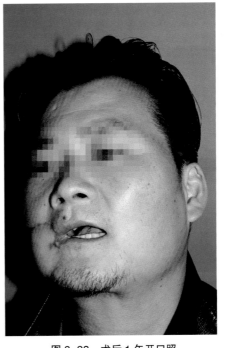

图 3-23　术后 1 年开口照

患者术后张口训练不佳，导致较严重张口受限。张口训练对于颊癌患者十分必要，尤其是前颊癌患者。

病例 ③ 前颊癌

患者，男，59岁。

【诊断】左颊癌。

【手术时间】2019年4月15日。

【手术方案】左颊颌颈联合根治术（整块切除），左前颊肿瘤及皮肤贯通扩大切除＋左下颌骨边缘切（33-38边缘切）＋左上颌24-28牙拔除＋左侧改良肩胛舌骨上淋巴结清扫。修复：一蒂双岛股前外侧皮瓣。

【临床特点】肿瘤原发灶位于前颊，溃疡型，大小为2.5 cm×2.5 cm，向下及前庭沟，触诊肿瘤基底硬，与颊部皮下组织关系密切。MRI显示：肿瘤位于前颊，累及颊肌，尚未累及皮下，与咬肌紧邻，但翼内肌、颞肌、下颌升支无明显关系。CT提示：上下颌骨无骨质破坏。左颈Ⅰ区淋巴结肿大，可疑转移征象。

【手术经过】原发灶病灶外1～1.5 cm颊部贯通切除＋颞下扩大切除（包括左下颌深支前缘、34-38牙槽突、部分咬肌、翼内肌、颞肌）＋23-28牙拔除。同侧改良肩胛舌骨上颈淋巴结清扫。一蒂双岛股前外侧皮瓣。

【手术入路设计】颈部横切口上移至下颌下缘，并延长至腮腺下极。颊部皮肤贯通切除尽量参照美容单位。（图3-24至图3-29）

【注意事项】该病例MRI虽然没有提示肿瘤累及皮下，但肿瘤位于前颊，已侵犯颊肌，若保留皮肤，很可能因全边界不足，导致复发（见第六章病例14、病例15），所以笔者团队认为，发生在前颊的肿瘤只要侵犯颊肌，就应选择贯通切除。患者术前已经基本确认Ⅰ区淋巴结转移，术者选择了肩胛舌骨上清扫（术后病理也证实Ⅰ区有2个淋巴结转移），至今仍无瘤生存。笔者团队的临床统计资料显示，颊癌存在Ⅰ区淋巴转移时，选择肩胛舌骨上清扫和Ⅰ～Ⅴ区清扫的长期生存率没有差异。该患者术后7天突发急性心肌梗死，转入心脏内科救治。心脏病情平稳再转回颌面外科，术后15天顺利出院。口腔癌患者老年人居多，常伴发多种疾病，术前仔细评估全身状况，术后密切监护，对保证患者术中术后安全十分重要。

【病理分期和转归】患者术后病理分期为$pT_2N_{2b}M_0$。术后未选择辅助治疗，至今无瘤生存。

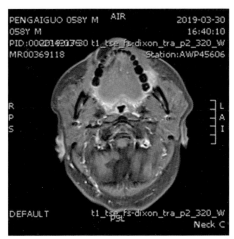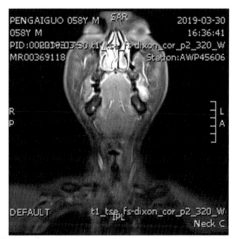

图 3-24　术前 MRI（T1）

显示：肿瘤主要位于左前颊，侵犯颊肌，未见骨质破坏。

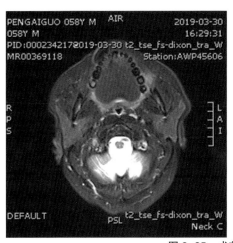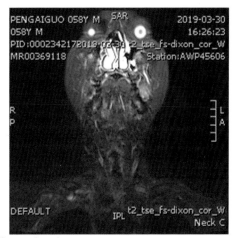

图 3-25　术前 MRI（T2）

显示：肿瘤主要位于左前颊，侵犯颊肌，未见骨质破坏。

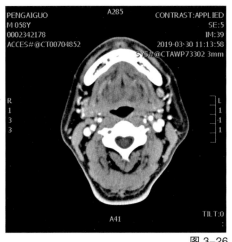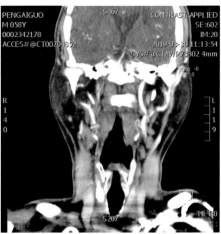

图 3-26　术前 CT

显示：左颈部Ⅰ区见肿大淋巴结，可疑转移。

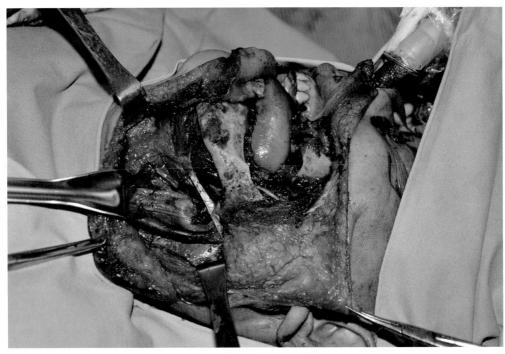

图 3-27　颊颌颈联合根治术术野

原发灶贯通性切除＋颏下扩大切除＋下颌骨边缘切（34-38 边缘切）＋上颌 24-28 牙槽突切除；同侧行改良肩胛舌骨上清扫。

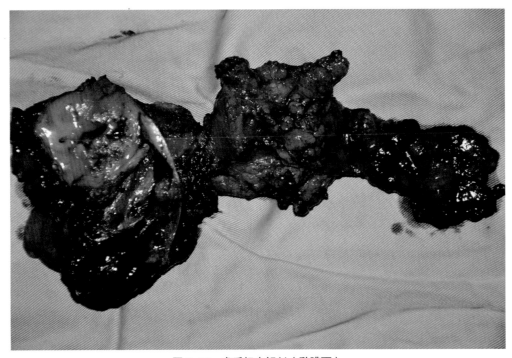

图 3-28　术后标本解剖（黏膜面）

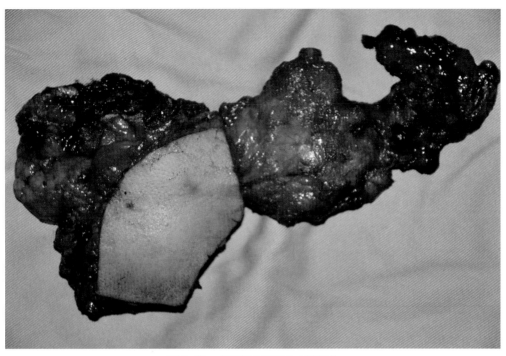

图 3-29　术后标本解剖（皮肤面）

【术后病理】原发灶大小为 3.0 cm×2.5 cm×1.0 cm，左颈 I 区 2/2 淋巴结见癌转移，左颈 Ⅱ、Ⅲ区淋巴结均未见癌转移。（图 3-30 至图 3-32）

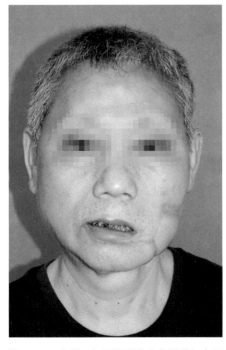

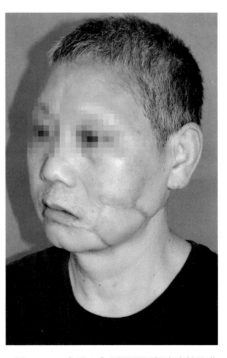

图 3-30　术后 3 年正面照（患者目前仍在回
　　　　　访中）

图 3-31　术后 3 年侧面照颈部瘢痕较隐蔽

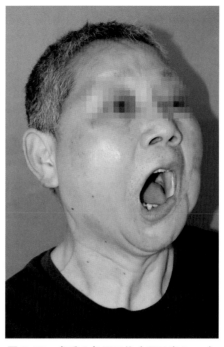

图 3-32　术后 3 年开口位（开口度 3 cm）

病例 4　前颊癌累及后颊

患者，男，56 岁。

【诊断】左颊癌。

【手术时间】2019 年 7 月 4 日。

【手术方案】左颊颌颈联合根治术（整块切除）。左前颊肿瘤及皮肤贯通扩大切除＋下颌骨边缘切（喙突及 34-38 边缘切除）＋ 24-28 牙槽突切除＋颏下扩大切除＋左侧改良功能性淋巴结清扫。修复：一蒂双岛股前外侧皮瓣＋上下唇弹性瓣。

【临床特点】肿瘤位于左前颊，前界与口角较近，黏膜面呈外生性，侵犯并穿破颊部皮肤，同时累及部分后颊。MRI 显示：肿瘤大小为 5.0 cm×4.0 cm×4.0 cm，累及颊全层。与咬肌和下颌升支前缘紧邻，但尚未累及上述结构。肿瘤同时侵犯上下前庭沟，未累及牙槽骨。CT 提示：左颈Ⅰ、Ⅱ区多个淋巴结肿大，不排除转移。

【手术经过】左前颊肿瘤及皮肤贯通扩大切除（包括部分上下唇）＋下颌骨边缘切除（喙突及 34-38 边缘切除）＋ 24-28 牙槽突切除＋颏下扩大切除＋左侧改良功能性淋巴结清扫。修复：一蒂双岛股前外侧皮瓣＋上下唇弹性瓣。采用一蒂双岛股前外侧皮瓣修复重建面颊部缺损，上下唇红弹性瓣重建唇及口角。（图 3-33 至图 3-41）

【注意事项】肿瘤前界距口角近，保留口角难以获得足够的安全边界，所以考虑将口角及上下唇（0.5 cm）一并切除。术中肿瘤标本剖面显示，肿瘤在皮下向口角浸润，距口角黏膜不足 5 mm。肿瘤后界已紧邻下颌升支前缘、咬肌，颞肌下附着

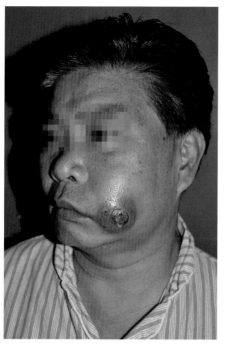

图 3-33 术前照片

肿瘤侵犯并穿透皮肤。

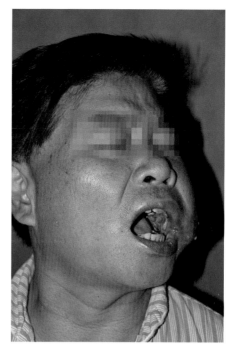

图 3-34 术前开口照

张口无明显受限。

（其最低点位于咬牙合平面），可能沿肌肉纤维方向向颞下侵袭。因此，位于后颊，紧邻下颌升支、咬肌，翼内肌、颞肌的病例，施行颞下扩大切除是有十分必要的，有利于保证安全切缘，减少原发灶局部复发。由于原发病灶大，易于发生颈淋巴转移，故选择了Ⅰ～Ⅴ区清扫。但术中触诊，未发现明确的转移淋巴结，所以保留了颈内静脉、副神经。

【病理分期和转归】患者术后病理分期为 $pT_{4a}N_0M_0$。术后未选择辅助治疗，至今无瘤生存。

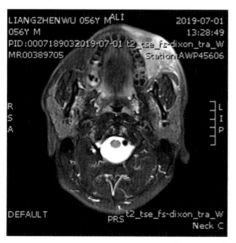

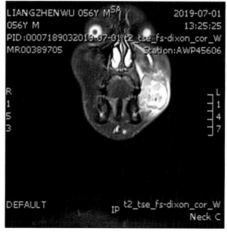

图 3-35　术前 MRI（T2）

显示：肿瘤主要位于左前颊，侵犯全层，累及部分后颊黏膜，未见明显侵犯下颌升支、咬肌、翼内肌、颞肌等。

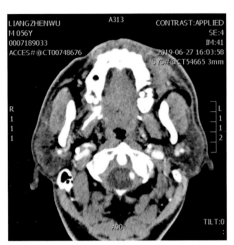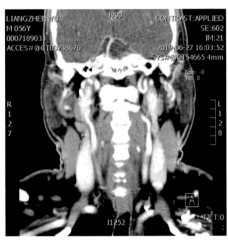

图 3-36　术前 CT

显示：左侧颈部见多个淋巴结肿大，无明显转移征象。

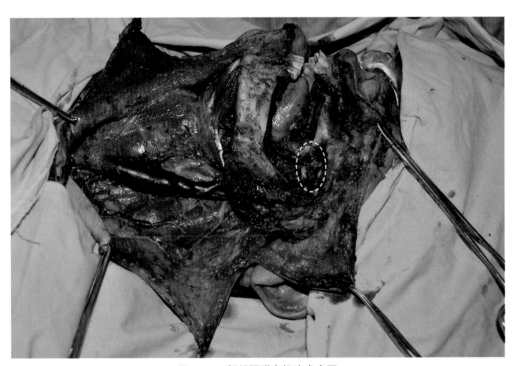

图 3-37　颊颌颈联合根治术术野

原发灶贯通性切除＋下颌骨边缘切除（34-38 喙突边缘切除）＋上颌骨 24-28 牙槽突切除；
同侧行保留颈内静脉和副神经的改良根治颈清扫。颏下扩大切除（黄色虚线标记）。

口腔癌手术图谱精解

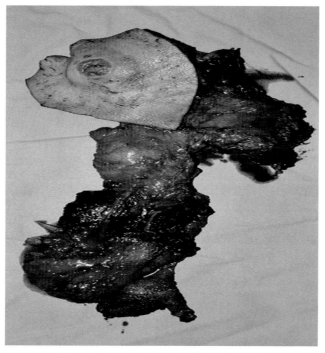

图 3-38　联合根治术后标本解剖（皮肤面）

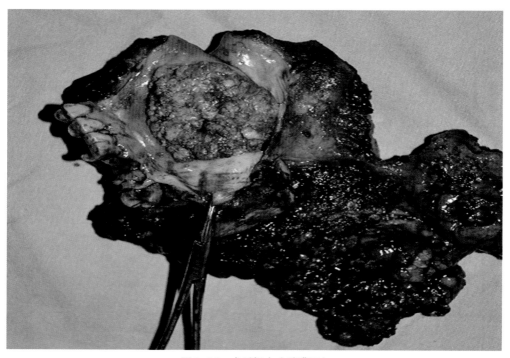

图 3-39　术后标本（黏膜面）

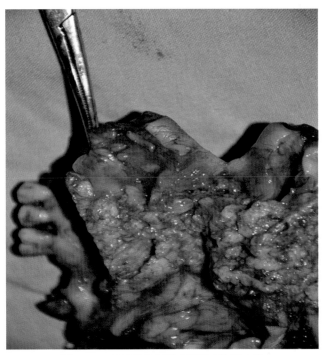

图 3-40　剖开肿瘤见肿瘤侵犯颊肌及皮肤

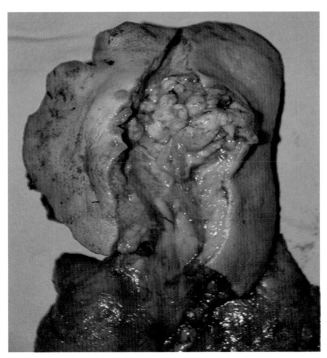

图 3-41　剖开肿瘤见肿瘤侵犯颊肌，穿破皮肤，未见肿瘤侵犯咬肌

【术后病理】原发灶大小为 5.0 cm×4.2 cm×4.0 cm，左颈Ⅰ、Ⅱ、Ⅲ、Ⅳ、Ⅴ区淋巴结均未见癌转移。（图 3-42 至图 3-44）

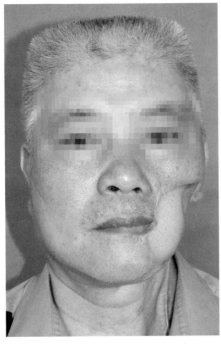

图 3-42　术后 2 年 11 个月正面照（患者目前仍在回访中）

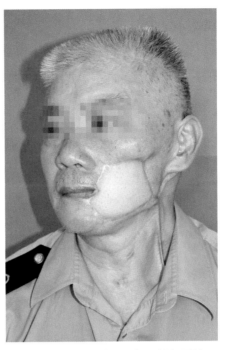

图 3-43　术后 2 年 11 个月（侧面照）

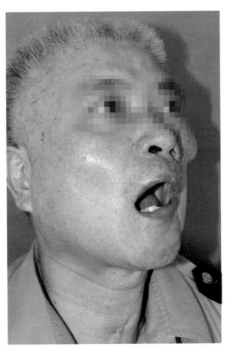

图 3-44　术后 2 年 11 个月开口照

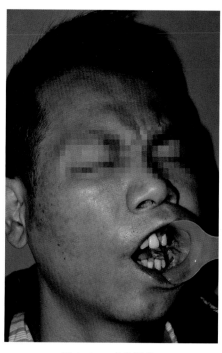

病例 **5** 咬合线下后颊癌

患者，男，41岁。

【诊断】左颊癌。

【手术时间】2019年2月15日。

【手术方案】左颊颌颈联合根治术（整块切除），颊部肿瘤及皮肤贯通扩大切除＋左侧下颌骨体节段性切除（中线－下颌孔）＋左侧改良功能性淋巴结清扫。修复：一蒂多岛股前外侧皮瓣＋重建钛板修复。

【临床特点】肿瘤原发灶位于咬合线下方，累及下颌前庭沟和牙龈。且向前延伸至左下1，2前庭和牙龈。MRI显示：左颊肿瘤5.0 cm×5.0 cm×1.5 cm，紧邻皮下，后界与下颌骨前缘、咬肌、翼内肌、颞肌存在明显间隙。CT提示：左颊肿瘤累及下牙龈及下颌骨颊侧骨板。左颈部多个淋巴结肿大，可疑转移。

【手术经过】左颊颌颈联合根治术（整块切除），颊部肿瘤及皮肤贯通扩大切除＋左侧下颌骨体节段性切除（中线－下颌孔）＋左侧改良功能性淋巴结清扫。修复：一蒂多岛股前外侧皮瓣＋重建钛板修复。左颊肿瘤1.5 cm及皮肤扩大贯通切除，包括31-下颌孔间下颌骨节段切除。切除左口角区和下唇皮肤，保留唇红组织。左颈部V区清扫，保留颈内外静脉、副神经。左下颌骨缺损采用重建钛板恢复连续性。一蒂双岛股前外侧皮瓣修复颊部软组织缺损。（图3-45至图3-50）

图3-45 术前照片
肿瘤主体位于前庭沟，并累及下颌骨。

【注意事项】左颊肿瘤位于咬牙合线下方，且与下颌升支、咬肌、翼内肌、颞肌有明显间隙，因此，不必要行颧下扩大切除。但由于咬牙合线下方的颊部组织较薄，刻意保留皮肤，可能因安全边界不足，而致局部复发。钛重建板恢复下颌骨连续性，有利于保持非手术侧牙齿咬合功能和面部外形。

【病理分期和转归】患者术后病理分期为$pT_{4a}N_{3b}M_0$。术后未选择辅助治疗，至今无瘤生存。

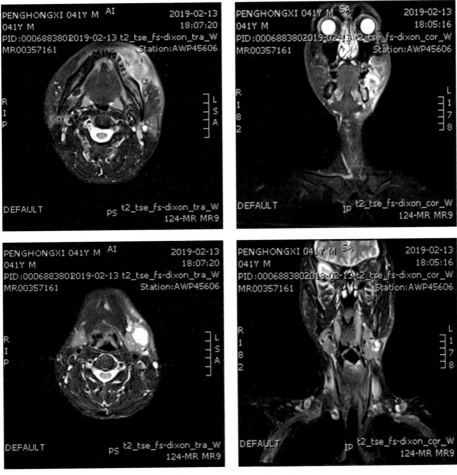

图 3-46 术前 MRI（T2）

显示：肿瘤位于左颊咬合线下，侵犯皮肤，累及部分后颊黏膜，未见明显侵犯翼内肌、颞肌等咀嚼肌；左颈部 I 区见淋巴结肿大，可疑转移。

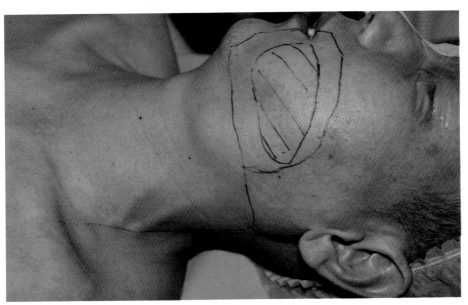

图 3-47 术前切口设计

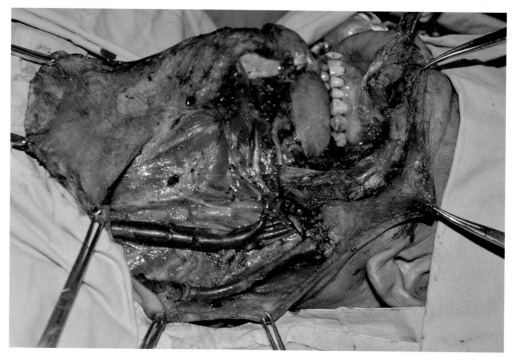

图 3-48 颊颌颈联合根治术术野

　　原发灶贯通切除＋下颌骨节段性切除（中线 – 患侧下颌孔）；同侧行保留颈内、颈外静脉、副神经的改良根治性颈清扫。

口腔癌手术图谱精解

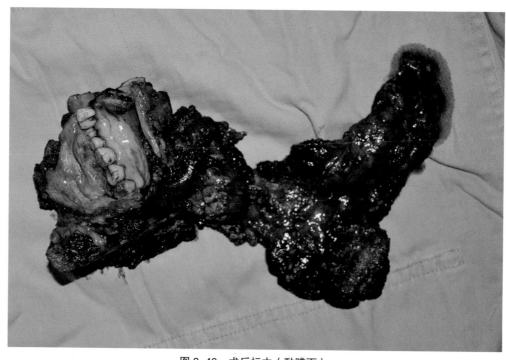

图 3-49 术后标本（黏膜面）

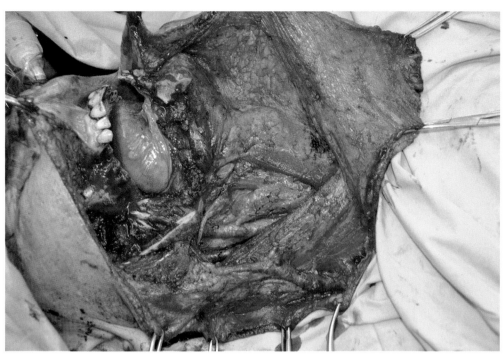

图 3-58 颊颌颈联合根治术术野

  原发灶及肿瘤贯通扩大切除，颧下扩大切除＋上颌骨牙槽突切除＋下颌骨节段性切除（旁正中 - 下颌孔）＋保留颈内静脉、副神经、胸锁乳突肌及颈外静脉的改良根治性颈清扫。黄色虚线标记示颧下扩大切除。

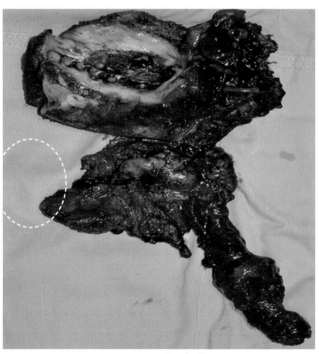

图 3-59 术后标本

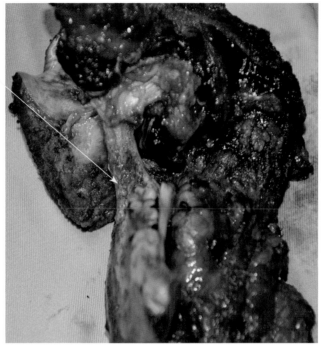

肿瘤明显侵犯
下颌骨

图 3-60　术后标本（切开）

【术后病理】原发灶大小为 6.0 cm×4.0 cm×3.0 cm，破坏下颌骨，右颈 Ⅰ 、Ⅱ 、
Ⅲ 、Ⅳ 、Ⅴ区颈淋巴结未见癌转移。（图 3-61 至图 3-65）

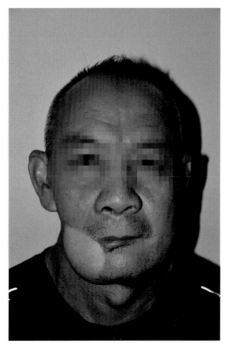

图 3-61　术后 1 年正面照（患者目前仍在回
　　　　　访中）

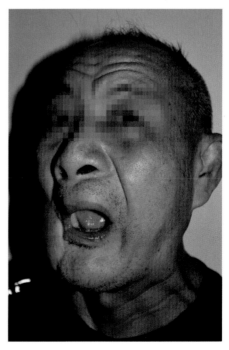

图 3-62　术后 1 年开口照

口
腔
癌
手
术
图
谱
精
解

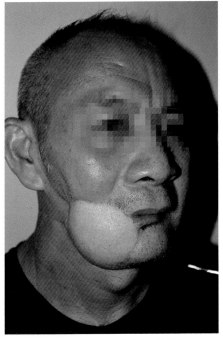

图 3-63　术后 1 年侧面及颈部

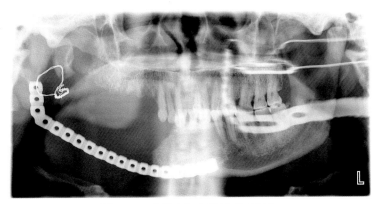

图 3-64　术后 1 年（2019 年 9 月）

髁突移位于关节结节下前方。

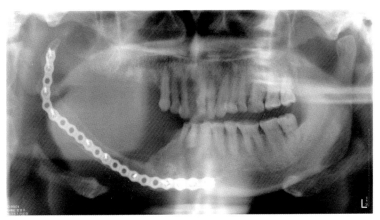

图 3-65　非血管化髂骨移植术后 2 年（2021 年 9 月）

患者，男，45 岁。

【诊断】左颊癌。

【手术时间】2009 年 4 月 24 日。

【手术方案】左颊颌颈联合根治术（整块切除）。左颊肿瘤扩大切除＋左颧下扩大切除＋左侧下颌骨体边缘性切除（36- 喙突）＋左侧上颌骨 36-38 切除＋左侧功能性全颈淋巴结清扫＋股前外侧皮瓣修复。

【临床特点】肿瘤原发灶主体位于后颊，未超过咬肌前缘。临床触诊肿瘤基底浸润较浅，前界在咬肌前缘后方，下界达下颌前庭沟底，张口度正常（提示周围咀嚼肌无明显受累）。CT 提示：左颈多个淋巴结肿大，无明显转移特征。

【手术经过】左颊肿瘤扩大切除＋左颧下扩大切除＋左侧下颌骨体边缘性切除（36- 喙突）＋左侧上颌骨 26-28 切除＋左侧功能性颈淋巴结清扫。股前外侧皮瓣修复缺损。（图 3-66 至图 3-68）

【注意事项】当后颊癌前界位于咬肌前缘时，常常不需要将皮肤贯通切除即可获得足够的安全边界。手术入路可采用下唇中—颏部—颌下，或口角向中线约 1 cm 旁正中—颏部—颌下两种入路。前者术后瘢痕较隐蔽，但正中入路需切断颏神经，导致下唇麻木。旁正中入路则可以避免颏神经主要分支损伤。后颊癌非贯通切除，有可能保留面神经下颌缘支，术中需仔细解剖。术后通过张口训练，张口度可以恢复接近正常。

【病理分期和转归】患者术后病理分期为 $pT_2N_0M_0$。术后未选择辅助治疗，至今无瘤生存。

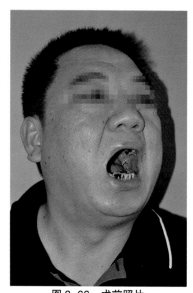

图 3-66　术前照片

肿瘤位于后颊，未累及前颊。

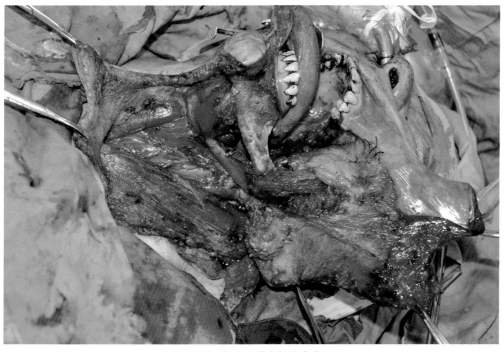

图 3-67　颊颌颈联合根治术术野

　　连同部分上下颌骨、颏下组织的肿瘤扩大切除＋行保留颈内静脉、副神经和胸锁乳突肌的功能性颈淋巴结清扫。

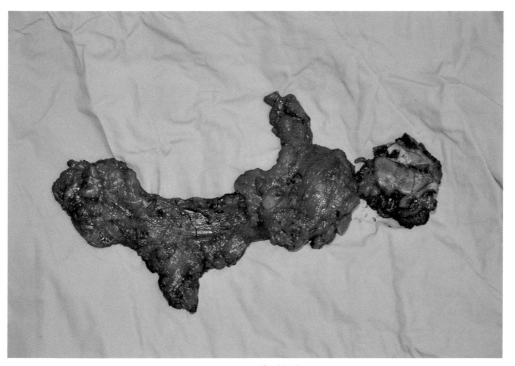

图 3-68　术后标本

【术后病理】原发灶大小为 2.5 cm×2.0 cm×1.0 cm，左颈Ⅰ、Ⅱ、Ⅲ区淋巴结未见癌转移。（图 3-69 至图 3-71）

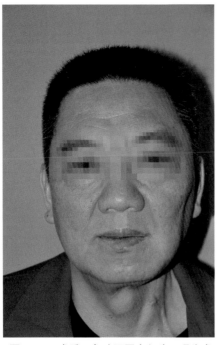

图 3-69　术后 3 年（下唇中入路。现为术后 11 年）

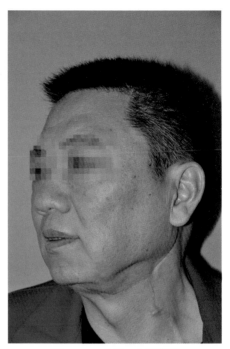

图 3-70　术后 3 年颈部照

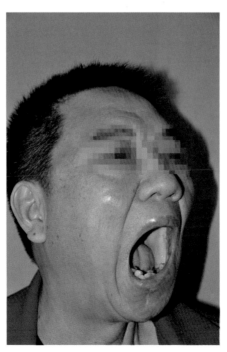

图 3-71　术后 3 年开口照

病例 8 后颊癌

患者，男，42 岁。

【诊断】右颊癌。

【手术时间】2020 年 7 月 2 日。

【手术方案】右颊颌颈联合根治术（整块切除）。右颊肿瘤扩大切除＋右颧下扩大切除＋右侧下颌骨体边缘性切除（44- 喙突）＋右侧上颌骨 14-18 牙槽突切除＋右侧改良肩胛舌骨上淋巴结清扫术＋股前外侧皮瓣修复术。

【临床特点】肿瘤原发灶位于后颊，部分累及前颊。临床触诊肿瘤基底呈明显浸润生长，前部跨越咬肌前缘。上界至上颌前庭沟底。左颈触及肿大淋巴结。MRI 显示：肿瘤位于后颊，部分超过咬肌前缘，尚未累及皮下。肿瘤与咬肌、翼内肌、下颌升支紧邻。CT 提示：右颈多个淋巴结肿大，不排除转移。

【手术经过】右颊肿瘤扩大切除＋右颧下扩大切除＋右侧下颌骨体边缘性切除（44-喙突）＋右侧上颌骨 14-18 牙槽突切除＋右侧改良肩胛舌骨上淋巴结清扫术＋股前外侧皮瓣修复术。

【手术入路设计】下唇旁正中入路（距口角 1 cm），右侧上颈线横行切口，右侧颈部切口后界为颈外静脉处。（图 3-72 至图 3-76）

【注意事项】虽然术前方案为颊部非贯通切除，但因肿瘤部分已跨过咬肌前缘至前颊，需要在术中切除时确认肿瘤与皮下组织的关系（术中划线标注区）。该病例经术中确认非贯通切除已有足够安全边界，故执行术前手术方案。若认定安全边界不足，可以梭形切除皮肤，拉拢缝合。采用旁正中入路（距口角 1 cm），可避免翻起颊部皮瓣时，损伤颏神经，导致下唇麻木，但瘢痕较正中入路明显（见本章病例 7）。

【病理分期和转归】患者术后病理分期为 $pT_2N_1M_0$。术后未选择辅助治疗，至今无瘤生存。

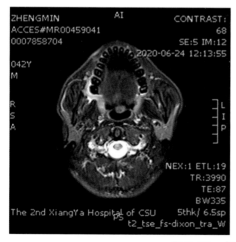 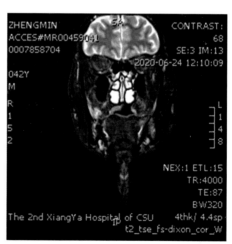

图 3-72 术前 MRI（T2）

显示：肿瘤主要位于右后颊，超过咬肌前缘，未侵犯皮下，累及上前庭沟。

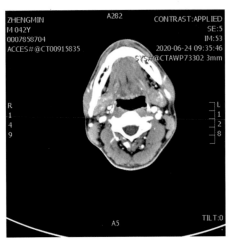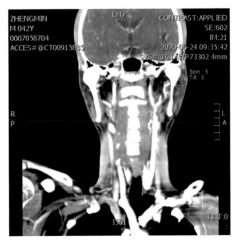

图 3-73　术前 CT

显示：右颈Ⅱ区淋巴结肿大，考虑转移。

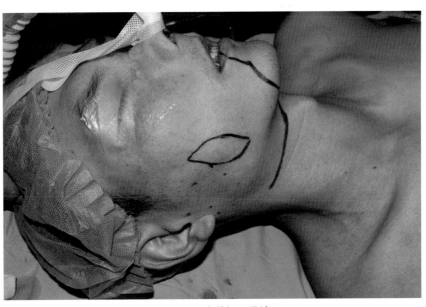

图 3-74　术前切口设计

下唇旁正中入路，右侧上颈线横行切口。

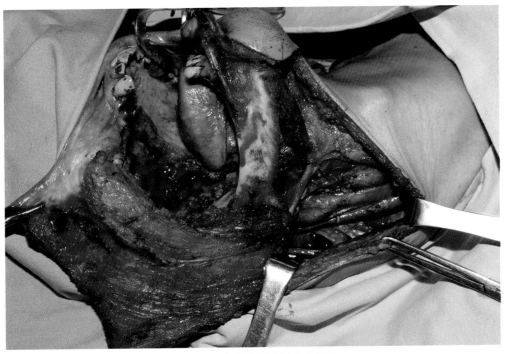

图 3-75　颊颌颈联合根治术术野

原发灶非贯通性切除＋下颌骨边缘切（43-47 边缘切）＋上颌骨低位次全切；同侧行肩胛舌骨上清扫。

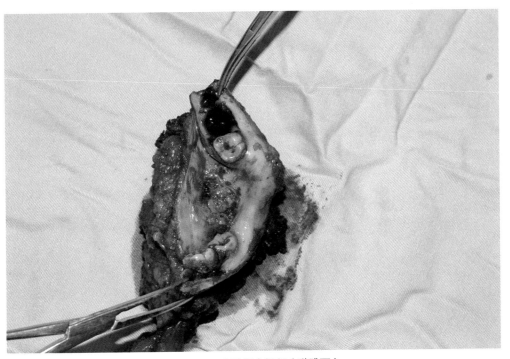

图 3-76　术后标本解剖（黏膜面）

【术后病理】原发灶大小为 2.5 cm×1.7 cm×1.0 cm，左颈Ⅱ区 1/15 淋巴结见癌转移，左颈Ⅰ、Ⅲ区淋巴结均未见癌转移。（图 3-77 至图 3-80）

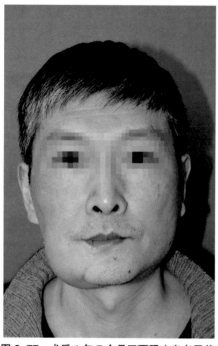

图 3-77　术后 1 年 7 个月正面照（患者目前仍在回访中）

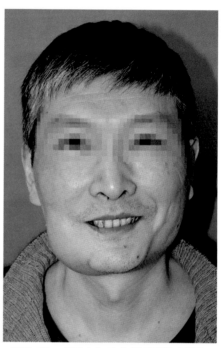

图 3-78　术后 1 年 7 个月正面照（微笑口角无歪斜）

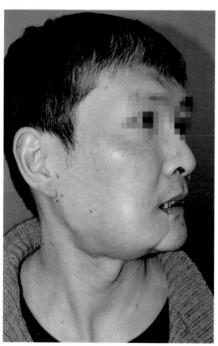

图 3-79　术后 1 年 7 个月侧面照颈部瘢痕隐蔽。

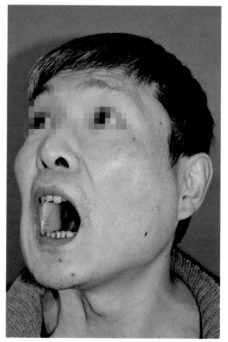

图 3-80　术后 1 年 7 个月开口位（开口度 4 cm）

病例 9 咬合线上后颊癌＋左颧下扩大切除

患者，男，38 岁。

【诊断】左颊癌。

【手术时间】2014 年 12 月 22 日。

【手术方案】左颊颌颈联合根治术（整块切除）。左颊肿瘤贯通扩大切除术＋左颧下扩大切除术＋左侧下颌骨体边缘性切除（34- 喙突）左上颌骨 24-28 牙槽突切除术＋左侧功能性全颈淋巴结清扫＋股前外侧皮瓣修复。

【临床特点】肿瘤原发灶主体位于后颊，部分超过咬肌前缘，下界延伸至下前庭沟底。临床触诊肿瘤基底浸润较深，肿块为 2.5 cm×2.0 cm×1.5 cm。紧咬时触及肿瘤前界已超过咬肌前缘。MRI 显示：肿瘤浸润较深，皮下信号改变，不排除皮下受累。前界部分超过咬肌前缘。CT 提示：病灶位于后颊，下颌骨未见骨破坏。左颈淋巴结肿大，可疑转移。

肿瘤主体累及咬合线上黏膜

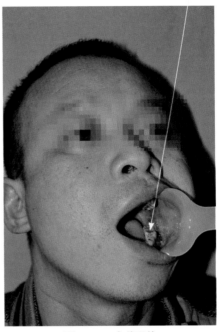

图 3-81　术前照片

肿瘤位于后颊，累及少量前颊。

【手术经过】左颊颌颈联合根治术（整块切除）。左颊肿瘤贯通扩大切除术＋左颧下扩大切除术＋左侧下颌骨体边缘性切除（34- 喙突）左上颌骨 24-28 牙槽突切除术＋左颈部改良扩大Ⅲ区清扫术＋股前外侧皮瓣修复术。（图 3-81 至图 3-86）

【注意事项】当临床触诊发现肿瘤可疑累及皮下，MRI 显示肿瘤区域皮下信号改变，肿瘤是否累及皮下组织不能准确判断时，恶性肿瘤原发灶切除，应该遵循"可疑从有"的原则，施行贯通切除。笔者团队大量的临床实践已经证明，这可以极大地提高原发灶的控制率。该病例颊癌原发灶主要位于后颊，仅有小部分越过咬肌前缘，临床和 MRI 都无法准确判断是否累及皮下，因而行咬肌前缘皮肤梭形切除，拉拢缝合，是一种较为恰当的方案。对外形影响小于大面积贯通切除皮瓣修复。笔者团队的临床统计资料显示，颊癌淋巴转移大多存在于Ⅰ～Ⅲ区，Ⅲ区或扩大Ⅲ区清扫，通常可以获得理想效果。

【病理分期和转归】患者病理分期为 $pT_3N_{2b}M_0$，未选择术后辅助治疗，至今无瘤生存。

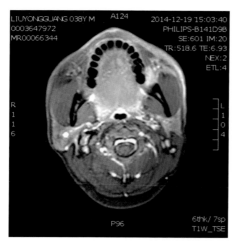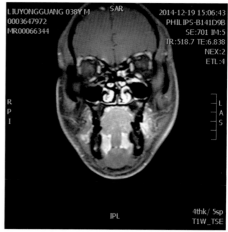

图 3-82　术前 MRI

显示：累及左前颊，未明显侵犯翼内肌、颞肌等咀嚼肌。

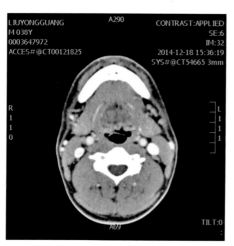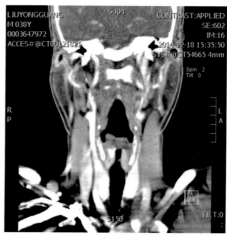

图 3-83　术前 CT

显示：左侧颈部多个淋巴结肿大，可疑转移。

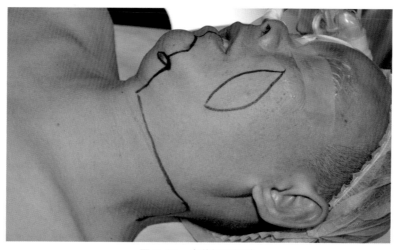

图 3-84　术前切口设计

肿瘤累及少量前颊，贯通性切除可设计为可直接拉拢缝合的长梭形。

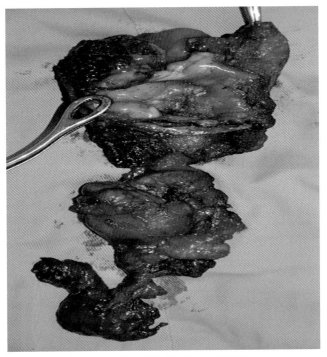

图 3-85　联合根治术后标本（黏膜面）

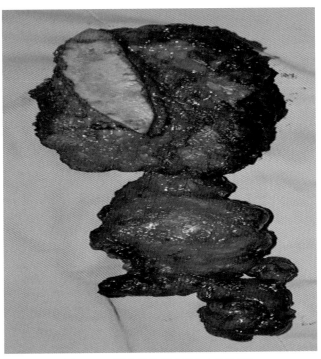

图 3-86　联合根治术后标本（皮肤面）

【术后病理】原发灶浸润大小为 2.5 cm×2.0 cm×1.5 cm，左颈 I 区 2/5、Ⅲ区 1/6 淋巴结见癌转移，左颈 Ⅱ 区淋巴结未见癌转移。（图 3-87 至图 3-89）

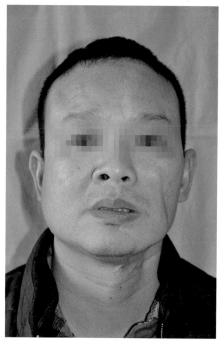

图 3-87　术后 3 年（现为术后 6 年）

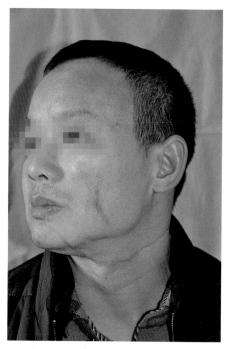

图 3-88　术后 3 年侧面照

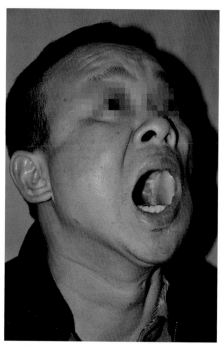

图 3-89　术后 3 年开口照

病例 ⑩ 累及多解剖结构后颊癌，侧颅底根治术

患者，男，39 岁，

【诊断】左颊癌。

【手术时间】2016 年 5 月 19 日。

【手术方案】左颊颌颈侧颅底联合根治术（整块切除）。左侧颅底根治术＋左侧下颌骨节段性切除（34- 髁突颈）＋左侧上颌骨次全切＋左侧改良根治性淋巴结清扫＋钛重建板植入术。修复：一蒂多岛股前外侧皮瓣。

【临床特点】肿瘤原发灶主体位于后颊，前部超过咬肌，侵犯前颊，张口明显受限。临床触诊发现，左颊黏膜巨大溃疡，累及上下前庭沟，边界判断困难（患者张口严重受限）。MRI 显示：左颊部肿瘤侵犯咬肌、翼内肌、颞肌。向上至颞肌颞下、眼眶外下区，均有信号改变。高度可疑肿瘤侵袭至颞下、颞下区。CT 提示：肿瘤主要位于后颊，累及邻近肌肉等组织。上颌结节及下颌骨体部、升支有明显骨质破坏。左颈见多个淋巴结肿大，并具有典型转移特征（淋巴结呈类圆形，外部强化，中央区低密度影）。

【手术经过】左侧颅底根治术＋左侧下颌骨节段性切除（34- 髁突颈）＋左侧上颌骨次全切＋左侧改良根治性淋巴结清扫＋钛重建板植入术。修复：一蒂多岛股前外侧皮瓣。

【手术入路设计】左侧颅底根治术：采用面侧入路，扩大切除颊部病灶，包括部分颊部皮肤、下颌骨（34- 髁突）、上颌骨（23- 上颌结节）、翼内外板、腮腺、咬肌、翼内肌、翼外肌、颞肌。（图 3-90 至图 3-98）

【注意事项】术中需解剖、离断并保护面神经颞面干，关闭创面时再端端吻合；为充分显露颅底区，需在颧弓根和颧骨外 1/3 截断颧骨颧弓，取下并用生理盐水纱布包裹保护备用，关闭创面时复位颧骨颧弓，微钛板固定；下颌骨缺损可植入钛重建板恢复外形。侧颅底（颅外）根治术（口腔后部解剖复合体切除），是针对后颊癌累及多解剖结构的病例设计的一种术式，笔者团队的临床实践已证明，可以大大减少局部复发，提高患者无瘤生存率（见第四章）。侧颅底根治导致大量的软硬组织缺损，切取组织供应量较大的股前外侧皮瓣修复（双岛），是一个较好的选择。同时，携带股外侧肌瓣，充填颧颞部无效腔，可起到减少术后无效腔积液引起的感染，但无法保持面部丰满度。术后 3 个月左右通常因肌肉萎缩而致局部塌陷。皮瓣脂肪厚度较大的患者，可以维持面部较好的丰满度。

【病理分期和转归】患者术后病理分期为 $pT_{4a}N_{3b}M_0$。术后未选择辅助治疗，至今无瘤生存。

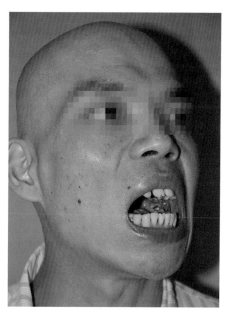
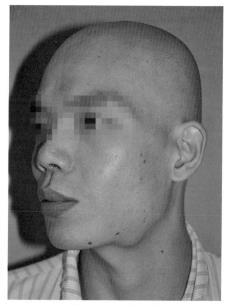

图 3-90　术前照片

开口受限，肿瘤累及咀嚼肌。

图 3-91　术前照片

左侧颌下淋巴结肿大，包膜外侵犯可能性大。

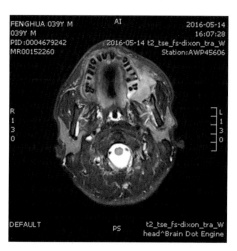
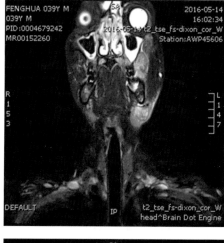
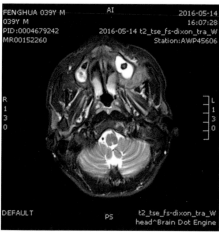
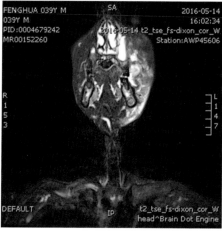

图 3-92　术前 MRI（T2）

显示：累及左前颊，侵犯颊肌及翼内肌、颞肌等咀嚼肌。

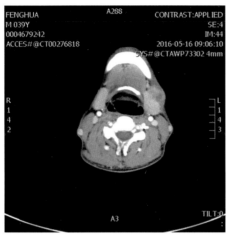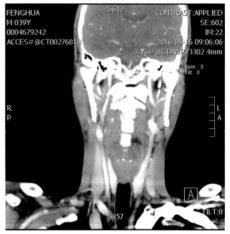

图 3-93　术前 CT

显示：左侧颈部多个淋巴结肿大，左颌下淋巴结与下颌骨明显粘连，累及下颌骨，考虑转移。

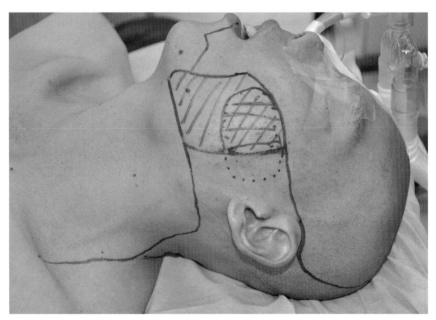

图 3-94　术前切口设计

侧颅底根治术切口。

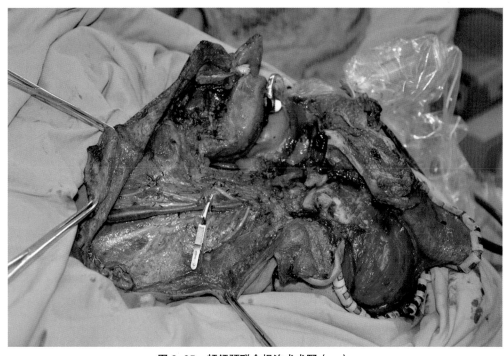

图 3-95 颊颌颈联合根治术术野（一）

侧颅底根治术＋改良根治性颈清扫。

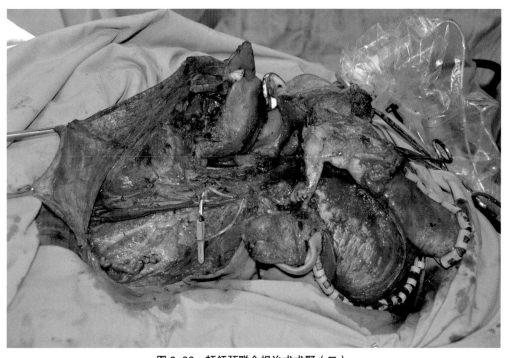

图 3-96 颊颌颈联合根治术术野（二）

复位暂时离断的颧弓。

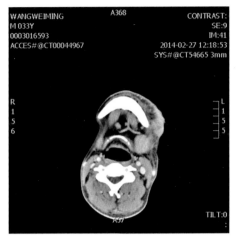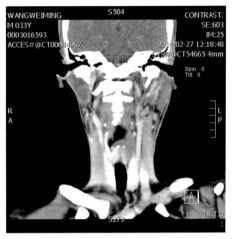

图 4-9　CT

显示：左颈部多发可疑转移淋巴结。右颈部未见淋巴结转移。

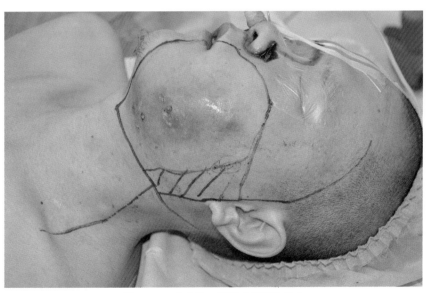

图 4-10　术前切口设计（面侧入路）

切除肿瘤的后界移至耳屏前（"斑马线"标示区），可以使瘢痕更隐蔽。

颧弓暂时离断

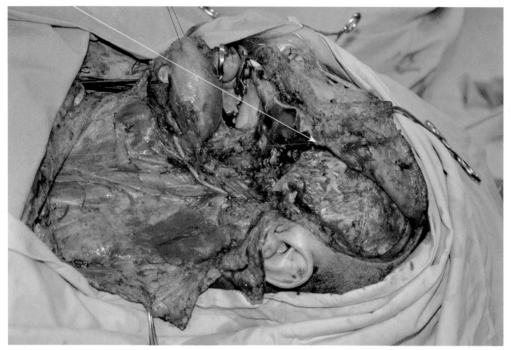

图 4-11 侧颅底根治术术野（一）

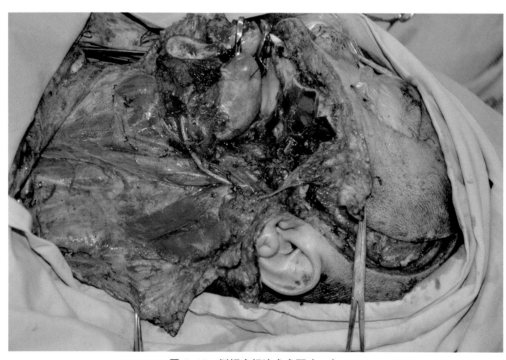

图 4-12 侧颅底根治术术野（二）

面神经颞面干暂时离断后显微吻合。

肿瘤侵及颞肌等咀嚼肌

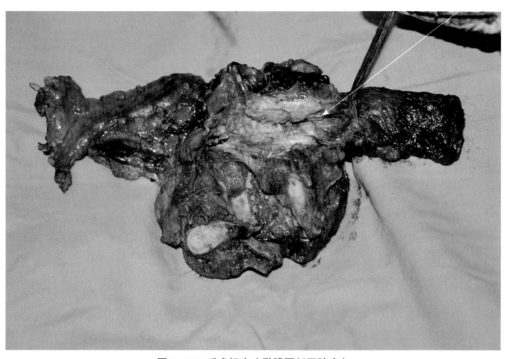

图 4-13　手术标本（黏膜面剖开肿瘤）

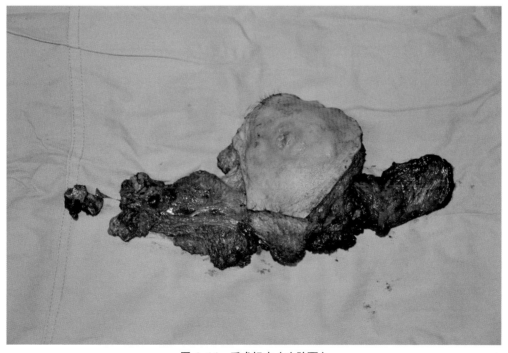

图 4-14　手术标本（皮肤面）

【术后病理】左颊癌（高 - 中分化鳞癌），原发灶为 7.0 cm×5.0 cm ×3.0 cm，左颈Ⅱ区 1/8 淋巴结见癌转移，左颈Ⅰ、Ⅲ、Ⅳ、Ⅴ区淋巴结均未见癌转移。（图 4-15 至图 4-18）

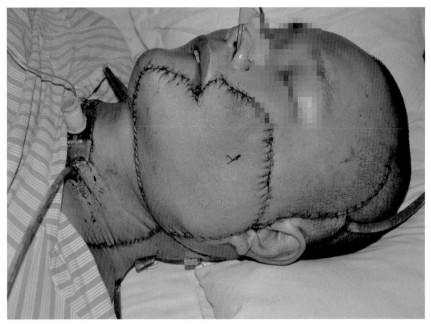

图 4-15　术后第一天

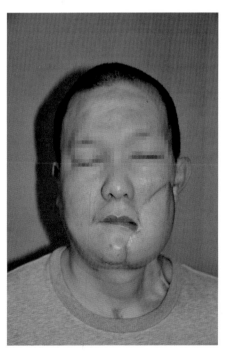

图 4-16　术后 6 年正面照（目前仍无瘤生存）

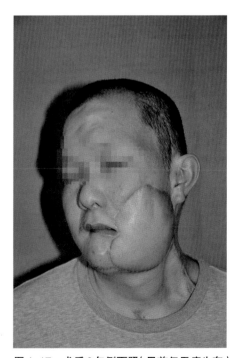

图 4-17　术后 6 年侧面照（目前仍无瘤生存）

面神经颞面干功能恢复良好。

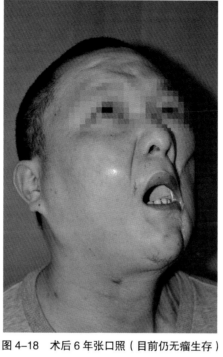

图 4-18 术后 6 年张口照（目前仍无瘤生存）

张口度 2 指，钛重建板无暴露，对侧牙咬合尚可，能进软食。

病例 2 左颊癌（面侧入路）

患者，男，44 岁。

【诊断】左颊癌。

【手术时间】2017 年 12 月 18 日。

【临床特点】肿瘤原发灶位于左侧后颊，侵犯左侧前后颊部，累及皮下，前界近口角，上、下、后界无法判断。左颈触及多个肿大淋巴结，界清，质硬，活动。严重张口受限。MRI 显示：肿瘤广泛侵犯左颊部黏膜、皮肤、咬肌、翼内肌、翼外肌、颞肌，向颅底区延伸。CT 显示：左下颌骨体、升支、左上颌骨后部、翼内外板下部骨破坏；同侧颈部多个肿大淋巴结，具有明显转移特征；对侧颈部见多个小淋巴结，未见转移特征。

【手术方案】左侧颅底根治术（面侧入路）。切除范围：左颊部原发病灶（包括皮肤）、口角、腮腺全叶（解剖保护面神经颞面干，并暂时离断翻起）、上颌骨次全切 24-28（保留眶下板）、下颌骨 34- 髁突、从颅底翼突根部切除翼内、外板，以及翼内肌、翼外肌、咬肌、颞肌起止点；左颈根治性淋巴结清扫（保留颈内静脉）。一蒂多岛股前外侧皮瓣修复，采用钛重建板修复下颌骨缺损。

189

【手术入路设计】颈清扫横切口上移至颊部原发灶下缘皮肤切口，后端在乳突下方转至颈部到锁骨下；颊部皮肤后界切口呈弧线向后上延长至颞顶部。（图4-19至图4-32）

【注意事项】该病例是一个原发灶巨大、累及口腔后部多个解剖结构的后颊癌，彻底切除受累和可疑受累的口腔后部复合体，是控制原发灶复发的关键。由于肿瘤向颅底侵犯的位置角较高，翼内外板颅底切除的位置应尽量靠近颅底骨板，才可能保证手术的彻底性。截开颧骨颧弓和离断面神经颞面干后，可以获得理想的术野显露，保证手术方案的实施。关闭创面时将颧骨颧弓回植，微钛板固定和颞面干复位，显微吻合，可以将术后对面部外形和功能的影响减少到最低。术区巨大的创面，需要大量的肌肉填塞无效腔，足量的皮瓣修复口腔黏膜和皮肤，这需要在皮瓣制备时加以考虑，并留有余量。一蒂双岛股前外侧皮瓣＋唇红弹性板重建颊部及上下唇、口角缺损，获得了较理想的外形和功能（口角区采用单瓣折叠或双瓣对缝，不但影响外形，还会导致口角闭合不全，流涎）。

【病理分期和转归】患者术后病理分期为 $pT_{4a}N_{2b}M_0$。术后未选择辅助治疗，至今无瘤生存。

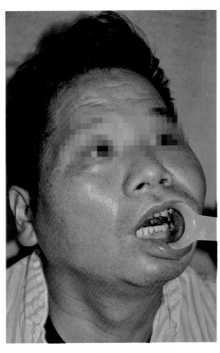

图4-19 术前正面开口照

开口受限（肿瘤侵及咀嚼肌）。

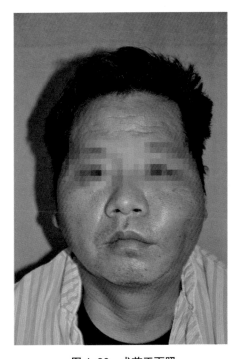

图4-20 术前正面照

左面颊部隆起，皮肤凹陷，显示皮肤、皮下组织受累。

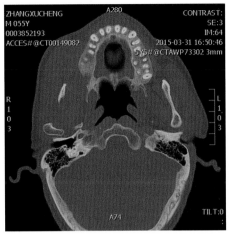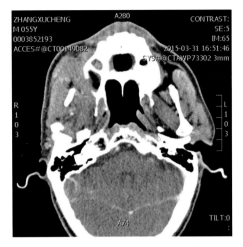

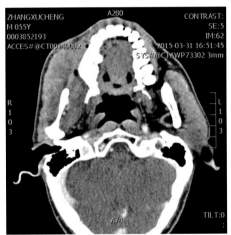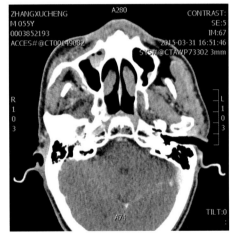

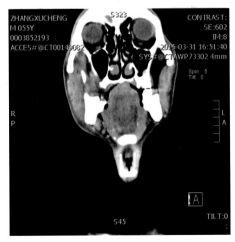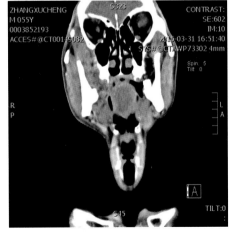

图 4-37 CT

显示：肿瘤侵犯黏膜皮肤，累及咬肌、翼内肌及颞肌；右上颌骨后部牙槽突及右上颌窦后外侧壁骨破坏；右下颌骨体、升支、翼内外板下部可疑骨破坏。

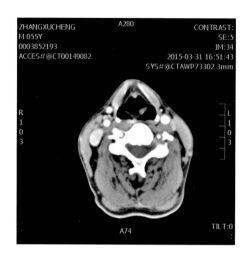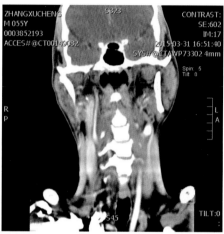

图 4-38　C T

右侧颈部多个肿大淋巴结，高度怀疑转移；左侧颈部见多个小淋巴结，未见转移特征。

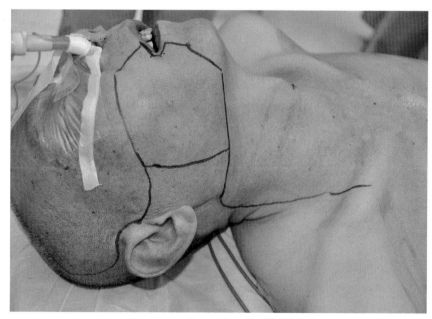

图 4-39　术前切口设计（面侧入路）

口腔癌手术图谱精解

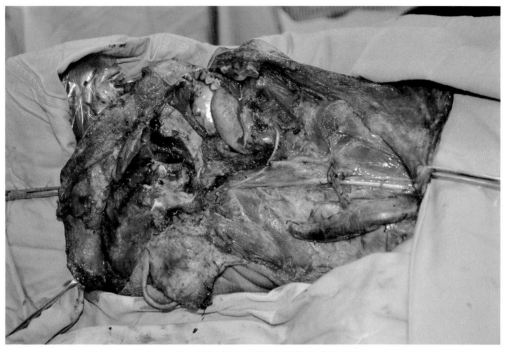

图 4-40　侧颅底根治术及根治性颈清扫术野

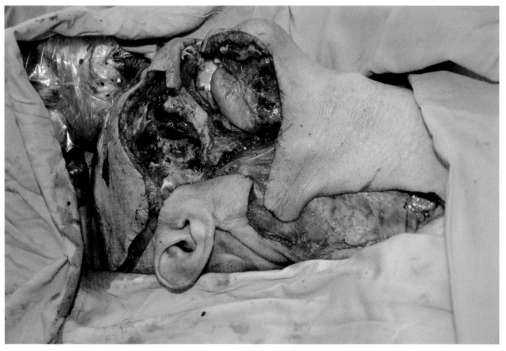

图 4-41　侧颅底根治术术野

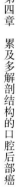

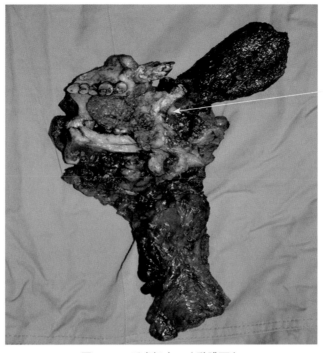

肿瘤侵及咬肌、
颞肌、翼内肌

图 4-42　手术标本一（黏膜面）

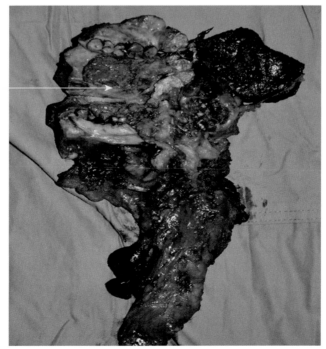

肿瘤侵及颊肌
及皮下组织

图 4-43　手术标本二（黏膜面）

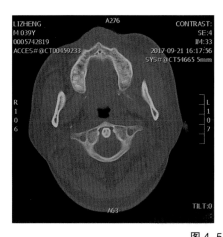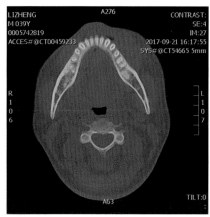

图 4-51　CT

显示：上颌结节可疑受累，下颌骨未见明显破坏。

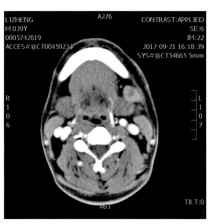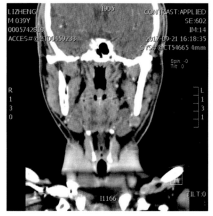

图 4-52　CT

显示：左侧颈部多个肿大淋巴结，具有明显转移特征；右侧颈部见多个小淋巴结，未见转移特征。

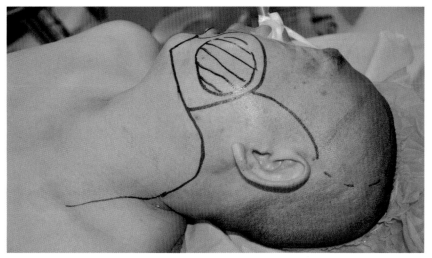

图 4-53　术前切口设计（改良的面侧入路）

面神经颞面干

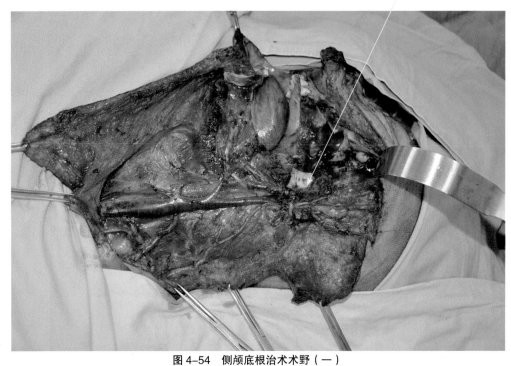

图 4-54　侧颅底根治术术野（一）

按照肿瘤解剖切除外科原则切除肿瘤的同时，保留髁突、面神经颞面干等重要解剖结构。

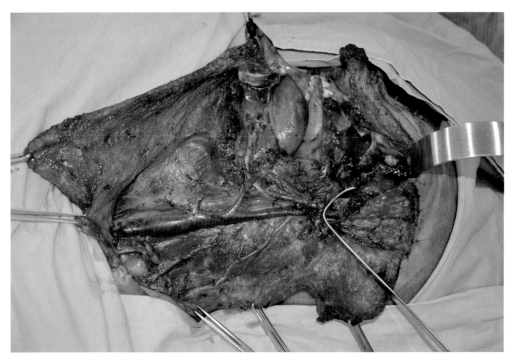

图 4-55　侧颅底根治术术野（二）

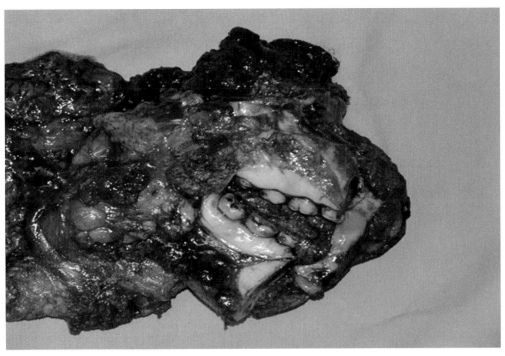

图 4-56　手术标本（黏膜面）

翼颌韧带上份、
上颌结节区肿瘤

侵犯咬肌

侵犯皮下脂肪

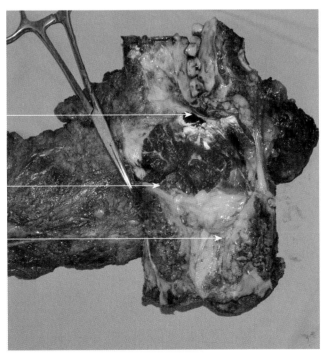

图 4-57　手术标本

肿瘤侵及颊肌及皮下组织，未见明显侵及咬肌。

【术后病理】左颊癌（中－低分化鳞癌），原发灶为 5.6 cm×4.3 cm ×2.0 cm，左颈Ⅰ区 2/4（其中 1 粒包膜外浸润，累及淋巴结外脂肪组织）见癌转移，左颈Ⅱ、Ⅲ、Ⅳ、Ⅴ区淋巴结均未见癌转移。（图 4-58 至图 4-63）

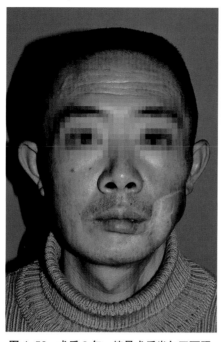

图 4-58　术后 3 年，植骨术后半年正面照
（目前仍无瘤生存）

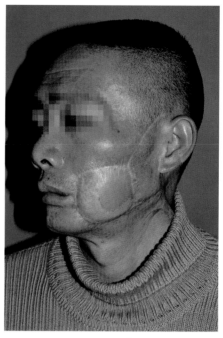

图 4-59　术后 3 年，植骨术后半年侧面照
（目前仍无瘤生存）

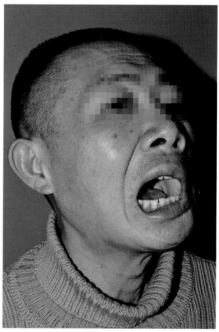

图 4-60　术后 3 年，植骨术后半年开口照
（目前仍无瘤生存）

开口度 2 指。

侵犯翼内肌　　　　　　　　　　　　　　　　　　　　侵及舌神经

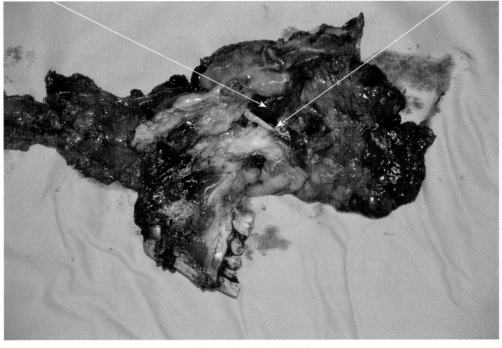

图 4-108　切开手术标本

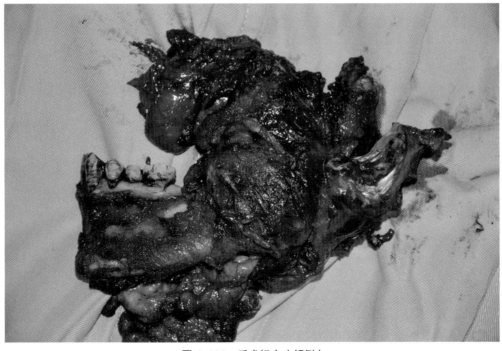

图 4-109　手术标本（颊侧）

233

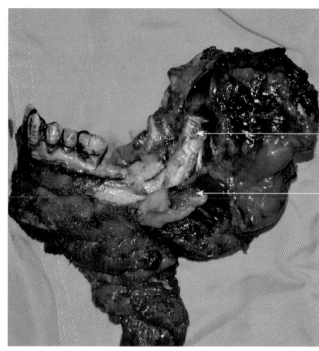

侵及颞肌肌腱

侵及咬肌肌腱

图 4-110　切开手术标本

【术后病理】左下颌骨中央性颌骨癌（中分化鳞癌），原发灶为 5.5 cm×4.5 cm×2.0 cm，左颈Ⅰ、Ⅱ、Ⅲ、Ⅳ、Ⅴ区淋巴结均未见癌转移。（图 4-111 至图 4-112）

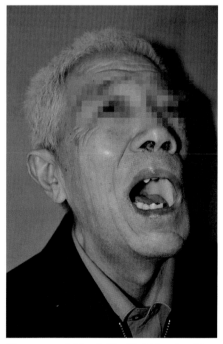

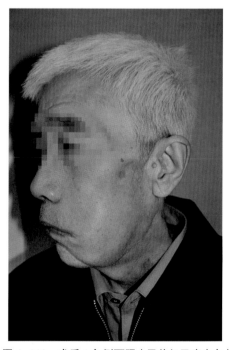

图 4-111　术后 1 年开口照（开口度 3 指。目前仍无瘤生存）

图 4-112　术后 1 年侧面照（目前仍无瘤生存）

病 例 9 左下牙龈癌（面中面侧联合入路）

患者，男，57 岁。

【诊断】左下牙龈癌。

【手术时间】2019 年 1 月 7 日；第二次手术时间 2019 年 5 月 29 日（对侧颈清扫）。

【临床特点】肿瘤原发灶位于左侧后下牙龈，侵犯左下前庭沟、舌颌沟、舌根、扁桃体、软腭、翼下颌韧带、上颌结节。左上下多个牙松动。重度张口受限。左颈触及多个肿大淋巴结，界清，质硬，活动。MRI 显示：肿瘤位于左下牙龈，侵犯左下前庭沟、舌颌沟、舌根、扁桃体、软腭、翼下颌韧带、咬肌、翼内肌、翼外肌、颞肌，向颅底区延伸。CT 显示：左下骨体后部、升支有较广泛骨破坏，左上颌骨后外侧壁、上颌结节、翼内外板下部骨破坏；左侧颈部多个肿大淋巴结，有明显转移特征；右侧颈部见多个小淋巴结，未见转移特征。

【手术方案】左侧颅底根治术（面中面侧联合入路）。切除范围：左下颌牙龈及下颌骨原发病灶（31- 髁突）、左口底、舌根、扁桃体、左侧部分软腭、左上颌骨（次全切 24-28）；从颅底翼突根部切除翼内、外板以及翼内肌、翼外肌、咬肌、颞肌起止点、腮腺全叶（解剖保护面神经颞面干，并暂时离断翻起）、左颈根治性淋巴结清扫。股前外侧皮瓣修复口内软组织缺损，钛重建板植入修复下颌骨缺损。

【手术入路设计】下唇左侧中外 1/3 处切开下唇，经颏部弧形连接下颌下缘横切口至乳突下方，并转向颈部，呈弧形至锁骨下；向上经耳屏前至颞顶；在上颌牙龈缘切口，于上颌骨及咬肌表面翻瓣至颧骨、颧弓。离断颧骨颧弓，从颞脂垫深面翻瓣显露术区。（图 4-113 至图 4-125）

【注意事项】该病例是一个原发灶巨大，累及口腔后部多个解剖结构的下颌牙龈癌，彻底切除受累和可疑受累口腔后部复合体解剖结构，是控制原发灶复发的关键。由于肿瘤向颅底侵犯的位置较高，翼内外板颅底切除的位置应尽量靠近颅底骨板，才可能保证手术的彻底性。截开颧骨、颧弓和离断面神经颞面干后，可以获得理想的术野显露，保证手术方案的实施。关闭创面时将颧骨、颧弓回植，微钛板固定和颞面干复位，显微吻合离断的面神经，可以将术后对面部外形和功能的影响减少到最低。术区巨大的创面，需要大量的肌肉填塞无效腔，足量的皮瓣修复口腔黏膜和皮肤，这需要在皮瓣制备时加以考虑，并留有余量。颈部横切口上移至下颌下缘，是为了避免术中颞部方向切除至皮下，而可能导致的面颊皮瓣远端（下唇、颏部）缺血坏死。颞顶延长切口勿太靠前，以保证面颊皮瓣的血供。髁突切除后，重建钛板植入仅能维持一定的面颊部外形，术后配合相对长时间的颌间牵引，对减轻健侧牙列的咬合错乱，有一定帮助。患者第一次术后 4 个月余，出现右颈淋巴结转移，再次行右颈根治性颈淋巴清扫术。该病例原发灶巨大，侵犯相邻多个解剖结构，双侧颈部淋巴结转移，多个累及包膜外，而术后未行任何辅助治疗，却能够长期无瘤生存，这有理由更加坚定我们对外科手术的信心，也值得我们对综合治疗方案反思和深入研究。

【病理分期和转归】患者术后病理分期为 $pT_{4a}N_{3b}M_0$。术后未选择辅助治疗，至今无瘤生存。

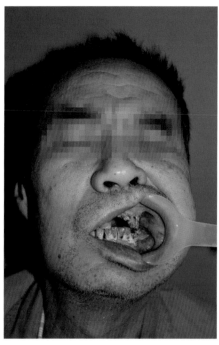

图 4-113　术前照片

重度张口受限。

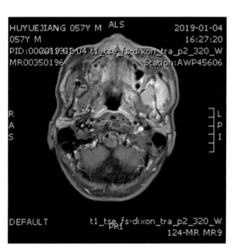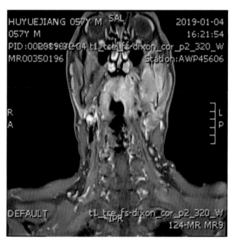

图 4-114　MRI（T1）

显示：左后下牙龈肿瘤，侵犯颊部黏膜、皮肤，累及咬肌、翼内肌、颞肌，翼外肌可疑受累，向颅底区延伸。

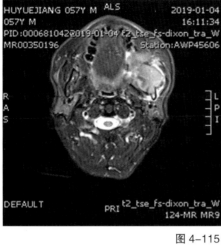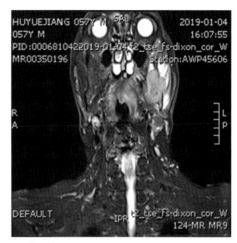

图 4-115 MRI（T2）

显示：左后下牙龈肿瘤，侵犯颊部黏膜、皮肤，累及咬肌、翼内肌、颞肌，翼外肌可疑受累，向颅底区延伸。

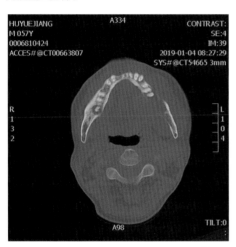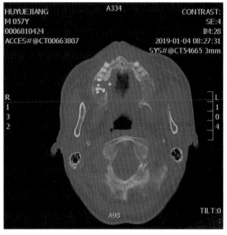

图 4-116 CT

显示：肿瘤位于左下牙龈，破坏左下颌骨体部、升支、左上颌牙槽突及左上颌结节。

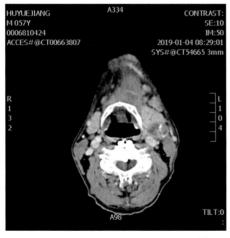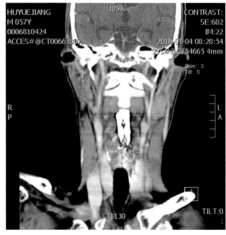

图 4-117 CT

显示：左侧颈部多个肿大淋巴结，具有明显转移特征；右侧颈部见多个小淋巴结，未见转移特征。

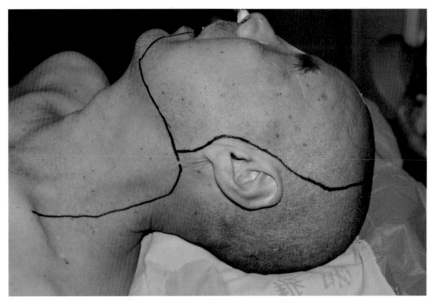

图 4-118　术前切口设计（面中面侧联合入路）

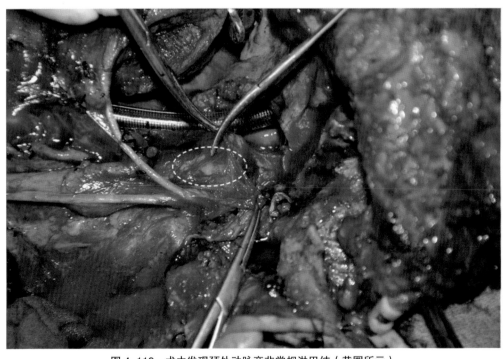

图 4-119　术中发现颈外动脉旁非常规淋巴结（黄圈所示）

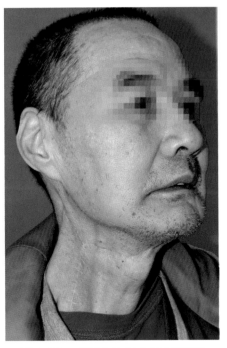

图 4-130 术后 2 年 11 个月右侧面照

病例 10 左侧后颊癌（面中面侧联合入路）

患者，男，40 岁。

【诊断】左侧后颊癌。

【手术时间】2020 年 5 月 12 日。第二次手术时间 2020 年 8 月 18 日（对侧颈清扫）。

【临床特点】肿瘤原发灶位于左后颊，累及后上下前庭沟、翼颌韧带、软腭。肿瘤前界位于咬肌前缘后方。中度张口受限。MRI 显示：肿瘤位于左后颊，侵犯左上下前庭沟、翼下颌韧带、软腭、咬肌、翼内肌、翼外肌、颞肌，向颅底区延伸。CT 显示：左上骨体后部、上颌结节、翼板下部骨破坏。左下颌骨未见明显骨破坏；左颊、颈部多个肿大淋巴结，有明显转移特征；对侧颈部见多个小淋巴结，未见转移特征。

【手术方案】左侧颅底根治术（面中面侧联合入路）。切除范围：左颊原发病灶、左侧部分软腭、左上颌骨（次全切 24-28）、下颌骨（34- 髁突），从颅底翼突根部切除翼内、外板以及翼内肌、翼外肌、咬肌、颞肌起止点、腮腺全叶（解剖保护面神经颞面干，并暂时离断翻起）、左颈根治性淋巴结清扫。股前外侧皮瓣修复口内软组织缺损，钛重建板植入恢复下颌骨连续性，支撑面部外形。

【手术入路设计】下唇左侧中外 1/3 处切开下唇，经颏部弧形连接下颌下缘横切口至乳突下方，并在下颌角稍后方，向下做颈部纵切口，呈弧形至锁骨下；向上

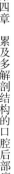

经耳屏前至颞顶；在上颌牙龈缘切口，于上颌骨及咬肌表面翻瓣至颧骨、颧弓。离断颧骨、颧弓，从颊脂垫深面翻瓣显露术区。（图 4-131 至图 4-139）

【注意事项】该病例是一个原发灶巨大，累及口腔后部多个解剖结构的后颊癌，彻底切除受累和可疑受累口腔后部复合体解剖结构，是控制原发灶复发的关键。由于肿瘤向颅底侵犯的位置较高，翼内外板颅底切除的位置应尽量靠近颅底骨板，才可能保证手术的彻底性。该病例肿瘤前界位于咬肌前缘后方，虽然病灶浸润较深，但与颊部皮肤仍有足够安全距离，不需要洞穿切除。咬肌、翼内肌受累，则必须切除下颌骨和上颌骨后部，才能保证手术的彻底性。截开颧骨颧弓和离断面神将颧骨颧弓回植，微钛板固定和颞面干复位，显微吻合离断面神经，可以将术后对面部外形和功能的影响减少到最低。术区巨大的创面，需要大量的肌肉填塞无效腔，足量的皮瓣修复口腔黏膜和皮肤，这需要在皮瓣制备时加以考虑，并留有余量。颈部横切口上移至下颌下缘，是为了避免肿瘤切除至皮下时，可能导致的面颊皮瓣远端（下唇、颏部）缺血坏死。颞顶延长切口勿太靠前，以保证面颊皮瓣的血供。髁突切除后，重建钛板植入仅能维持一定的面颊部外形，术后配合相对长时间的颌间牵引，对减轻健侧牙列的咬合移位有一定帮助。患者第一次术后 3 个月，出现右颈淋巴结转移，再次行右颈根治性颈淋巴清扫术。

【病理分期和转归】患者术后病理分期为 $pT_{4a}N_{3b}M_0$。术后未选择辅助治疗，至今无瘤生存。

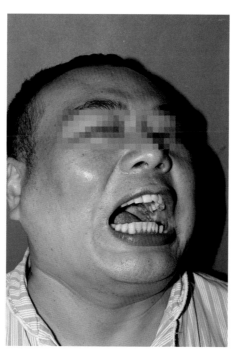

图 4-131　术前照片
中度开口受限。

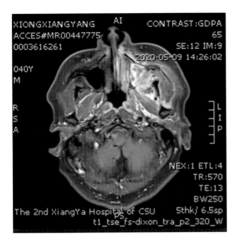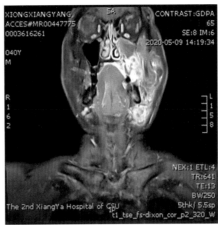

图 4-132　MRI（T1）

　　显示：左后颊肿瘤广泛侵犯颊部黏膜，与下颌骨体及升支紧邻，累及咬肌、翼内肌、翼外肌、颞肌，向颅底区延伸。

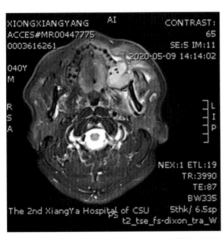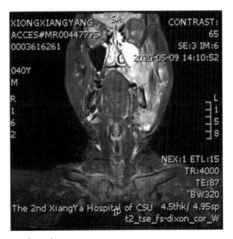

图 4-133　MRI（T2）

　　显示：左后颊肿瘤广泛侵犯颊部黏膜，与下颌骨体及升支紧邻，累及咬肌、翼内肌、翼外肌、颞肌，向颅底区延伸。

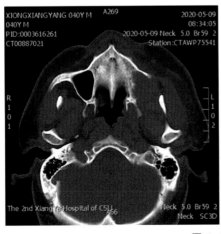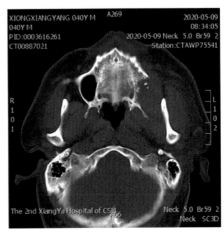

图 4-134　CT

　　显示：肿瘤破坏左上颌骨后部及后外侧壁、翼外板下部。

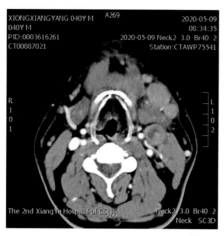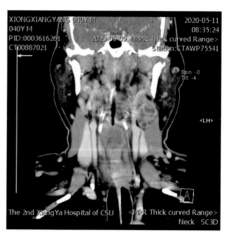

图 4-135　CT

显示：左侧颈部多个肿大淋巴结，具有明显转移特征；右侧颈部见多个小淋巴结，未见转移特征。

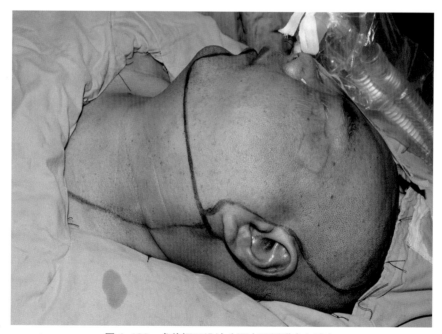

图 4-136　术前切口设计（面中面侧联合入路）

颈部横切口位于下颌骨下缘水平比颌下切口术后瘢痕更加隐蔽。

和皮肤缺损，可以获得了较理想的外形和功能。钛板植入改善了面部外形。

患者左颊癌根治术后 4 个月左右，出现右颈淋巴转移，行右颈根治性颈清扫。第二次术后 3 个月，再次出现右腮腺淋巴结和右咽后淋巴结转移。考虑肿瘤位置较深，手术切除控制率不高，且患者体质较弱，故建议患者姑息治疗。但直至第一次术后 7 个月（未做其他辅助治疗），左侧原发灶及颈部仍无复发，证明侧颅底根治术对于侵犯多解剖结构的后颊癌原发灶控制非常理想。

【病理分期和转归】患者术后病理分期为 $pT_{4a}N_{2b}M_0$。术后未选择辅助治疗，至第一次术后 7 个月左侧原发病灶和双侧颈部无复发。

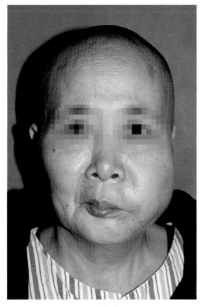

图 4-145　术前正面照

左面颊部明显膨隆。

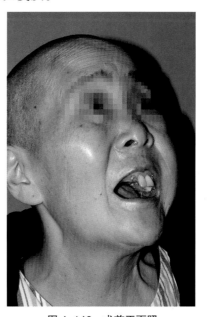

图 4-146　术前正面照

开口受限（肿瘤侵及咬肌）。

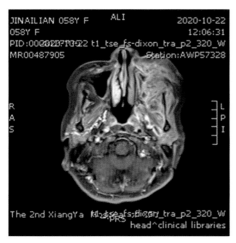
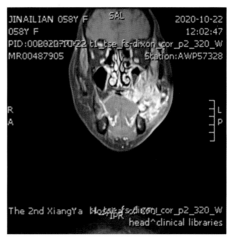

图 4-147　MRI（T1）

显示：左后颊肿瘤广泛侵犯颊部黏膜、皮肤、咬肌、翼内肌、翼外肌、颞肌，向颅底区延伸。

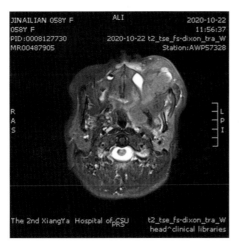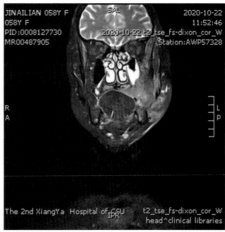

图 4-148 MRI（T2）

显示：左后颊肿瘤广泛侵犯颊部黏膜、皮肤、咬肌、翼内肌、翼外肌、颞肌，向颅底区延伸。

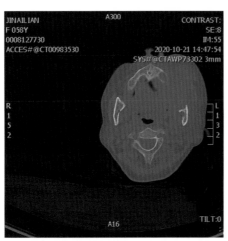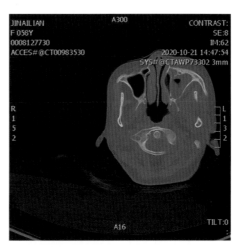

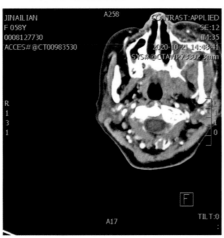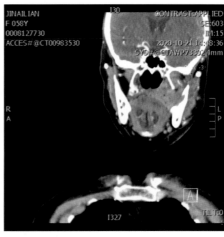

图 4-149 CT

显示：肿瘤破坏左上颌骨后部牙槽突及后外侧壁、翼内外板下部、下骨体、升支骨破坏。且紧邻颧骨颧弓；同侧颈部多个肿大淋巴结，具有明显转移特征；对侧颈部见多个小淋巴结，未见转移特征。

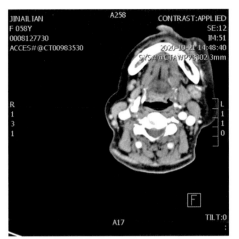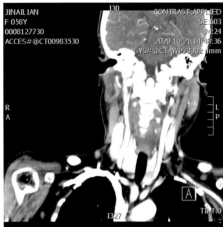

图 4-150　CT

显示：左侧颈部多发转移淋巴结。

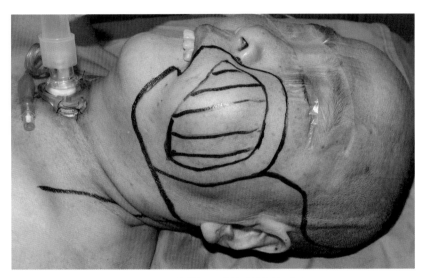

图 4-151　术前切口设计（面侧入路）

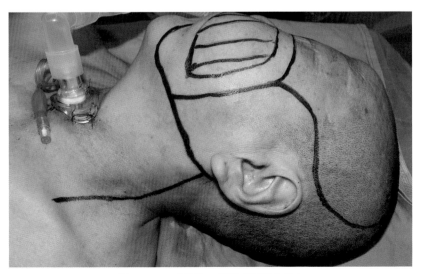

图 4-152　术前切口设计（面侧入路）

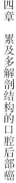

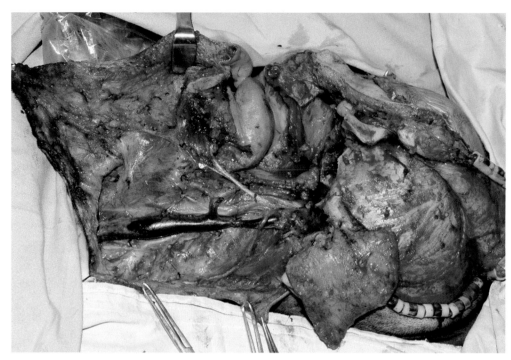

图 4-153　侧颅底根治术术野（一）

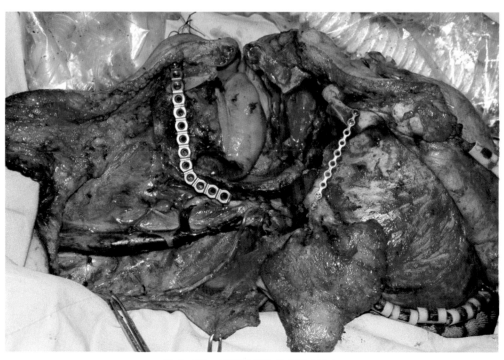

图 4-154　侧颅底根治术术野（二）

小钛板恢复颧骨颧弓的连续性，钛重建板植入修复"下颌骨"。

髁突　　　　　　　　　　　　　　　　　　　　舌下神经

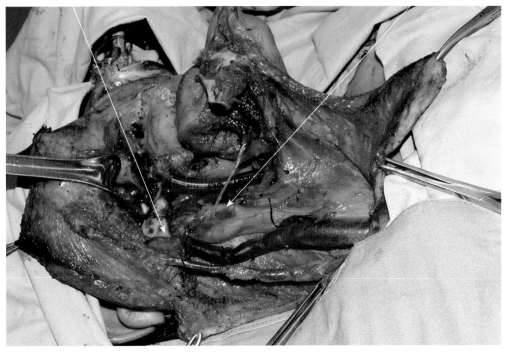

图 4-173　侧颅底根治术术野

翼板及翼肌　　　　　　　　　软腭　　　　　　　舌根

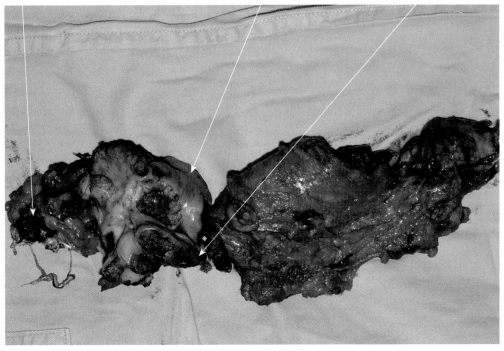

图 4-174　手术标本

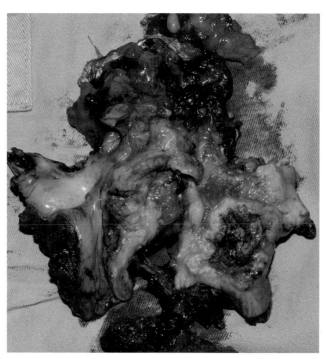

图 4-175　切开标本

肿瘤侵犯下颌骨及翼内肌。

【术后病理】右口咽癌（扁桃体癌，高分化鳞癌），原发灶为 3.5 cm×2.5 cm×3.2 cm，右颈Ⅰ、Ⅱ、Ⅲ、Ⅳ、Ⅴ区淋巴结均未见癌转移。（图 4-176 至图 4-178）

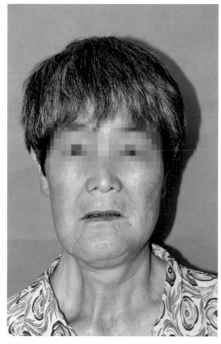

图 4-176　术后 3 年 6 个月正面照（目前仍无瘤生存）

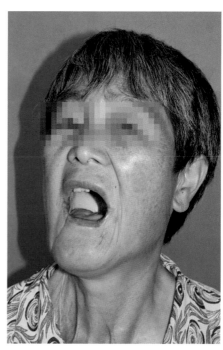

图 4-177　术后 3 年 6 个月开口照（目前仍无瘤生存）

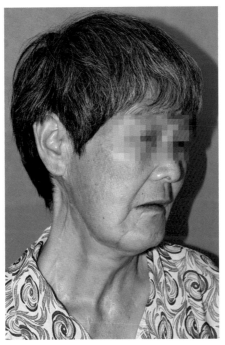

图 4-178 术后 3 年 6 个月侧面照（目前仍
无瘤生存）

病例 13 左腭部黏液表皮样癌（面中入路）

患者，女，63 岁。

【诊断】左腭部黏液表皮样癌。

【手术时间】2019 年 4 月 24 日。

【临床特点】肿瘤位于左侧硬腭后部，大小约 2.5 cm×2.5 cm，突出于黏膜，
表面黏膜稍充血，无溃疡，边界不清。28 颊侧
移位，松动 Ⅱ 度，26、27 无明显松动。张口度
正常。MRI 显示：左侧硬腭部肿块，侵犯硬腭
及牙槽骨，累及翼内肌，翼外肌可疑受累。CT
显示：左侧硬腭后部、27、28 牙槽突、上颌结节、
左上颌骨后部及翼内外板下部骨破坏。双侧颈
部未见淋巴结转移征象。

【手术方案】切除范围：左侧上颌骨全切
（22-28），包括部分软腭、翼颌韧带、翼内外
板、翼内外肌扩大切除，右肩胛舌骨上清扫，
股前外侧肌皮瓣修复上颌骨缺损。

【手术入路设计】下唇旁正中颌下入路（左
口角内侧 1 cm—颏外侧—颌下切口）。（图 2-179

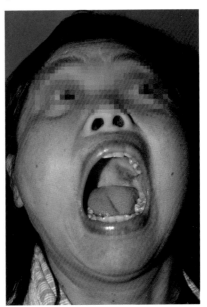

图 4-179 术前张口照

至图 2-185）

【注意事项】该患者为腭部黏液表皮样癌（低分化），已具有累及多解剖结构口腔后部癌的临床特征，应该按照侧颅底根治的术式处理，否则难以达到根治的目标（见第六章病例 17 和病例 35）。但该病例累及的相邻结构主要为翼内肌和翼板，翼外肌仅可疑受累，因此，颅底切除范围重点是翼内肌、翼内外板（必须从翼突根部切除）及部分翼外肌。没有必要施行完整的侧颅底根治。喙突的切除是为了便于翼内肌的彻底切除，必要时离断下颌骨，可使翼内肌切除的视野更加开阔。由于临床和影像学检查均未提示颈部淋巴结转移，故无同期颈部淋巴清扫适应证。

【病理分期和转归】患者病理分期 $pT_{4a}N_0M_0$，术后未进行辅助治疗，至今无瘤生存。

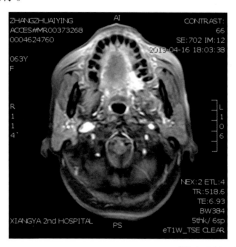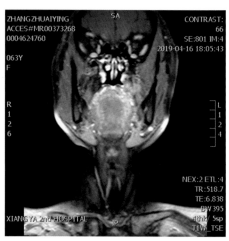

图 4-180　MRI（T1）

显示：肿瘤位于左腭部后份近牙槽突，累及翼内肌。

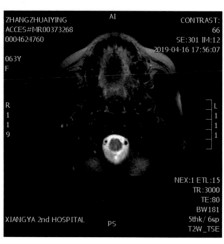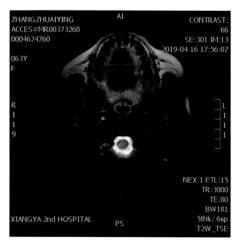

图 4-181　MRI（T2）

显示：肿瘤位于左腭部后份近牙槽突，累及翼内肌。

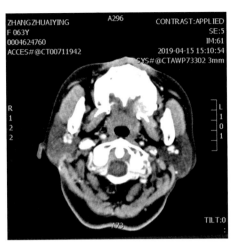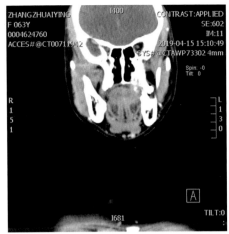

图 4-182　CT

显示：左硬腭后部和 27、28 牙槽突及上颌结节及翼内外板下部骨破坏。

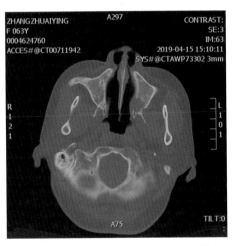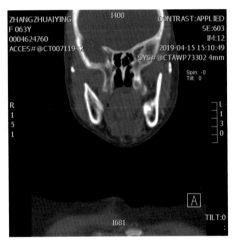

图 4-183　CT

显示：左上颌骨后部及翼上颌连接骨破坏。

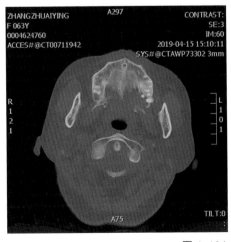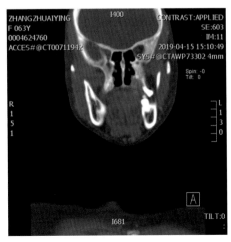

图 4-184　手术前 CT

显示：左硬腭后部和 27、28 牙槽突及上颌结节及翼内外板下部骨破坏。

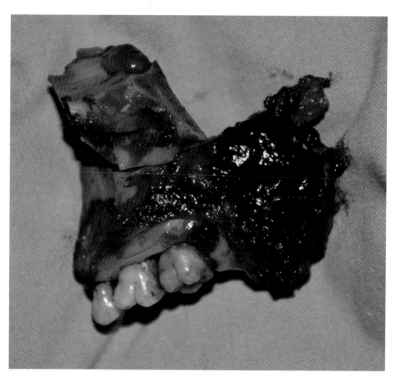

图 4-185　手术标本（外侧面）

【术后病理】左腭部低分化黏液表皮样癌，原发灶为 2.5 cm×2.0 cm×1.0 cm，侵犯周边骨质、相邻涎腺和肌肉。肿瘤边界阴性。左Ⅰ、Ⅱ、Ⅲ区淋巴结未见癌转移。（图 4-186 至图 4-190）

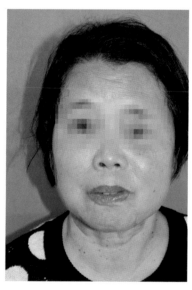

图 4-186　术后 3 年正面照

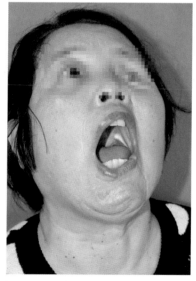

图 4-187　术后 3 年正面照（张口位）

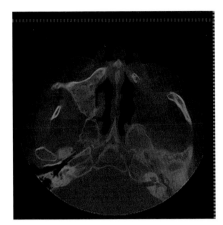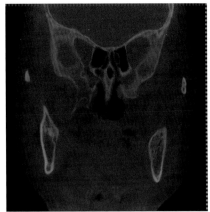

图 4-188　术后 3 年 CBCT

显示：骨缺损状况。

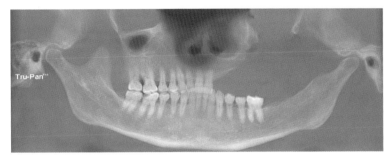

图 4-189　术后 3 年 CBCT

下颌骨全景。

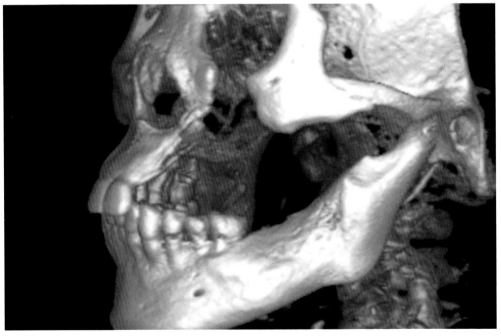

图 4-190　术后 3 年 CBCT

显示：骨缺损状况。

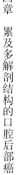

三、回顾性研究结果

笔者团队一项累及多解剖结构口腔后部癌外科治疗的回顾性研究：56 例累及多解剖结构的口腔后部癌患者。男性 52 例，女性 4 例。最小年龄为 33 岁，最大年龄为 72 岁，中位年龄为 51 岁，随访率为 100%。其中，颊癌 39 例，下颌骨颌骨中央性颌骨癌 3 例，上颌后部牙龈癌 5 例，下颌后部牙龈癌 6 例，口咽癌 3 例。原发肿瘤均为 T_{4a} 期，其中 40 例（71.4%）有淋巴结癌转移。全部病例均采用侧颅底根治术，其中面侧入路 33 例、面中入路 21 例、面中面侧联合入路 2 例。术后 1 年总生存率和无瘤生存率分别为 65.6% 和 65.6%，术后 3 年总生存率和无瘤生存率分别为 62.5% 和 62.5%。21 例死亡病例中，死于远处转移 3 例，心脏疾病 1 例，对侧颈部淋巴结转移 1 例（再次 V 区清扫后出现咽后淋巴结转移），局部复发 16 例，局部复发率 28.6%（16/56）。有淋巴结转移患者的 3 年无瘤生存率为 50%（20/40），无淋巴结转移患者的 3 年无瘤生存率为 93.7%（15/16）。

56 例患者中有 20 例（面侧入路及面外侧联合入路）离断面神经颞面干再端端吻合。术后一年面神经颞面干功能评估：15 例轻度麻痹（其中眼睑能闭合，但张力不足 5 例，额纹消失或部分消失 10 例），3 例中度麻痹和 2 例重度麻痹。

四、小结

口腔癌的临床命名和分类通常是按肿瘤发生的器官（部位）来划分的，如舌癌、颊癌等。笔者团队长期的临床研究中发现，位于口腔后部这一特定解剖区域的肿瘤，当其发展到局部晚期阶段时，往往会侵犯口腔后部深区的多个解剖结构，其原发灶具有基本相同的浸润特点及规律。口腔后部癌是指以翼下颌韧带及邻近区域为中心的口腔、口咽癌。发生在这个区域的肿瘤包括颊癌、下颌牙龈癌（累及下颌骨体后部、下颌骨升支）、下颌骨中央型颌骨癌（累及下颌骨体后部、下颌骨升支）、上颌后部牙龈癌（累及上颌骨后外侧壁、上颌结节、翼内外板）、口咽癌（累及翼内肌、下颌骨升支）。这些肿瘤发展到一定阶段，会累及下颌骨升支、咬肌、翼内肌、翼外肌、颞肌、上颌结节及翼内外板，且通过组织间隙的脂肪结缔组织或沿肌肉纤维方向，侵犯至更远解剖结构，尤其是颅底区域。笔者团队将这个区域的解剖结构命名为口腔后部解剖复合体。发生在这一区域且已经累及邻近多个解剖结构的口腔癌（口腔后部癌），原发病灶具有极其相似的浸润特点，需要采用同一手术方案，将肿瘤及相邻可能受累解剖结构彻底切除，即侧颅底（颅外）根治术。累及多解剖结构的口腔后部癌，通常伴有严重张口受限，单从临床上已无法准确判断肿瘤的范围和侵犯的相邻组织。所以，MRI、CT、PET/CT 等影像学资料，对手术方案的制订尤为重要。但临床经验告诉我们，影像学图像的信号改变，有时与临床实际仍有较大差异。这就给我们术前及术中决策带来困扰。我们的经验是：对于无法解释的异常信号改变，应该考虑为肿瘤侵犯。遵循"疑似从有"的原则。笔者团队的大量临床实践证明，在累及多解剖结构的口腔后部癌，按照这个原则采用侧颅底根治术，能够显著地提高此类肿瘤的根治效果，提高患者无瘤生存率。

　　侧颅底（颅外）根治术切除了较多的解剖结构，对患者的面容和相应功能有较大影响。因此，对术后缺损的修复重建提出了更高的要求。一方面需要足量的肌肉瓣或脂肪筋膜瓣填塞无效腔，保证伤口一期愈合。另一方面还需要制备面积巨大的皮瓣（一蒂双岛更为理想），修复口内黏膜及口外皮肤缺损。同时，对于下颌骨缺损的患者，可以采用重建钛板植入改善面部塌陷。切除髁突的患者，由于无法建立稳定的咬合关系，术后钛板易于向患侧和颅底移位，故植入钛板时，应减少钛板长度和升支高度，以免术后钛板游离端损伤外耳道或从耳周皮肤穿出。在彻底切除肿瘤的前提下，保留髁突对保持下颌骨正常位置及维持咬合关系稳定十分重要。对于下颌骨缺损的患者是否应该采用重建钛板暂时修复下颌骨，不同的外科医师持有不同的观点。笔者团队认为，在术后不予放射治疗的前提下，大量长期的临床研究表明，面部晚期口腔癌单纯手术的长期效果不低于手术加局部放疗（文献），对于不能一期骨修复的患者，重建钛板修复在一定时期内（一般为 1～3 年）可以起到支撑患者面下份外形，改善面部塌陷，并维持余留牙齿的咬合关系的作用。应该注意的是，此时应该降低钛板凸度并在钛板外侧面覆盖阔筋膜及脂肪瓣防止钛板外露（笔者团队的一项回顾性研究证实在钛板外侧面覆盖阔筋膜及脂肪瓣可显著降低钛板外露发生率）。

参考文献

［1］ REN Z H，YANG Z M，FAN T F，et al. Lateral skull base surgery for posterior oral cavity cancer. Int J Oral Maxillofac Surg，2022，51（2）：143-151.

［2］ 龚朝建，吴汉江，任振虎，等. 累及多解剖结构的口腔后部癌的处理. 2017 全国口腔颌面 - 头颈肿瘤外科学术研讨会论文集. ［出版者不详］，2017：197.

［3］ VOZEL D，PUKL P，GROSELJ A，et al. The importance of flaps in reconstruction of locoregionally advanced lateral skull-base cancer defects：a tertiary otorhinolaryngology referral centre experience. Radiol Oncol，2021，55（3）：323-332.

［4］ 李军，沈毅，吴逸群，等. 颅颌面切除术治疗累及颅底的口腔颌面 - 头颈部肿瘤 - 单中心 10 年回顾性研究. 中国肿瘤临床，2015，42（16）：796-802.

［5］ 孙坚，沈毅，李军，等. 颅颌面联合切除术后缺损的分类和修复重建. 中华显微外科杂志，2014，37（5）：421-426.

［6］ WU K，LI S N，WU H J，et al. Evaluating the use of anterolateral thigh flaps to prevent reconstruction plate exposure in patients with oral cancer. Oral Surg Oral Med Oral Pathol Oral Radiol，2022，133（3）：277-281.

［7］ REN Z H，LEI J S YANG Z M，et al. Postoperative radiotherapy may not be necessary for locally advanced head and neck squamous cell carcinoma：a case-match multicentre study. BMC Oral Health，2022，22（1）：253.

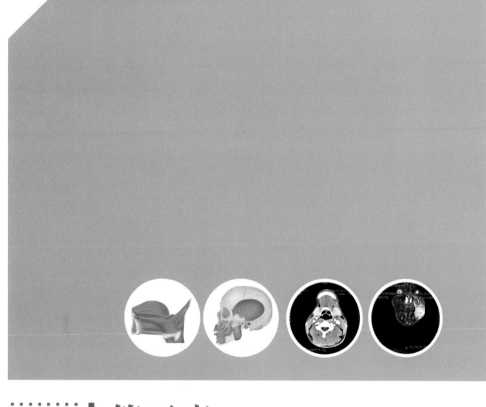

第五章
其他部位口腔癌

舌癌、颊癌是临床上最常见的口腔恶性肿瘤，多年来笔者团队对其进行了较为系统的临床研究。但对其他部位的口腔癌，如口底癌、牙龈癌、软腭癌、口咽癌、唇癌等，由于发生率相对较低，病例数量有限，在本章笔者团队仅将收集的一些较为典型的病例，与读者分享。

病例 1 侧口底癌

患者，男，61 岁。

【诊断】左侧后口底癌。

【手术时间】2020 年 5 月 25 日。

【临床特点】肿瘤原发灶位于左侧口底后份，外生型伴溃疡；临床触诊肿瘤基底硬，向口底浸润。内界侵犯舌腹及舌体，外界与下颌骨紧邻（不能推动），前界距中线约 1.5 cm，后界距舌腭弓约 1 cm。伸舌、卷舌受限。MRI 显示：肿瘤位于左口底后部，累及左舌下腺、舌腹、舌体、左侧颏舌肌、下颌舌骨肌，与左下颌骨紧邻，可疑侵犯下颌骨骨膜。CT 显示：双侧颈部淋巴结肿大，无明显转移特征。

【手术方案】左侧口底舌颌颈联合根治术（整块切除）＋钛重建板植入术＋股前外侧皮瓣修复术。原发灶切除范围：左口底肿瘤扩大切除，前界至中线，后界至咽腭弓（包括扁桃体），外界下颌骨 31- 下颌孔前，内界舌中线（包括左侧颏舌肌），下方至舌骨上缘。左颈改良肩胛舌骨清扫。（图 5-1 至图 5-11）

【注意事项】该病例为左侧口底癌，距口底中线尚有足够安全距离。但已经累及舌腹，与下颌骨紧邻。因此，原发灶切除应包括患侧口底、半舌和下颌骨。一侧口底癌原发灶较大时，易于侵犯舌腹和同侧的颏舌肌。因此，在受累舌的处理上，不同于前口底癌。在彻底切除肿瘤和颏舌肌的前提下，可以考虑保留同侧舌背黏膜。这样可以保留患侧舌的味觉功能，减少修复皮瓣的宽度。患者术后 2 年复查原发灶及颈部未见复发。全景片显示：髁突位置稳定，钛板无松动移位，右侧磨牙关系良好。笔者团队认为：当口底癌根治需要切除口底、舌及下颌骨，且软组织缺损量较大，采用腓骨肌皮瓣无法满足软组织缺损的修复时，可考虑软组织供应量较大的股前外侧皮瓣修复。并同期植入钛重建板恢复下颌骨连续性，有利于保持面部外形和咬合稳定，便于二期植骨修复。

【病理分期和转归】患者术后病理分期为 $pT_3N_0M_0$。术后未选择辅助治疗，至今无瘤生存。

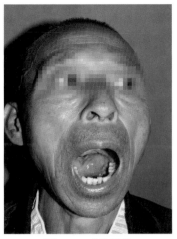

图 5-1　术前照片

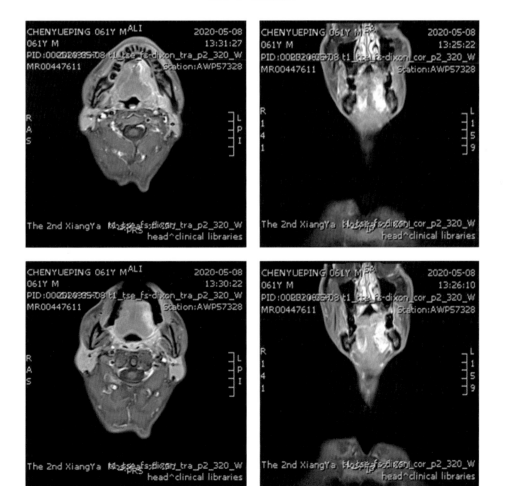

图 5-2　MRI（T1）

显示：肿瘤位于口底前部，偏左侧，累及舌腹和舌体，与左下颌骨紧邻。

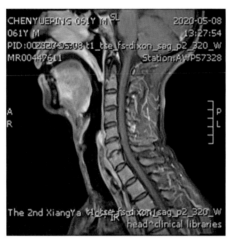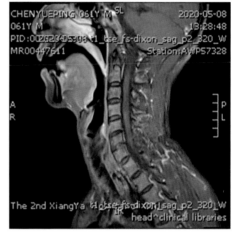

图 5-3　MRI（T1）

显示：中线右侧（左图），中线（右图，鼻小柱层面）。虽然这两个层面可见信号改变，但术中证实肿瘤未累及该区域组织。

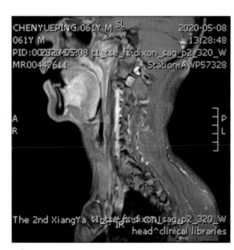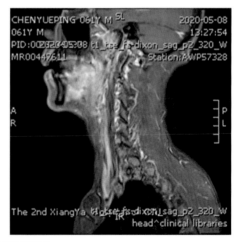

图 5-4　MRI（T1）

显示：在中线左侧，肿瘤侵犯左侧颏舌肌。

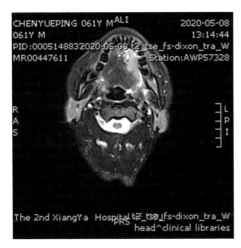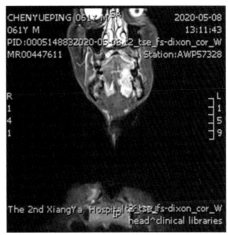

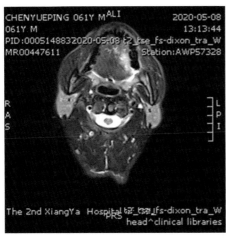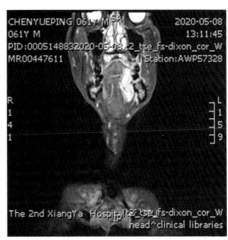

图 5-5 MRI（T2）

显示：肿瘤位于口底前部，偏左侧，累及舌腹和舌体，与左下颌骨紧邻。

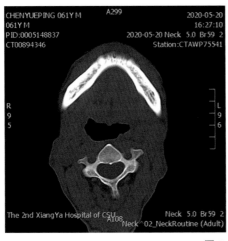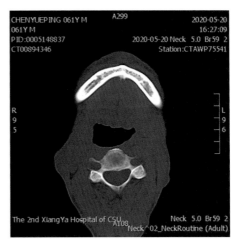

图 5-6 CT

显示：左下颌骨未见明显破坏。

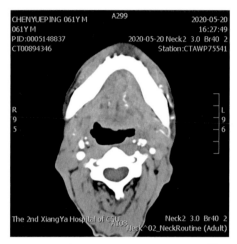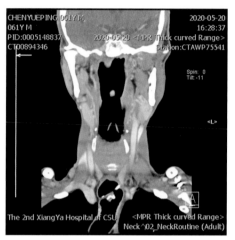

图 5-7　CT

显示：双侧颈部多个淋巴结肿大，未见明显转移征象。

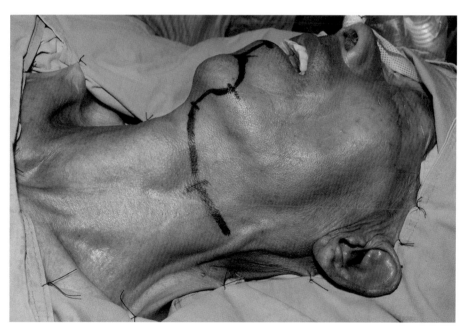

图 5-8　术前切口设计

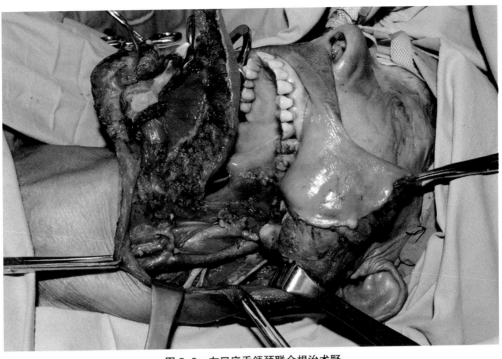

图 5-9 左口底舌颌颈联合根治术野

原发肿瘤连同部分下颌骨及同侧半舌、扁桃体扩大切除；左颈部行改良肩胛舌骨上淋巴结清扫；重建钛板暂时恢复下颌骨连续性。

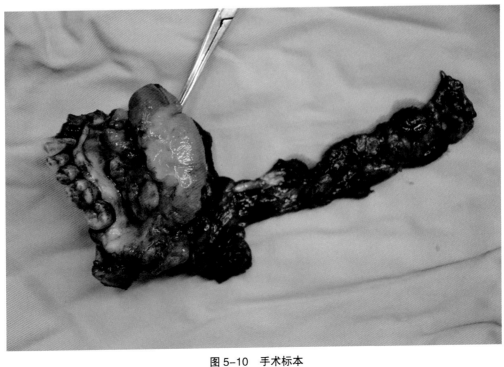

图 5-10 手术标本

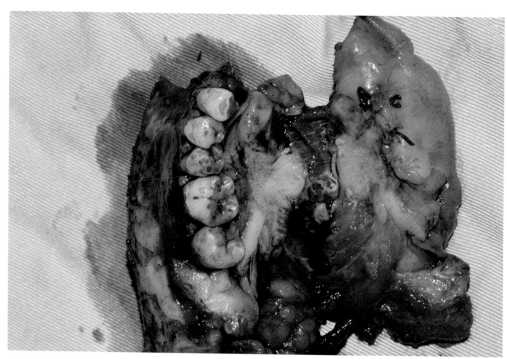

图 5-11　手术标本（切开）

肿瘤紧邻下颌骨，侵及同侧舌。

【术后病理】左口底中分化鳞癌，原发灶为 4.0 cm×2.0 cm×1.8 cm，侵犯神经，脉管内可见癌栓，Ⅰ～Ⅲ区淋巴结未见癌转移。（图 5-12 至图 5-15）

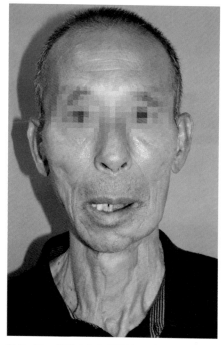

图 5-12　术后 2 年正面照（目前仍无瘤生存）

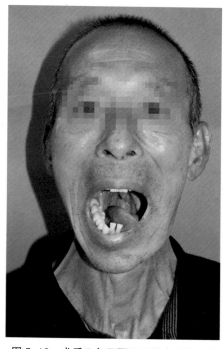

图 5-13　术后 2 年正面开口照（目前仍无瘤生存）

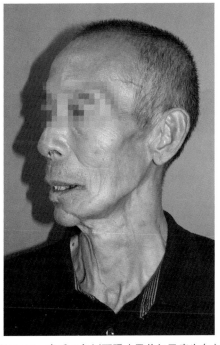

图 5-14　术后 2 年侧面照（目前仍无瘤生存）

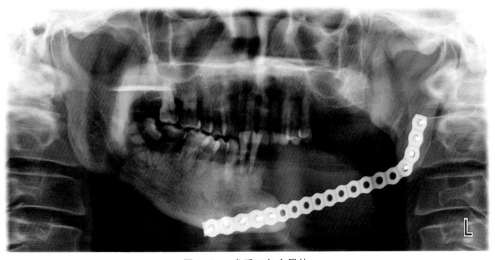

图 5-15　术后 2 年全景片

髁突位置稳定，钛板无松动移位，右侧磨牙关系良好。

病例 ② 前口底癌

患者，男，58岁。

【诊断】口底癌（前部）。

【手术时间】2019年4月29日。第二次手术日期：2021年6月16日（左Ⅳ、Ⅴ区清扫）。

【临床特点】肿瘤原发灶位于左口底前部，跨越中线至右侧。临床触诊肿瘤向口底深部浸润，基底硬，前界侵犯牙龈，后界侵犯舌腹；伸舌、卷舌无明显受限。MRI显示：肿瘤累及双侧颌舌下腺，舌腹黏膜，前牙舌侧牙龈，与部分下颌舌骨肌，颏舌肌紧邻，可疑受累。CT提示：肿瘤侵犯下颌骨前部舌侧骨板及牙槽突，双侧颈部见明显肿大淋巴结，可疑转移。

【手术方案】口底颌双颈联合根治术（整块切除）＋游离腓骨肌皮瓣皮瓣修复术。原发灶切除包括口底前部、双侧舌下腺及与其对应的下颌舌骨肌、颏舌肌、舌腹、下颌骨36–43，双侧改良肩胛舌骨上颈淋巴结清扫，游离腓骨肌皮瓣修复下颌骨缺损和舌缺损。（图5-16至图5-26）

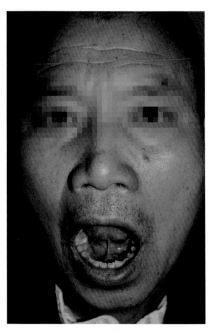

图5-16 术前照片

【注意事项】该病例原发病灶位于口底前部，侵犯颏舌肌及口底肌，累及舌腹和下颌骨。因此，在原发灶扩大切除时，需要特别注意颏舌肌的处理。如果术中发现颏舌肌向舌体延伸部有肿瘤浸润或可疑浸润，即应该将颏舌肌切至舌体，甚至将舌尖一并"楔形"切除。原发灶切除后局部软组织缺损不大，可选择腓骨肌皮瓣同期重建下颌骨和口底。重建口底时，皮瓣不宜过宽，通常为3 cm左右。过宽的皮瓣将导致舌体位置后移，影响功能。该病例第一次术后10个月，出现左颈Ⅳ、Ⅴ区淋巴结转移，行左Ⅳ、Ⅴ区清扫。

【病理分期和转归】患者术后病理分期为 $pT_{4a}N_{2b}M_0$。术后未选择辅助治疗，至今无瘤生存。

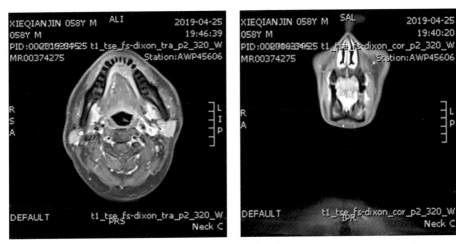

图 5-17　MRI（T1）

显示：肿瘤位于口底前部，偏左侧。

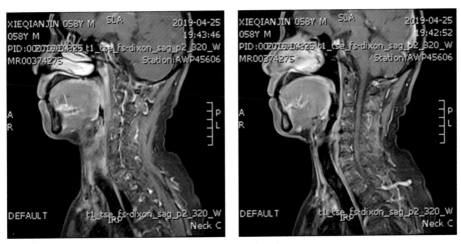

图 5-18　MRI（T1）

显示：中线右侧（左图），中线（右图，鼻小柱层面）。

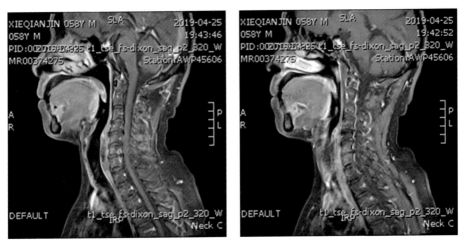

图 5-19　MRI（T1）

显示：中线左侧。

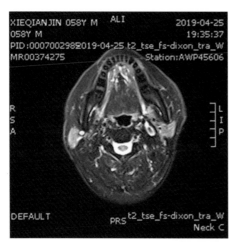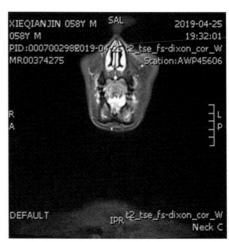

图 5-20 MRI（T2）

显示：肿瘤位于口底前部，偏左侧。

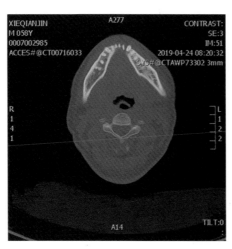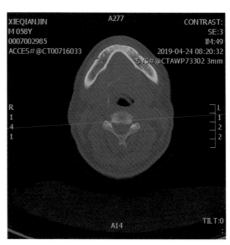

图 5-21 CT

显示：下颌骨前部舌侧骨板破坏。

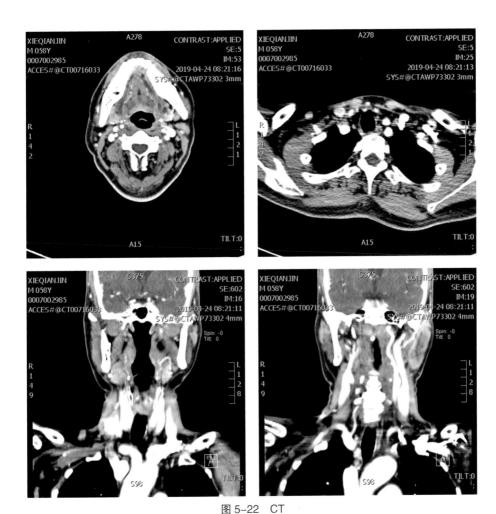

图 5-22　CT

显示：双侧颈部见多个肿大淋巴结，左侧颈部淋巴结可疑转移。

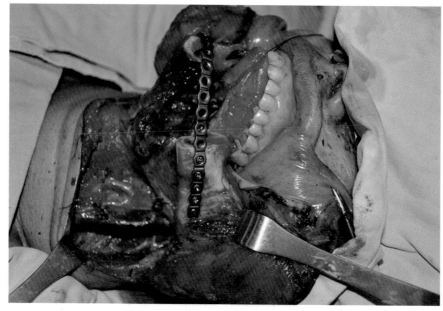

图 5-23　口底颌双颈联合根治术（左侧）

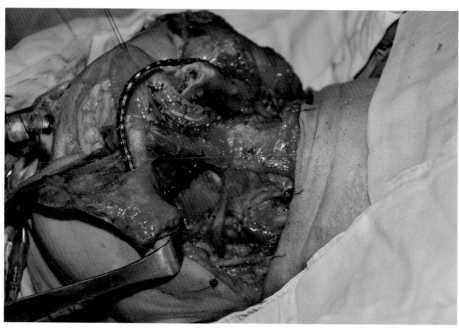

图 5-24　口底颌双颈联合根治术（右侧）

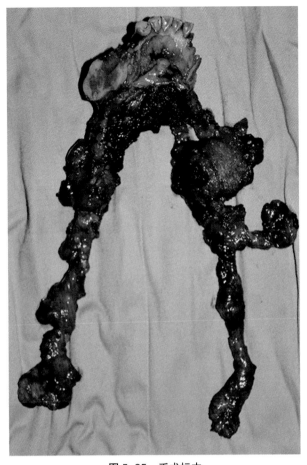

图 5-25 手术标本

下颌骨舌侧

骨板破坏

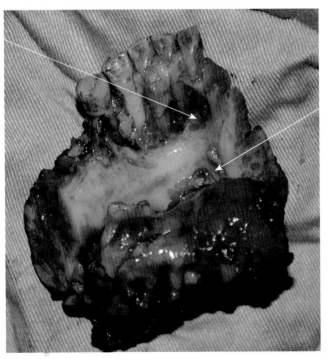

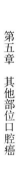

图 5-26 手术标本切开

【术后病理】原发灶中分化鳞癌，原发灶为 4.0 cm×3.0 cm ×2.0 cm，左颈Ⅰ区 1/3、Ⅱ区 1/9、Ⅲ区 1/7 淋巴结见癌转移。右颈Ⅰ～Ⅲ区淋巴结未见癌转移。

第二次术后病理：左颈Ⅳ区 2/7（1 粒包膜外）、左颈Ⅴ区 1/10 淋巴结见癌转移。（图 5-27 至图 5-31）

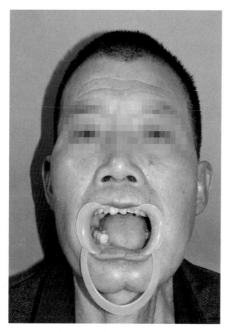

图 5-27 术后 3 年开口位（目前仍无瘤生存）

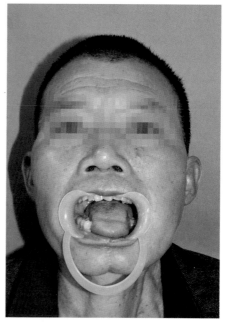

图 5-28 术后 3 年伸舌位（目前仍无瘤生存）

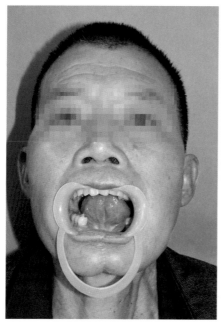

图 5-29 术后 3 年卷舌位（目前仍无瘤生存）

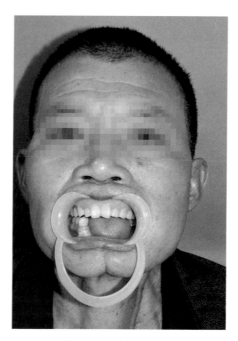

图 5-30 术后 3 年咬合位（目前仍无瘤生存）

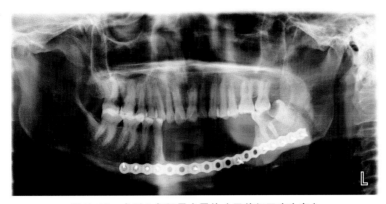

图 5-31 术后 3 年颌骨全景片（目前仍无瘤生存）

腓骨后段见少量骨吸收，双侧髁突位置正常。

病例 3 口底癌

患者，女，60 岁。

【诊断】前口底癌。

【手术时间】2019 年 10 月 21 日。

【临床特点】肿瘤原发灶位于前口底左侧，越过中线至右侧；临床触诊肿瘤位于前口底偏左，左后界至 37，右后界至 46，累及舌尖下舌腹、舌体，前界及左右界与下颌骨粘连，基底浸润深，颏下触诊组织较硬。伸舌、卷舌严重受限。MRI 显示：肿瘤位于口底前部偏左，累及双侧舌下腺，前部舌腹、舌体、下颌骨前部舌侧牙龈、骨膜，并侵犯颏舌肌、下颌舌骨肌；CT 提示：肿瘤可疑累及下颌骨骨膜。双侧颈部见明显肿大淋巴结，考虑转移。

【手术方案】口底舌颌双颈联合根治术（整块切除）＋钛重建板植入术＋股前外侧皮瓣修复术。原发灶切除范围：肿瘤及双侧舌下腺、舌体前中部（楔形垂直向下切除），下颌骨 38-46，舌骨。左侧改良根治性淋巴结清扫，右侧扩大改良肩胛舌骨上颈淋巴结清扫＋钛重建板植入恢复下颌骨连续性，股前外侧皮瓣修复软组织缺损。（图 5-32 至图 5-41）

【注意事项】该病例原发病灶位于口底前部，累及双侧舌下腺、舌尖下舌腹、舌体，前界及左右界与下颌骨粘连。因此，在原发灶扩大切除时，特别注意了颏舌肌和舌体前中部的处理。将原发灶、双侧舌下腺、舌体中前部和下颌骨体一并扩大切除。颏舌肌起于下颌骨颏棘，止于舌体与舌垂直肌融合。当口底癌原发灶较大时，常常侵犯双侧颏舌肌，并向舌体延伸。所以，

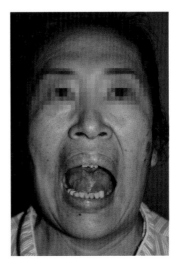

图 5-32 术前照片

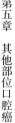

当临床检查肿瘤向下浸润较深，颏下触诊组织变硬，伸舌、卷舌受限，影像学检查颏舌肌明显受累时，必须将肿瘤和舌体前部一并扩大切除（MRI矢状位多层面影像，是判断颏舌肌受累情况的重要依据）。根据颏舌肌的解剖特点，将舌体前部楔形切除，既能够彻底切除肿瘤，又利于重建时舌体独立缝合，形成"舌尖"。横断舌体的切除方法，既难以彻底切除肿瘤，也严重丧失了舌的功能。笔者团队在临床实践中发现，即使颏舌肌受累位置不高，彻底切除肿瘤后，可以保留舌前部舌背黏膜，也不宜予以保留。因为，这种情况下舌尖没有活动能力，不但影响口腔卫生，还影响语言和吞咽功能。舌体前部"楔形"切除，独立缝合重建舌尖，是最优方法。重建口底时，皮瓣不宜过宽，通常3 cm左右，过宽的皮瓣将导致舌体位置后移，影响功能。该病例术后依从性较差，术后未能及时复诊，术后1年3个月复诊时，发现右咽旁、咽后淋巴结转移，失去再次手术机会，建议姑息治疗（术后1年9个月去世）。

【病理分期和转归】患者术后病理分期为 $pT_{4a}N_{3b}M_0$。术后未选择辅助治疗，至术后1年3个月原发灶及双侧颈部未见复发。

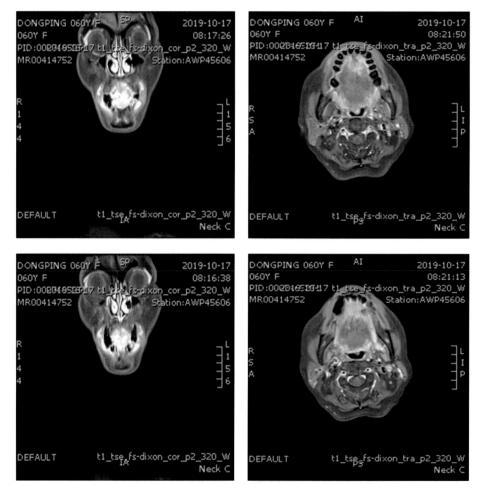

图 5-33 MRI（T1）

显示：肿瘤位于口底前部，偏左侧，累及舌腹和舌体。

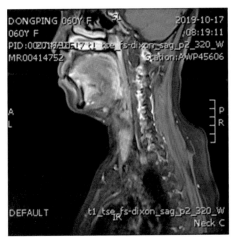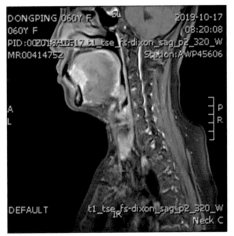

图 5-34 MRI（T1）

显示：中线右侧（左图），中线（右图，鼻小柱层面）。

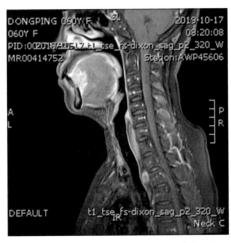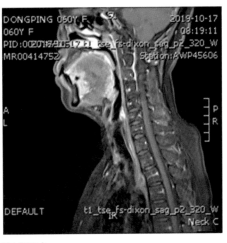

图 5-35 MRI（T1）

显示：中线左侧。

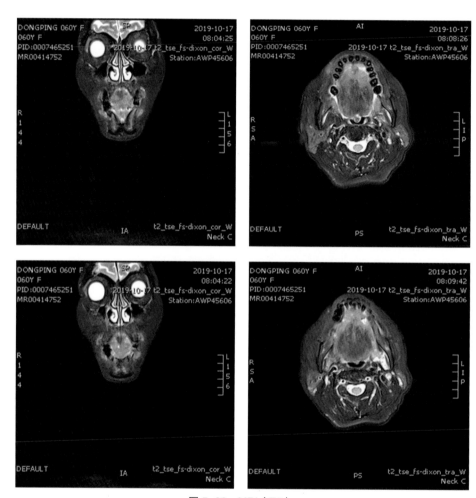

图 5-36 MRI (T2)

显示：肿瘤位于口底前部，偏左侧，累及舌腹和舌体。

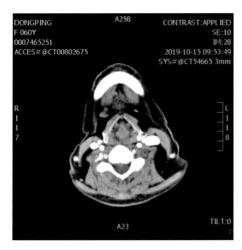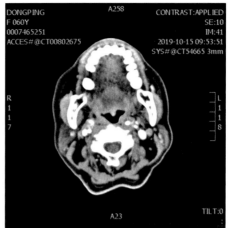
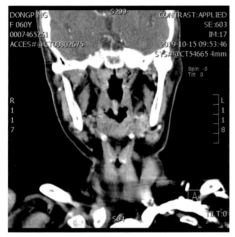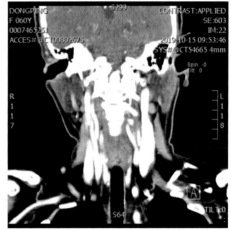

图 5-37　CT

显示：双侧颌下及颈部见多个肿大淋巴结，可疑转移。

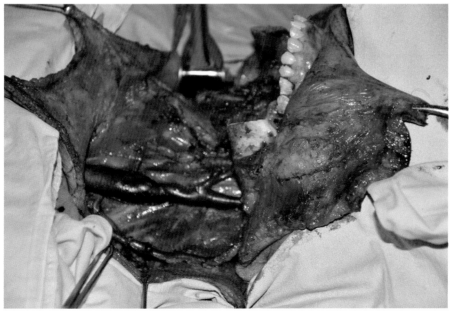

图 5-38　口底舌颌双颈联合根治术野（一）

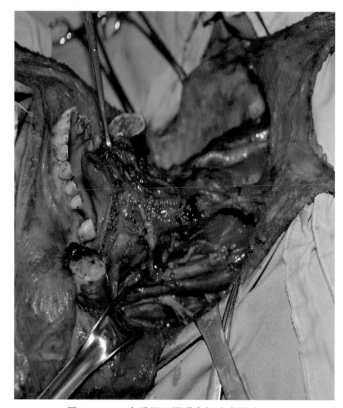

图 5-39　口底舌颌双颈联合根治术野（二）

　　原发肿瘤连同双侧下颌骨体部及舌体前份肌颏舌肌扩大切除肿瘤；左侧改良根治淋巴结清扫，右侧行Ⅰ～Ⅳ区淋巴结清扫。

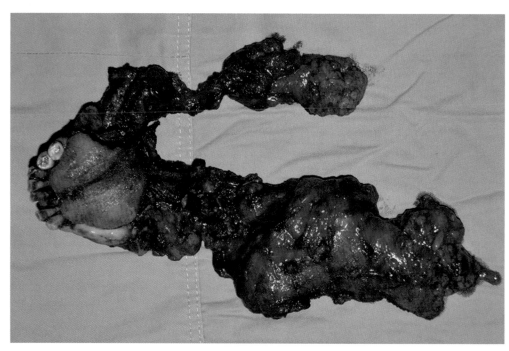

图 5-40　联合根治术后手术标本

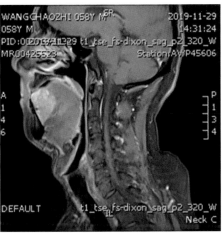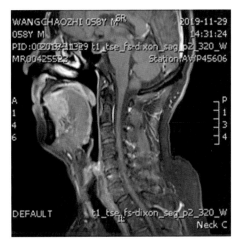

图 5-52　MRI（T1）

显示：中线（左图，鼻小柱层面），中线左侧（右图）。

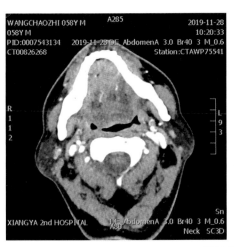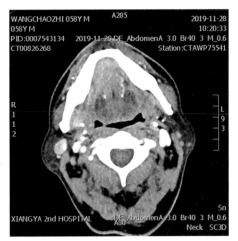

图 5-53　CT

显示：肿瘤位于口底前部偏右，紧邻下颌骨，未见明显骨破坏。

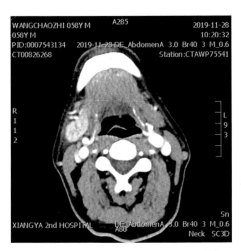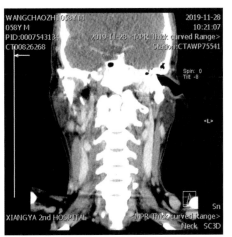

图 5-54　CT

显示：双侧颈部多个淋巴结肿大，未见明显转移征象。

舌根

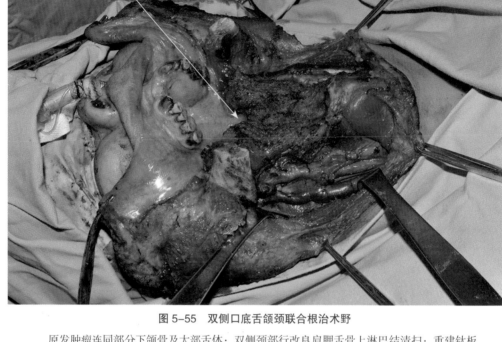

图 5-55　双侧口底舌颌颈联合根治术野

　　原发肿瘤连同部分下颌骨及大部舌体；双侧颈部行改良肩胛舌骨上淋巴结清扫；重建钛板恢复下颌骨连续性。

下颌骨　　　　　　　　　　　　　　　　　　　　　　　　　　舌体

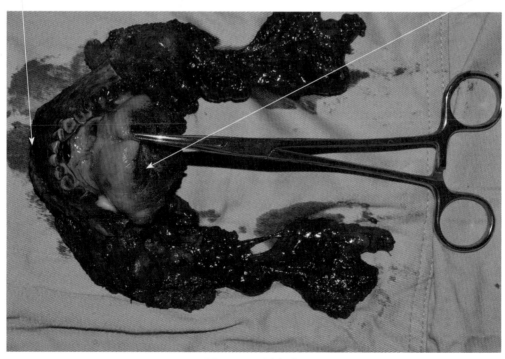

图 5-56　手术标本

肿瘤紧邻下颌骨　　　　　肿瘤累及双侧颏舌肌　　　　　肿瘤累及舌体

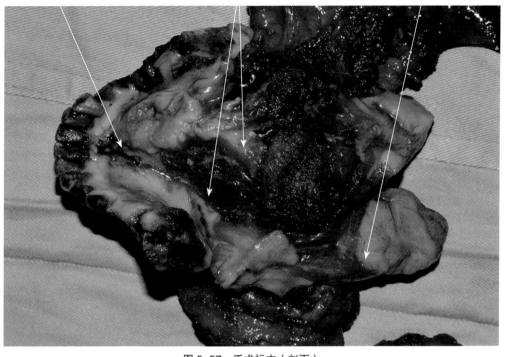

图 5-57　手术标本（剖面）

【术后病理】左口底中分化鳞癌，原发灶为 4.0 cm×2.0 cm×1.8 cm，侵犯神经，脉管内可见癌栓，肿瘤边界阴性，双侧颈部Ⅰ～Ⅲ区淋巴结未见癌转移。（图 5-58 至图 5-65）

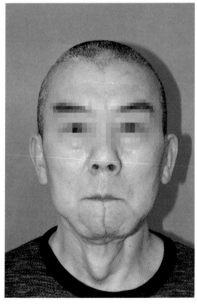

图 5-58　术后 1 年 10 个月正面照（目前仍无瘤生存）

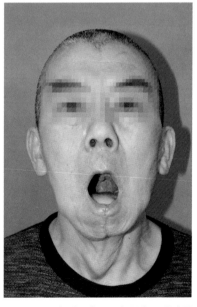

图 5-59　术后 1 年 10 个月张口照（目前仍无瘤生存）

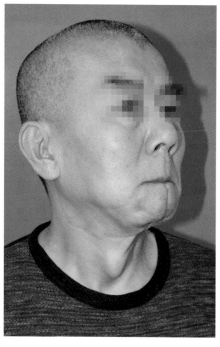 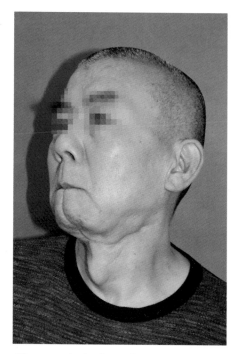

图 5-60　术后 1 年 10 个月右侧面照（目前仍无瘤生存）　　图 5-61　术后 1 年 10 个月左侧面照（目前仍无瘤生存）

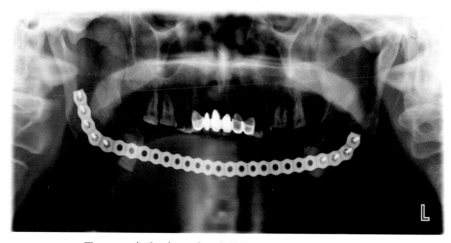

图 5-62　术后 1 年 10 个月全景片（2021 年 10 月 11 日）

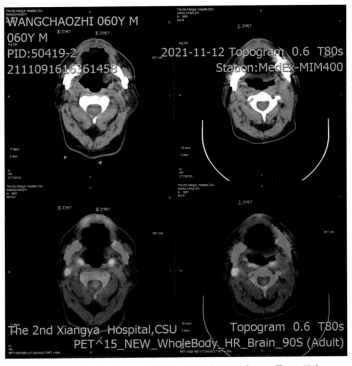

图 5-63　术后 1 年 11 个月 PET/CT（2021 年 11 月 12 日）

显示：原发灶及双侧颈部未见代谢高信号，右侧腮腺深叶高信号考虑为良性肿瘤（术前 MRI 提示为良性肿瘤，与 2020 年 3 月 19 日的 PET/CT 比较 SUVmax 值下降）。

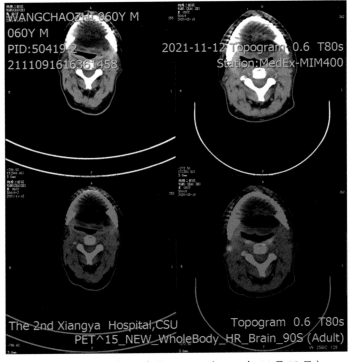

图 5-64　术后 1 年 11 个月 PET/CT（2021 年 11 月 12 日）

显示：原发灶及双侧颈部未见代谢高信号，右侧腮腺深叶高信号考虑为良性肿瘤（术前 MR 提示为良性肿瘤，与 2020 年 3 月 19 日的 PET/CT 比较 SUVmax 值下降）。

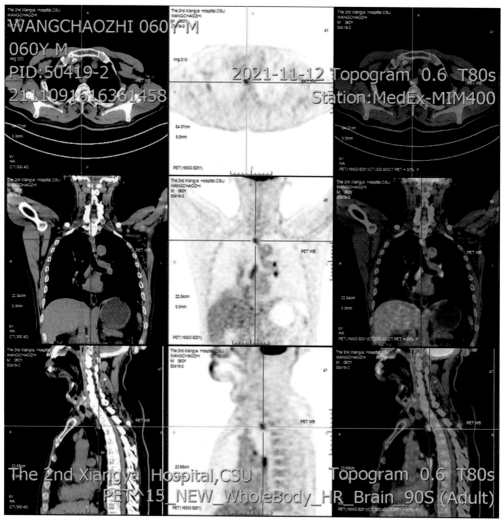

图 5-65　PET/CT（术后 1 年 11 个月，2021 年 11 月 12 日）

显示：原发灶及双侧颈部未见代谢高信号，全身亦未见代谢高信号。

病例⑤　左下牙龈癌

患者，男，55 岁。

【诊断】左下牙龈癌。

【手术时间】2020 年 12 月 1 日。

【临床特点】肿瘤原发灶位于左后下牙龈，外生型伴溃疡。临床检查见肿瘤以 36-37 为中心，侵犯下颌骨体及左侧颊部皮下组织；左颈触诊发现多个淋巴结肿大，质硬，界清，活动。MRI 显示：主要位于颊侧牙龈，累及颊部，已经至皮下。CT 显示：左下颌骨破坏。左颈部多个淋巴结肿大，具有转移特征。CBCT 提示：左下颌骨破坏，累及下牙槽神经管。

【手术方案】左下牙龈（颊）颌颈联合根治术（整块切除）＋钛重建板植入

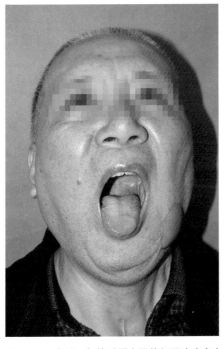

图 5-80　术后 1 年伸舌照（目前仍无瘤生存）

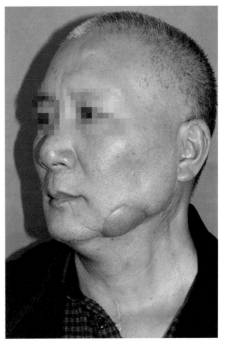

图 5-81　术后 1 年侧面照（目前仍无瘤生存）

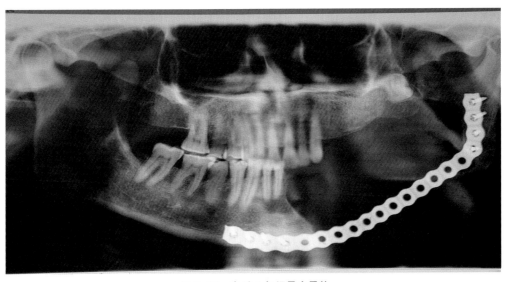

图 5-82　术后 1 年颌骨全景片

咬合关系及左侧髁突位置正常，钛板无松动移位。

患者，男，49岁。

【诊断】口咽癌。

【手术时间】2018年11月7日。第二次手术时间、2020年12月11日（非血管化游离髂骨修复下颌骨缺损）。

【临床特点】肿瘤位于翼颌韧带内侧。临床触诊肿瘤基底硬累及左侧舌根、舌腭弓、软腭和扁桃体。MRI显示：肿瘤位于左下颌升支内侧，累及舌根、舌腭弓、软腭、扁桃体，翼内肌。CT显示：肿瘤累及左下颌骨内侧骨膜，内斜线可疑骨破坏。左颈多个淋巴结肿大，无明显转移特征。

【手术方案】左口咽颌颈联合根治术（整块切除）＋钛重建板植入术＋股前外侧皮瓣修复术。原发灶扩大切除范围：左口咽肿瘤及左舌根（包括茎突舌肌、茎突咽肌、舌骨舌肌）、扁桃体、左下颌升支（保留髁突，术中采用髁突复位板技术）、左侧部分口底、舌下腺、左上颌后部牙槽突24-28、部分软腭、颏下扩大切除。（图5-83至图5-89）

【注意事项】该病例为口咽癌，MRI显示肿瘤位于左下颌升支内侧，累及舌根、舌腭弓、软腭、扁桃体，翼内肌。CT显示肿瘤累及左下颌骨内侧骨膜，内斜线可疑骨破坏。因此，原发灶扩大切除时，尤其要重视下颌骨体后部、升支和翼内肌的处理。翼内肌向上切除至少应达上颌结节、翼钩。如果MRI翼内肌信号改变位置超过下颌升支中部（下颌孔水平以上），则应考虑侧颅底根治。否则，一旦原发灶切除不彻底，极易在颅底区复发，失去再次手术机会。患者因右腭部癌（2020年9月23日），左颊部小灶癌变（2021年10月9日）再次行局部切除（患者有长期咀嚼槟榔史，口腔黏膜广泛黏膜下纤维化，易于发生多原发鳞癌）。

【病理分期和转归】患者术后病理分期为$pT_2N_0M_0$。术后未选择辅助治疗，至今无瘤生存。

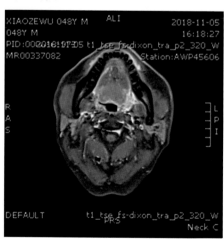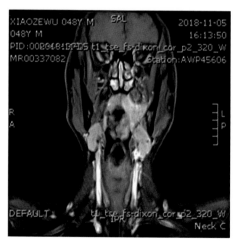

图5-83 MRI（T1）

显示：肿瘤位于左口咽部，侵犯翼内肌下份。

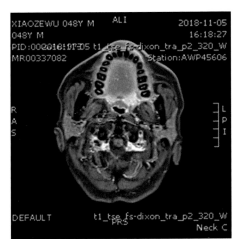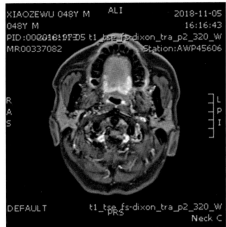

图 5-84　MRI（T1）

显示：肿瘤上界位于下颌孔平面之下。

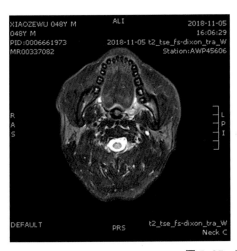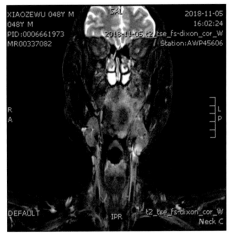

图 5-85　MRI（T2）

显示：肿瘤位于左口咽部，侵犯翼内肌下份。

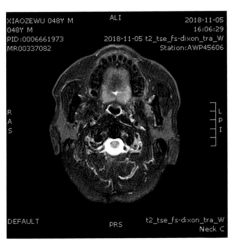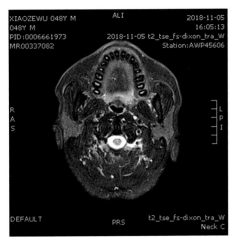

图 5-86　MRI（T2）

显示：肿瘤上界位于下颌孔平面之下。

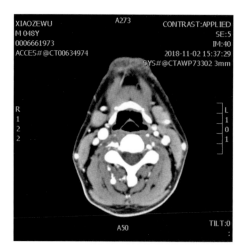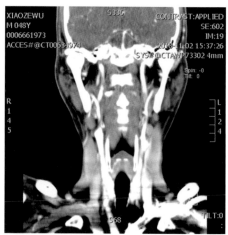

图 5-87　CT

显示：左侧颈部多个肿大淋巴结，可疑转移。

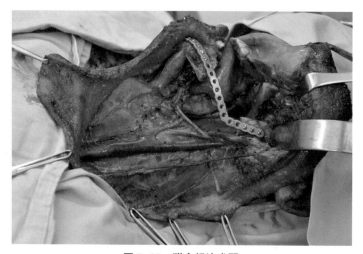

图 5-88　联合根治术野

　　肿瘤原发灶连同累及的左下颌骨、翼内肌、翼突及部分上颌骨扩大切除，改良根治性颈淋巴结清扫（保留颈内静脉、副神经、颈外静脉等）。

舌根　　　　　　　肿瘤原发灶

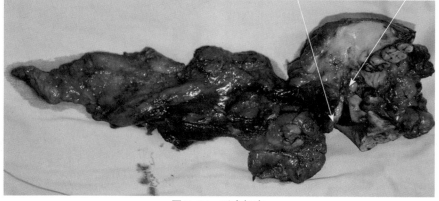

图 5-89　手术标本

　　肿瘤位于左口咽，侵及翼下颌皱襞，与邻近上下颌骨关系密切。

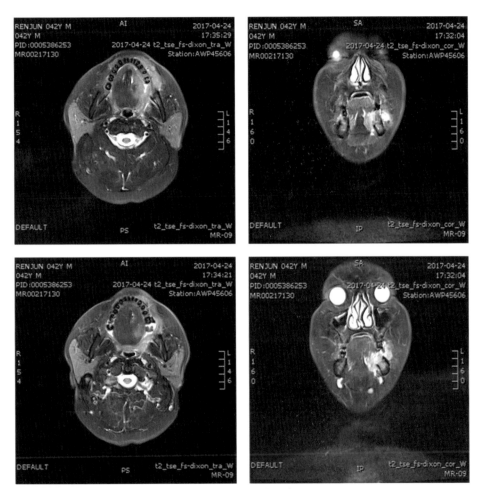

图 5-97　MRI（T2）

显示：肿瘤位于左下牙龈，破坏下颌骨，累及舌、颊（已侵犯皮下）。

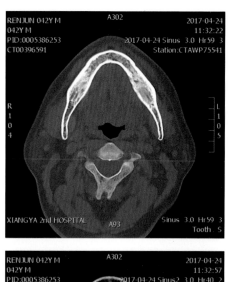
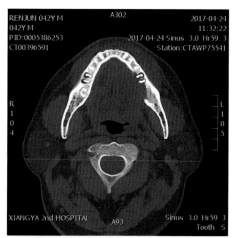
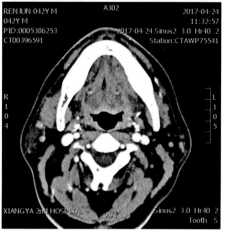
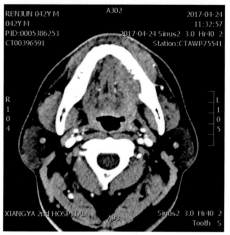

图 5-98　CT

显示：左下颌骨破坏，累及舌、颊。

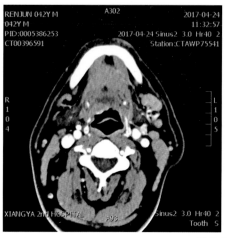
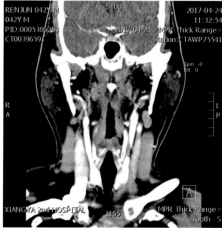

图 5-99　CT

显示：左侧颈部多个肿大淋巴结，可疑转移。

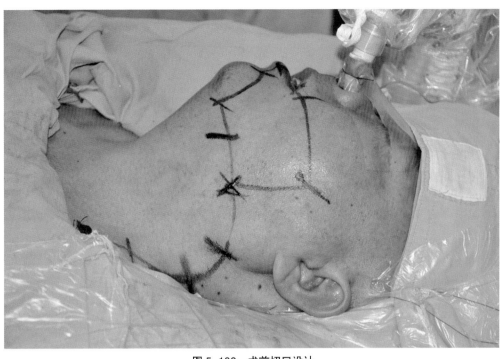

图 5-100　术前切口设计

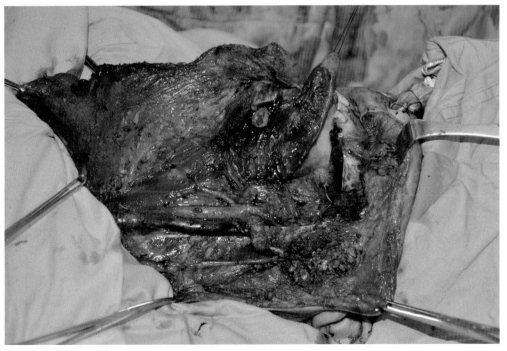

图 5-101　联合根治术野

肿瘤原发灶连同累及的左舌、口底、下颌骨及颊扩大切除，改良根治性颈淋巴结清扫。

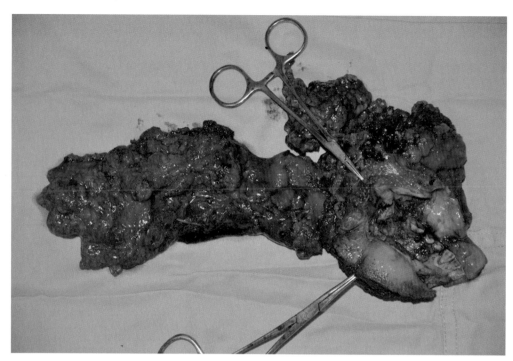

图 5-102　手术标本

左颊部病灶　　　　　　　　　　左舌部病灶　　　　　　　　　　左下牙龈病灶

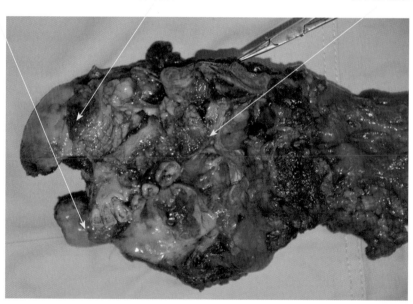

图 5-103　手术标本切开

【术后病理】左下牙龈部高 – 中分化鳞癌，牙龈 – 口底 – 舌 – 颊病灶为 7.0 cm ×
5.0 cm×3.0 cm。左颈 Ⅰ ～ Ⅴ 区淋巴结未见癌转移。

第二次术后病理：右颈 Ⅰ 区 1/1 淋巴结见癌转移（中分化鳞癌），右颈 Ⅱ ～ Ⅴ
区淋巴结未见癌转移。

第三次术后病理：左颊病灶中 - 重度非典型增生伴癌变（高 - 中分化鳞癌）。（图 5-104 至图 5-112）

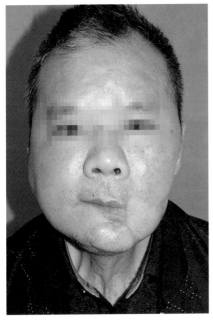

图 5-104　术后 3 年 7 个月正面照

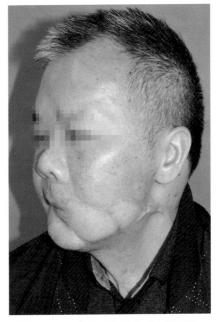

图 5-105　术后 3 年 7 个月左侧面照

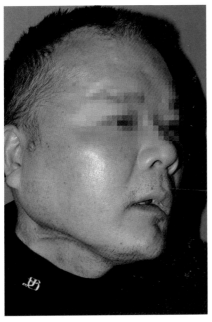

图 5-106　术后 3 年 7 个月右侧面照

左上唇内侧颊黏膜再发高分化鳞癌

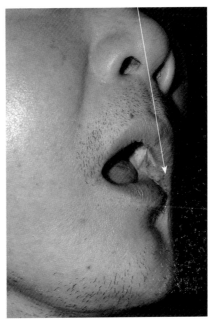

图 5-107　术后 3 年 7 个月
左上唇内侧再发鳞癌。

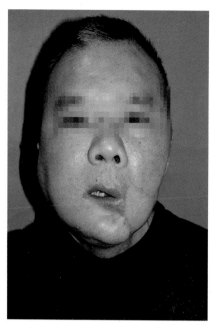

图 5-108　术后 4 年 6 个月正面照（目前
　　　　　仍无瘤生存）

左上唇内侧再发鳞癌扩大切除，股前
外侧皮瓣修复术后 1 年 2 个月。

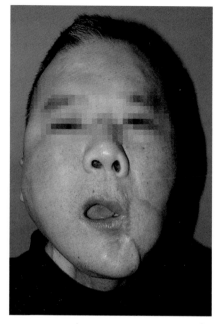

图 5-109　术后 4 年 6 个月开口照（目前
　　　　　仍无瘤生存）

左上唇内侧再发鳞癌扩大切除，股前
外侧皮瓣修复术后 1 年 2 个月。

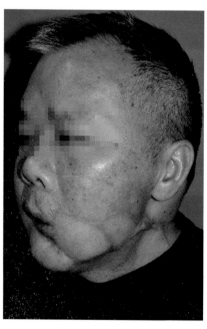

图 5-110　术后 4 年 6 个月左侧面照（目
　　　　　前仍无瘤生存）

左上唇内侧再发鳞癌扩大切除，股前
外侧皮瓣修复术后 1 年 2 个月。

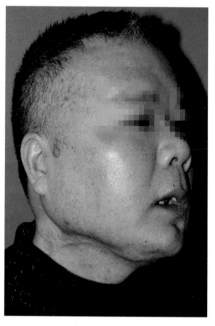

图 5-111　术后 4 年 6 个月右侧面照（目
　　　　　前仍无瘤生存）

左上唇内侧再发鳞癌扩切术后 1 年
2 个月。

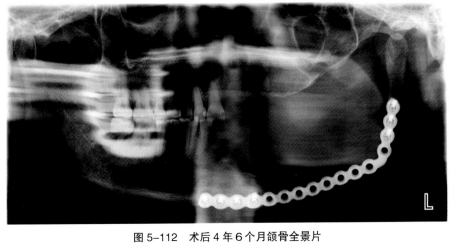

图 5-112　术后 4 年 6 个月颌骨全景片

髁突前下移位，脱出关节窝，钛板未见明显松动、移位。

病例 8　下唇癌

患者，男，75 岁。

【诊断】下唇癌。

【手术时间】2017 年 3 月 14 日；第二次手术时间 2017 年 5 月 18 日，左舌骨上清扫；第三次手术时间 2017 年 7 月 6 日，右肩胛舌骨上清扫；第四次手术时间 2017 年 8 月 10 日，左颈Ⅴ区颈清扫。

【临床特点】肿瘤原发灶位于下唇（过中线），外生性伴溃疡；肿瘤未侵犯局部皮肤或下颌骨；双侧颌下及颈部触及多个小淋巴结，质中，界清，活动。颏下触及 2 个 0.5 cm×0.5 cm 淋巴结，质中偏硬，活动。CT 显示：双侧颌下及颈部见多个肿大淋巴结，无明显转移特征。临床分期 $cT_2N_0M_0$。

【手术方案】下唇肿瘤局部扩大切除术＋上唇双 Abbe 瓣转移修复术。肿瘤外 0.5 cm 扩大切除（切除后下唇缺损 80％左右）。切取上唇双 Abbe 皮肤黏膜瓣转移修复下唇缺损。颏下淋巴结探查术。术后 3 周左右行断蒂，并修整上下唇。（图 5-113 至图 5-119）

【注意事项】下唇癌恶性程度不高，通常在肿瘤外 0.5 cm 扩大切除。缺损在 1/3 以内，可以局部拉拢缝合。大于 1/2 的缺损，需要采用邻位组织瓣修复，最常用的是 Abbe 瓣，Abbe 瓣切取的宽度一般是缺损宽度的 1/2。该病例下唇缺损达 80％ 左右，如果采用单侧上唇 Abbe 瓣，将导致上唇不对称畸形。因此，笔者团队设计了上唇双 Abbe 瓣，既满足了修复下唇缺损组织量，又减少了对上唇形态的破坏。第一次手术后 3 周断蒂。术后应严密观察双侧颈部情况，及时发现颈部淋巴结转移。第一次术后 2 个月，出现左颌下淋巴结转移，行左舌骨上清扫。第一次术后 4 个月，右颌下淋巴结转移，行右颈肩胛舌骨上清扫。第一次术后 5 个月，再次出现左颈Ⅱ

和Ⅲ区淋巴结转移，行左颈Ⅴ区根治性颈清扫。经多次手术，虽原发灶、颈部无复发，但第一次术后 1 年 10 个月因全身多器官转移去世。该病例提示：虽然通常认为下唇癌淋巴结转移率较低，预后良好，但也有经过凶险，预后较差者。患者一旦出现淋巴结转移，应选择双侧肩舌骨上清扫，或Ⅰ～Ⅴ区根治性颈清扫。对于低分化鳞癌，在原发灶切除同期双侧颈淋巴结清扫，有可能增加患者长期生存机会。

【病理分期和转归】患者术后病理分期为 $pT_2N_{2b}M_0$，术后未选择辅助治疗，至第一次手术后 1 年 10 个月原发灶及颈部无复发。

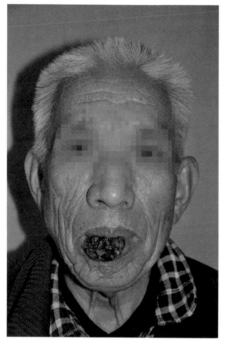

图 5-113　术前正面照

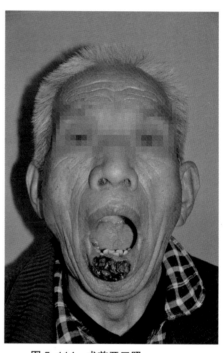

图 5-114　术前开口照

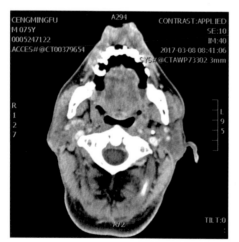

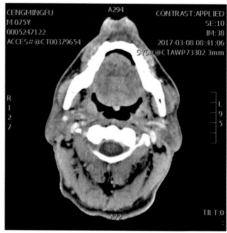

图 5-115　CT

显示：下唇唇红部见肿瘤影像，界限不清。

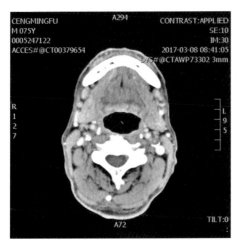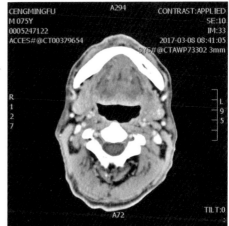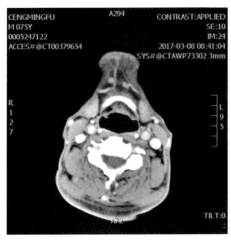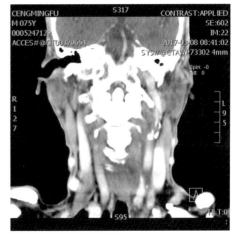

图 5-116 CT

显示：颏下见淋巴结肿大，可疑转移；双侧颌下见多个肿大淋巴结，无明显转移特征；双侧颈部见淋巴结肿大，无明显转移特征。

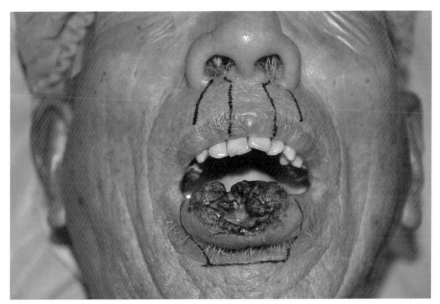

图 5-117 术前切口设计

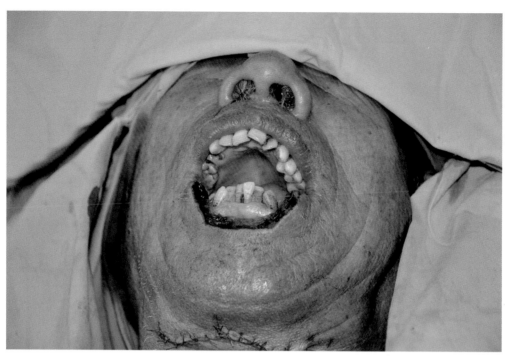

图 5-118　肿瘤切除后下唇缺损及颏下淋巴结探查后

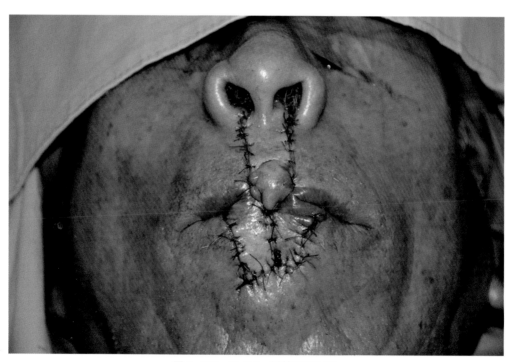

图 5-119　双 Abbe 瓣转移修复后

【术后病理】下唇中低分化鳞癌，原发灶为 4.0 cm×3.0 cm×2.0 cm，颏下淋巴结 0/3，未见癌转移（淋巴结探查）。（图 5-120 至图 5-129）

第二次术后病理：左颌下 1/3 淋巴结见癌转移。

第三次术后病理：右颈Ⅰ区 2/3 淋巴结见癌转移（1 粒包膜外浸润），右颈Ⅱ、Ⅲ区淋巴结未见癌转移。

第四次术后病理：左颈Ⅱ区 3/10、Ⅲ区 1/10 淋巴结见癌转移（侵犯包膜，未突破包膜），左颈Ⅳ、Ⅴ区淋巴结未见癌转移。

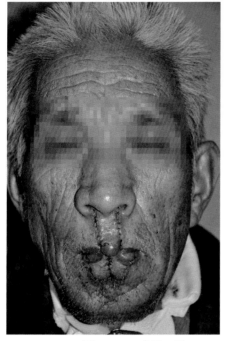
图 5-120　术后 1 周

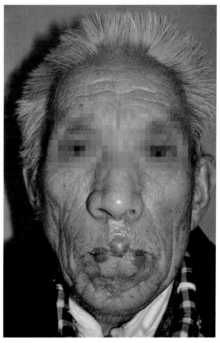
图 5-121　术后 2 周

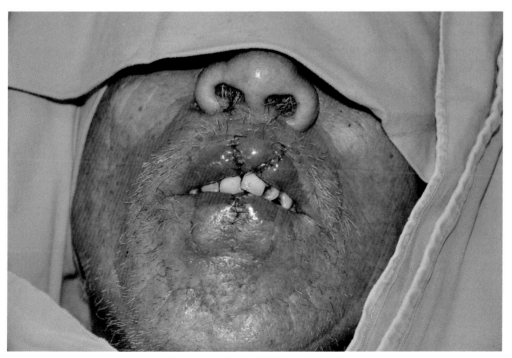
图 5-122　术后 3 周局麻下手术断蒂

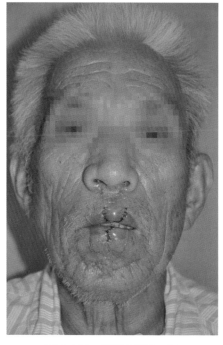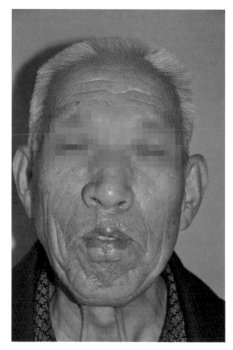

图 5-123　断蒂术后第 1 天　　　　　　图 5-124　术后 4 个月正面照

临床检查：双颈部出现肿大淋巴结，考虑转移。

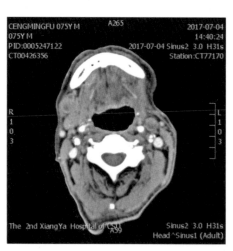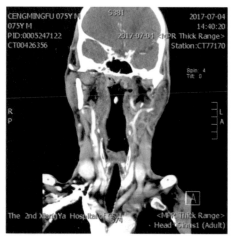

图 5-125　术后 4 个月 CT

显示：双颈部出现肿大淋巴结，有转移特征。

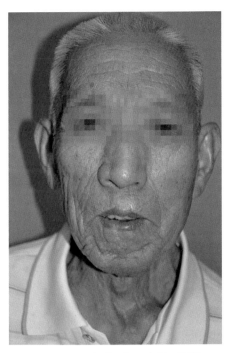

图 5-126　术后 1 年 5 个月正面照

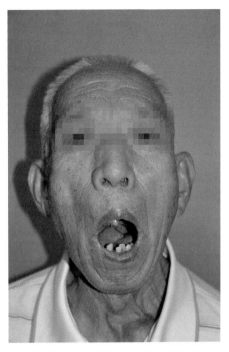

图 5-127　术后 1 年 5 个月张口照

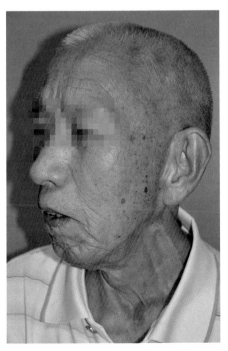

图 5-128　术后 1 年 5 个月左侧面照

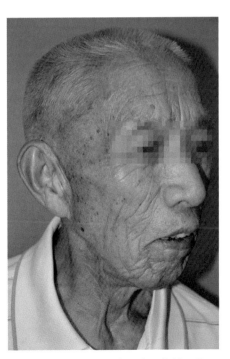

图 5-129　术后 1 年 5 个月右侧面照

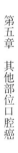

病例 9 唇癌

患者，男，46岁。

【诊断】右侧下唇癌（2013年6月25日，曾在笔者所在医院行右舌癌根治术）。

【手术时间】2017年4月7日。第二次手术时间2017年11月23日。

【临床特点】肿瘤原发灶位于右下唇近口角，溃疡型；肿瘤未侵犯局部皮肤和下颌骨；双侧颌下及颈部未触及多个小淋巴结，质中，界清，活动。CT显示：双侧颌下及颈部见多个肿大淋巴结，无明显转移特征。

【手术方案】右下唇肿瘤局部扩大切除术＋上唇双Abbe瓣转移修复。肿瘤外0.5 cm扩大切除（包括口角，切除后下唇缺损约1/2）。制备缺损左侧邻位组织瓣。右移缝合，并成形口角。将下唇缺损移位于下唇中部，切取上唇双Abbe瓣转移修复下唇缺损。术后3周行断蒂，并修整上下唇。（图5-130至图5-135）

【注意事项】下唇高-中分化鳞癌，通常在肿瘤外0.5 cm扩大切除。缺损在1/3以内，可以局部拉拢缝合。大于1/2的缺损，需要采用邻位组织瓣修复，最常用的是Abbe瓣，Abbe瓣切取的宽度一般是缺损宽度的1/2。该病例肿瘤切除后下唇缺损右口角区，如果采用单侧上唇Abbe瓣，将导致上唇不对称畸形。笔者团队将下唇左侧组织移位至右侧口角，使缺损位于下唇中部，再利用上唇双Abbe瓣修复下唇缺损，获得了更为理想的效果。Abbe瓣通常在第一次手术后3周断蒂。术后应严密观察双侧颈部情况，及时发现颈部淋巴结转移。该病例在第一次术后7个月、8个月出现右颈Ⅳ、Ⅴ区转移和左颈淋巴结转移，再次行颈淋巴结清扫术，但第一次手术后1年3个月出现了右咽后淋巴结及全身多器官转移，并于不久后去世。该病例原发灶为T_1（中-高分化鳞癌），术后却先后出现了双颈同侧咽后淋巴结转移和全身转移，较为少见。该患者有长期咀嚼槟榔史，口腔黏膜广泛存在黏膜下纤维化，在舌癌术后3年余再发生唇癌，在湖南的患者较为多见。对于下唇癌，在原发灶切除同期双侧颈淋巴结清扫，有可能增加患者长期生存机会。

【病理分期和转归】患者术后病理分期为$pT_1N_{2b}M_0$，术后未选择辅助治疗，至第一次手术后1年3个月，原发灶及颈部无复发。

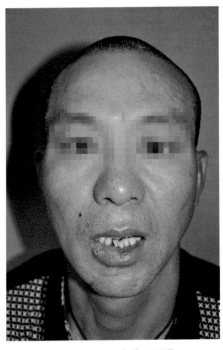
图 5-130 术前正面照

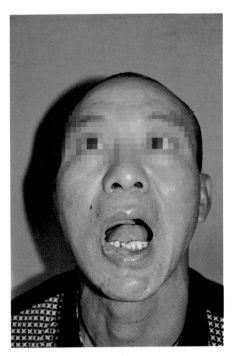
图 5-131 术前开口照

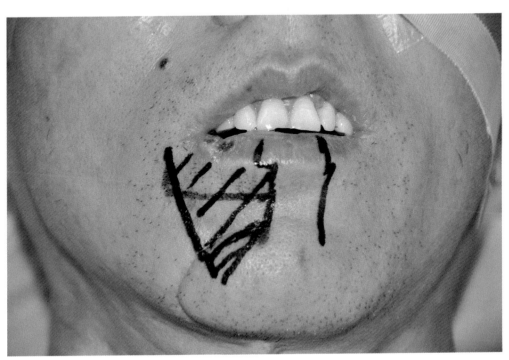
图 5-132 术前切口设计

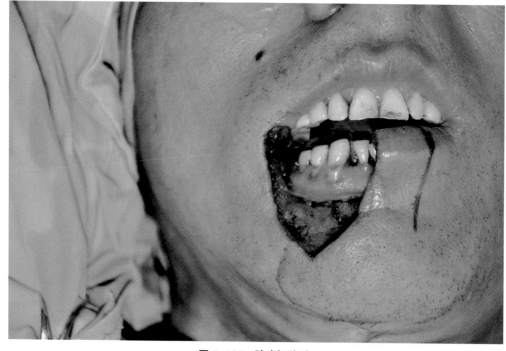

图 5-133　肿瘤切除后

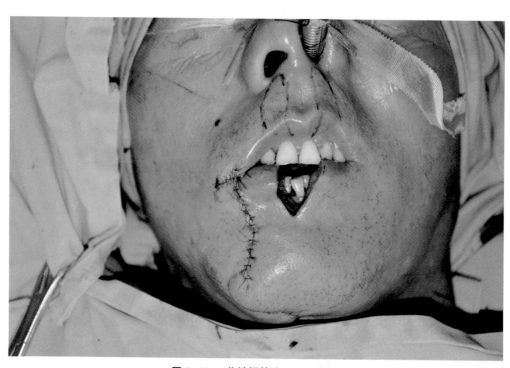

图 5-134　将缺损转移至下唇中部

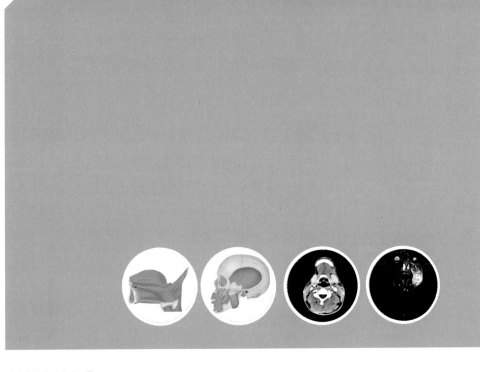

第六章
复发病例及再次手术病例
分析

大量的文献资料显示，口腔癌的 5 年生存率为 50％～ 70％。中早期的病例最主要的治疗方式是手术治疗，而对于局部晚期的口腔癌患者，则推荐采用以手术为主，结合术后放射治疗（简称放疗）、化学治疗（简称化疗）等的综合治疗方案。近年来，虽然随着手术水平不断提高，治疗新设备、新方法、新药物的应用，以及多学科协作治疗（MDT）的兴起，口腔癌的治疗效果得到一定程度的提高，但是口腔癌（尤其是局部晚期口腔癌）的远期无瘤生存率，仍然没有突破。根据不同研究单位报道，口腔癌的复发率为 20％～ 50％，手术区域的局部复发，仍然是患者病死的最主要原因。

临床研究表明，导致口腔癌治疗失败的原因除了手术方案不当、术中方案执行不到位以及肿瘤累及头颈部重要解剖结构和器官，手术无法彻底切除肿瘤等因素外，还可能与全身因素有关。目前被多数学者较为广泛接受的观点是：局部根治术后，术区可能残留有肉眼不能发现的癌细胞，在某些机体免疫力低下的患者，手术创伤进一步降低了免疫系统的抵抗力，残留的癌细胞增殖转移，导致癌症的复发。另一种观点是患者机体的循环系统中，存在循环肿瘤细胞，当患者免疫力下降时，再次在头颈部和全身其他器官定植、生长。但是，笔者团队通过对各类复发病例较为系统的研究显示：对各类肿瘤的认知不足、手术方案缺陷及术中执行手术方案不到位，才是局部复发的首要原因。

本章选择了各类典型的复发案例，结合术前、复发后的临床及影像学资料，分析和探讨第一次手术方案设计存在的缺陷，以及正确的手术决策，以期为广大口腔颌面外科、头颈肿瘤科医师在今后的诊疗工作提供参考。

术后复发是影响患者预后的最重要因素。当肿瘤出现复发，会严重影响患者的生活质量，甚至危及患者的生命。大量临床的回顾性研究报告显示，一旦术后复发，患者的生存率大大降低。即便是有机会接受再次手术治疗，效果也难以达到预期，甚至在生存时间和生存质量上，较姑息性治疗获益更低。因此，再次手术的决策非常重要。恰当、有效地再次手术可以使患者减轻痛苦，改善生活质量，甚至获得长期生存机会。而适应证把握不当的再次手术，则只能增加患者痛苦，导致医疗和经济资源浪费，甚至加速患者死亡。

本章还收集了一些典型病例，分析再次手术患者的获益和价值。

一、复发病例舌癌组群

（一）典型病例

病例❶ 右舌癌伴双侧颈淋巴结转移

患者，男，31 岁。

【术前诊断】右舌癌伴双侧颈淋巴结转移。

【施行手术】舌（全舌）颌联合根治术（双侧颈清扫）＋股前外侧皮瓣舌缺损修复术。术后 3 个月余左颈部复发。

【诊治经过】患者自诉 2018 年 1 月份因右舌不适就诊于外省某三甲医院，临床检查发现右舌肿块，并行活检术。病理结果示：中分化鳞癌。患者为求进一步诊治遂来中南大学湘雅二医院口腔科门诊就诊，以"右舌癌并双侧颈部淋巴结转移"收入院。专科情况：面部基本对称，形态及功能可，张口度、开口型

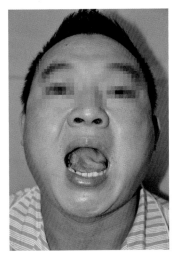

图 6-1 术前开口照

正常。右侧舌缘近舌根部见约 3.0 cm×3.0 cm 溃疡面，呈火山口状，触诊溃疡基底广泛浸润，内界过中线，外界已至舌颌沟，与右下颌骨体部紧贴。右侧颈部扪及多个肿大淋巴结，质硬，活动欠佳。左颈部Ⅱ区触及明显肿大淋巴结，质中偏硬，活动。MRI 显示：右舌原发灶巨大，呈钉突型，越过舌中线，侵犯对侧颏舌肌；向下累及口底，与右下颌骨关系密切，可疑侵犯骨膜。CT 显示：肿瘤位于右舌近舌根，与右下颌骨紧邻，未见明显骨破坏。右颈部见多个肿大淋巴结，有明显转移特征，颈内静脉受压变形。左颈部可见多个肿大淋巴结，可疑转移。

2018 年 3 月 5 日于全身麻醉（简称全麻）下行"全舌切除术＋双侧颈淋巴清扫术（右侧改良根治、左侧肩胛舌骨上）＋右下颌骨节段性切除术＋股前外侧皮瓣修复＋气管切开术"。术后顺利康复出院。术后病理：右舌高 - 中分化鳞癌，原发灶为 6.0 cm×3.5 cm×4.0 cm，右颈Ⅰ区 3/6（1 粒侵犯包膜外），Ⅱ区 4/23，Ⅲ区 1/5，左颈Ⅱ区 1/16 淋巴结见癌转移，其余各区淋巴结未见癌转移。切除肿瘤标本各边界阴性。

出院医嘱告知患者，舌癌伴双颈淋巴结转移，为局部晚期，术后到肿瘤科就诊，行术后辅助治疗。患者出院后未选择术后辅助治疗。术后 3 个月余复查，诉感觉吞咽不适，唾液增加，进食较前困难。行 PET/CT 检查显示：左颈部舌骨区代谢高信号，SUVmax16.0，考虑复发。即建议再次手术，但患者拒绝手术。术后 4 个月余，患者再次复诊，要求手术治疗。但行 MRI、CT 检查后显示：复发肿瘤快速进展，累及颈

部重要神经、血管及颈深部肌肉，已无手术指征，建议姑息治疗。患者即回当地医院行放化疗，但无法控制肿瘤发展，于术后 8 个月去世。（图 6-1 至图 6-22）

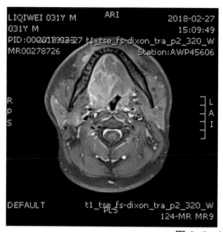
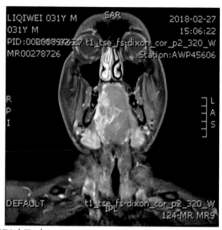

图 6-2　MRI（T1）

显示：右舌肿瘤过中线。

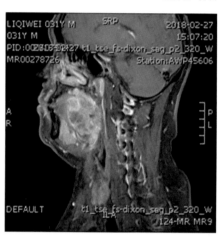
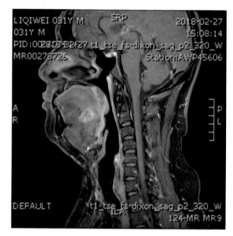

图 6-3　MRI（T1）

显示：矢状位显示肿瘤侵犯舌外肌。

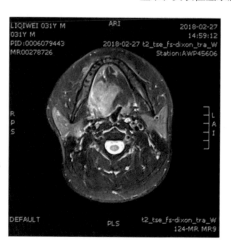
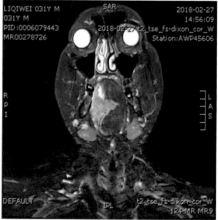

图 6-4　MRI（T2）

显示：右舌肿瘤过中线。

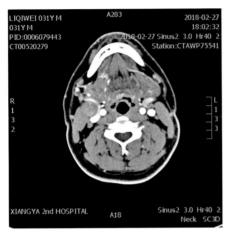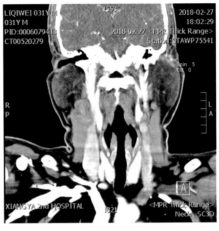

图 6-5 CT

显示：右侧多个颈淋巴结转移，左侧Ⅱ区淋巴结肿大，可疑转移。

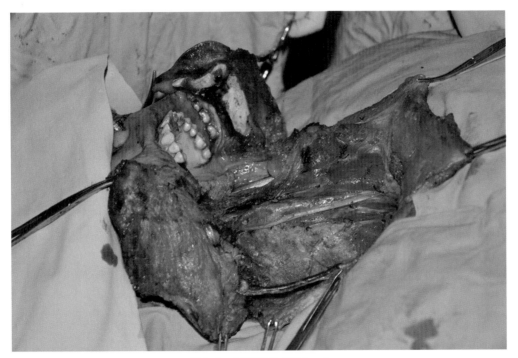

图 6-6 根治手术术野（一）

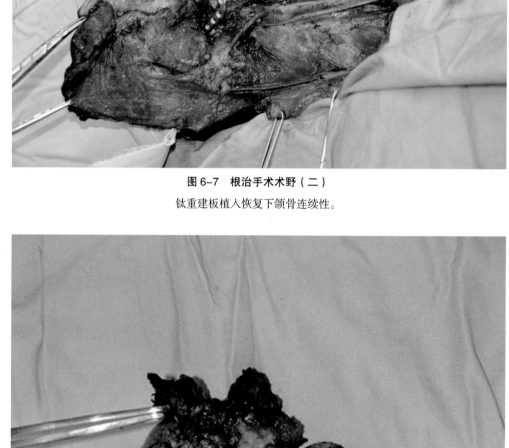

图6-7 根治手术术野（二）

钛重建板植入恢复下颌骨连续性。

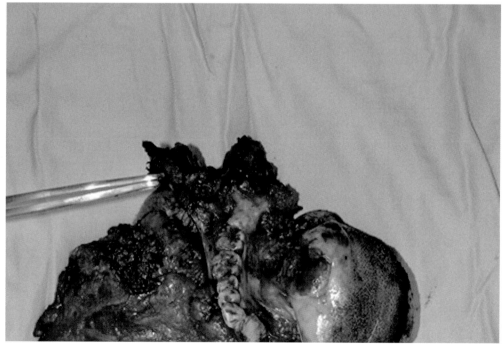

图6-8 手术切除标本

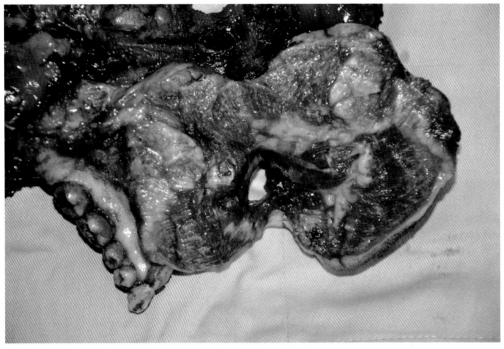

图6-9 手术切除原发灶标本剖面

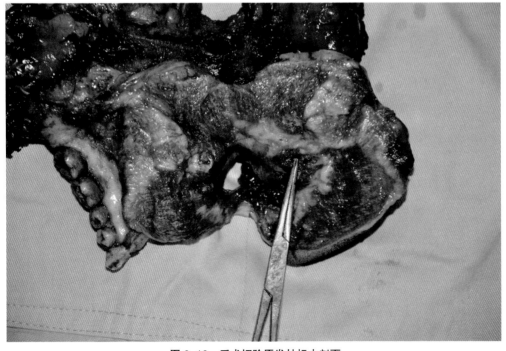

图6-10 手术切除原发灶标本剖面

血管钳所指为肿瘤钉突尖端，跨越中线。

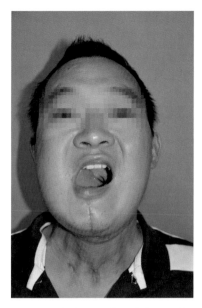

图 6-11　术后 50 天张口照（2018 年 4 月 25 日）

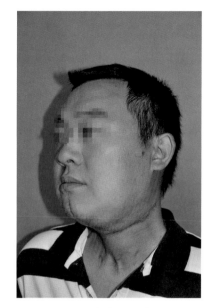

图 6-12　术后 50 天左侧照

患者行全舌切除（包括右扁桃体），由于采用股前外侧皮瓣单瓣重建全舌，故出现右扁桃体区皮瓣高拱，口咽腔变小。较理想的方法是舌部和扁桃体区分别用一个皮瓣重建，可避免口咽腔缩小（详见第七章病例 6）。患者较住院期间口腔颌面部舒适度增加，可自己进食流质和少量软食。

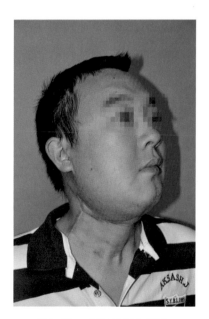

图 6-13　术后 50 天右侧照

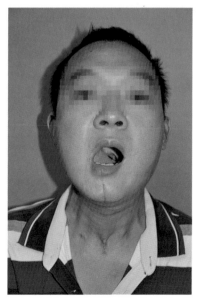

图 6-14　术后 101 天张口照（2018 年 6 月 14 日）

患者感觉吞咽不适，唾液增加，进食较前困难。

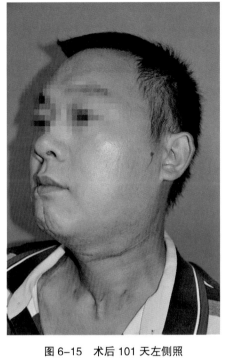

图 6-15 术后 101 天左侧照

左颌下区稍丰满。

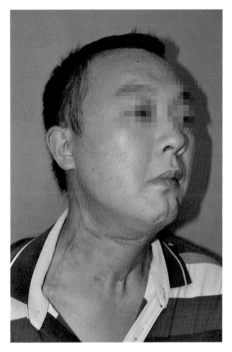

图 6-16 术后 101 天右侧照

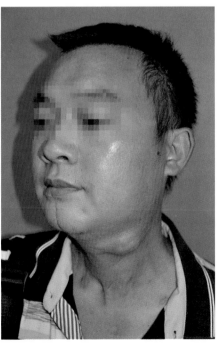

图 6-17 术后 105 天左侧照（2018 年 6 月
18 日）

左颌下区明显隆起。

左侧舌骨　　　　　　　　　　　　　　　　　　　　　　　　左侧舌骨

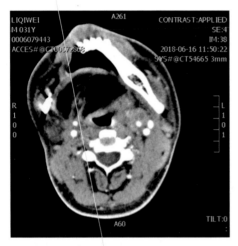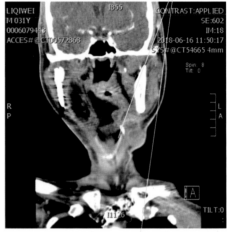

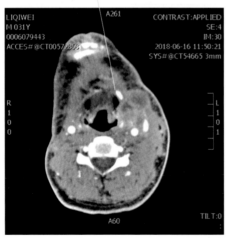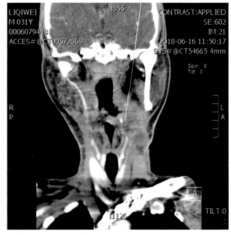

图 6-18　CT（2018 年 6 月 16 日）

显示：左侧舌动脉旁淋巴结转移（非常规淋巴结）。原发灶及右侧颈部未见复发征象。

口腔癌手术图谱精解

352

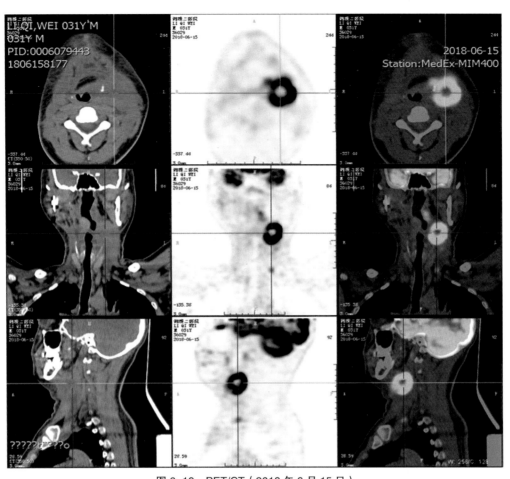

图 6-19　PET/CT（2018 年 6 月 15 日）

显示：左侧舌动脉旁淋巴结转移（非常规淋巴结）。

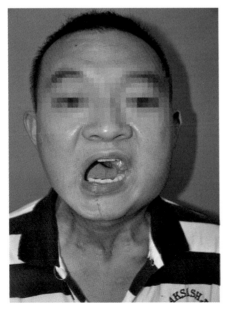

图 6-20　术后 4 个月余

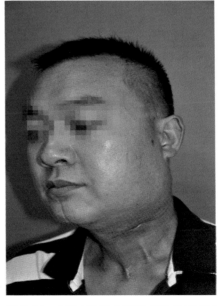

图 6-21　术后 148 天（2018 年 7 月 31 日）

左颈部肿瘤区破溃，左颈上部肿痛更加剧烈。

左侧舌骨

左侧颈总动脉

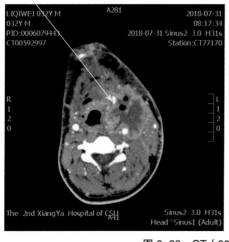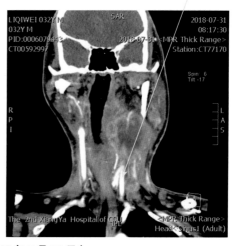

图6-22　CT（2018年7月31日）

显示：左颈复发灶巨大，包裹颈总动脉。

【复发原因分析和经验教训】患者是局部晚期舌癌，手术方案为全舌切除术＋双侧颈淋巴结清扫术［右侧改良根治、左侧（经典）肩胛舌骨上］＋右下颌骨节段性切除术＋钛重建板植入＋股前外侧皮瓣修复＋气管切开术。术后3个月左右出现左颈部复发，复发部位是左舌骨上下区域，舌原发灶和右颈部未见复发。分析其复发原因是：

（1）右颈采用了常规淋巴结清扫（Ⅰ～Ⅴ区）加非常规淋巴结清扫（颈外动脉各分支周围清扫），而左侧是经典肩胛舌骨上清扫，并未清扫颈外动脉各分支周围。术后左颈复发区域正好位于舌骨旁，可以基本确定是左舌动脉旁淋巴结转移。从术前影像学检查和术后病理结果来看，右颈Ⅰ区3/6（1粒包膜外侵犯），Ⅱ区4/23，Ⅲ区1/5淋巴结转移，而左颈仅Ⅱ区1/16淋巴结癌转移，无包膜外浸润。应该是右颈部复发风险较左侧更大。但患者复发却发生在复发风险相对较小的左侧颈部。从复发的部位来看，用舌动脉旁转移淋巴结未能彻底清除来解释更为合理。传统观点认为：当颈部存在淋巴结转移时，即便手术彻底，也难以保证不出现复发。而在该患者，转移淋巴结更多，且伴有淋巴结有包膜外浸润的右颈部没有出现复发，复发却发生在仅有1个淋巴结转移的左侧。这很难用常规淋巴结清扫不彻底来解释。笔者团队大量的临床实践证明，这类颈部复发就是位于颈外动脉周围的非常规淋巴结未能彻底清除所致。

（2）经典的指南认为，局部晚期口腔癌术后辅助放化疗，可能控制肿瘤发展，甚至根治肿瘤。但笔者团队的临床实践表明，如果未能彻底切除原发病灶和转移淋巴结，患者难以从术后放化疗获益。手术的彻底性才是患者无瘤生存的保证。局部晚期口腔癌单纯手术的长期无瘤生存率，并不低于手术加术后综合治疗（见随书附赠 PPT "局部晚期口腔及口咽鳞状细胞癌单纯手术治疗真实世界临床队列研究"）。

（3）该病例还提示：口腔癌复发常常出现在术后的早期阶段，3～6个月尤为多见，术后早期患者局部舒适度对复发诊断具有重要提示意义。对于局部晚期病例，术后3个月PET/CT应列为常规（CT、MRI对术后早期复发缺乏诊断价值）。

（4）复发诊断确认后，有手术指征者应及时手术，手术机会稍纵即逝（该患者术后3个月确诊后，由于个人原因拒绝手术，术后4个月再次复诊要求手术时，已经失去了机会）。

病例 2 左舌癌伴双颈淋巴结转移

患者，男，37岁。

【术前诊断】左舌癌伴双颈淋巴结转移。

【施行手术】舌（全舌）颌颈联合根治术（双侧颈清扫）＋股前外侧皮瓣舌缺损修复术。术后4个月余舌原发灶及双颈部复发。

【诊治经过】2019年2月7日因"舌肿块半年"入院。专科体查：面部基本对称，张口度、开口型正常。口内见舌部巨大肿块，左侧为主，前至舌尖，后界至舌根，外界至左舌颌沟，与左下颌骨紧邻，内界过舌中线。左颌下扪及约 3.5 cm×3.0 cm 肿大淋巴结，质地硬，活动差，与下颌骨关系紧密。左颈部Ⅱ区扪及约 3.0 cm×2.5 cm 肿大淋巴结，质地硬，活动稍差。右颈部Ⅱ区扪及约 2.0 cm×2.0 cm 肿大淋巴结，质硬，活动可。MRI显示：左舌肿瘤巨大，累及全舌，左侧广泛侵犯口底、舌外肌。CT显示：左舌肿瘤与左下颌骨紧邻，可疑侵犯骨膜。双颈部见多个典型转移淋巴结。

2019年2月11日在全麻下行"舌（全舌）颌颈联合根治术（双侧Ⅰ～Ⅴ区改良根治性颈清扫）＋左股前外侧肌皮瓣转移舌缺损修复术＋气管切开术"。术后10天顺利出院。术后病理：舌高-中分化鳞癌，原发灶大小 6.0 cm×4.5 cm×3.0 cm，左颈Ⅰ区 3/3、Ⅱ区 1/5、Ⅲ区 2/2（均见侵犯包膜外），右颈Ⅱ区 1/3 淋巴结见癌转移，其余各区淋巴结未见癌转移。切除肿瘤标本各边界阴性。出院医嘱告知患者，舌癌伴双颈淋巴结转移，为局部晚期，术后到肿瘤科就诊，行术后辅助治疗。患者出院后未选择术后辅助治疗。

患者术后3个月复查，自诉口腔及颈部无明显疼痛及不适，但唾液量较前稍有增多。术后4个月复查，患者诉口咽疼痛，双颈紧缩感，间断头痛，持续加重。临床检查：口内重建舌皮瓣明显鼓胀，双颈上部膨隆，质硬，触痛。PET/CT显示：原发灶区、双颈上部肿瘤广泛复发，左咽旁淋巴结转移。建议患者肿瘤内科治疗。患者在当地医院肿瘤科化疗，但未能控制肿瘤发展，于2个月后去世（术后6个月）。

（图 6-23 至图 6-34）

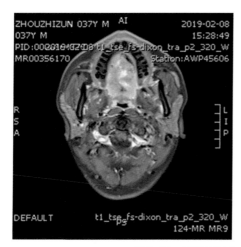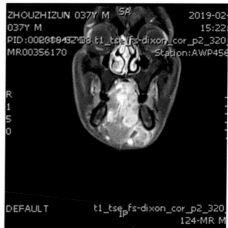

图 6-23　MRI（T1）（2019 年 2 月 8 日）

显示：左舌癌累及全舌和舌外肌。

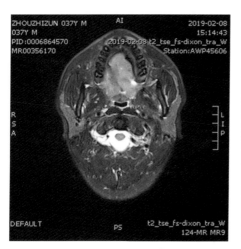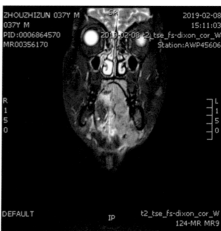

图 6-24　MRI（T2）（2019 年 2 月 8 日）

显示：左舌癌累及全舌和舌外肌。

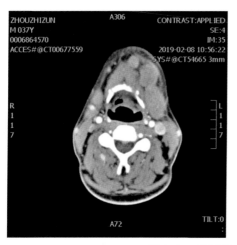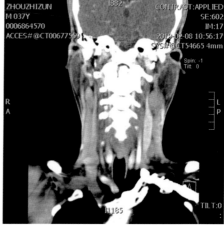

图 6-25　CT（2019 年 2 月 8 日）

显示：双颈部见多个转移淋巴结。

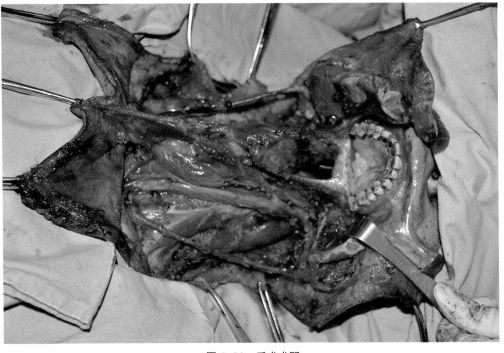

图 6-26 手术术野

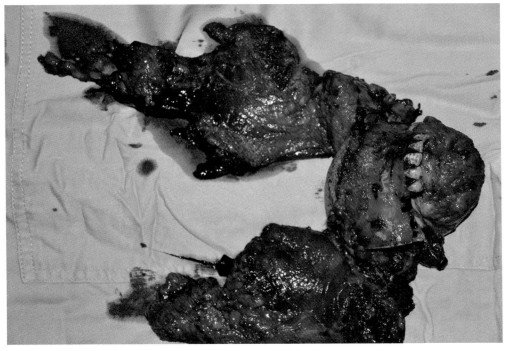

图 6-27 手术标本

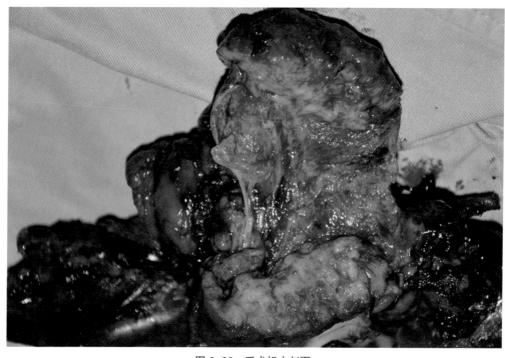

图 6-28 手术标本剖面

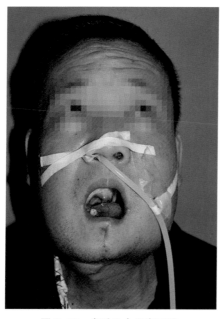

图 6-29 术后 2 个月张口照

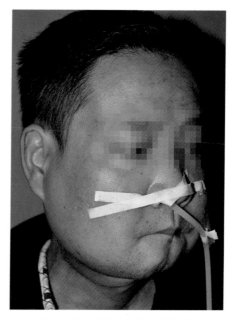

图 6-30 术后 2 个月右侧位照

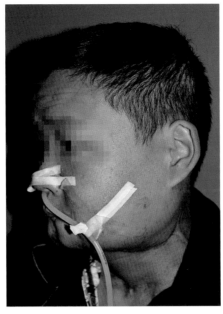

图 6-31　术后 2 个月患者左侧位照

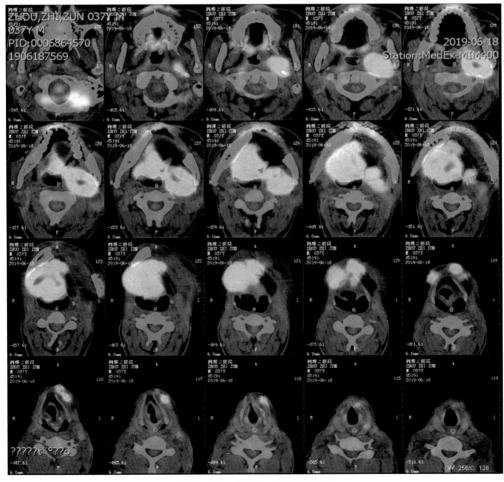

图 6-32　术后 4 个月 PET/CT

显示：原发灶及颈部复发，左侧咽旁淋巴结转移。

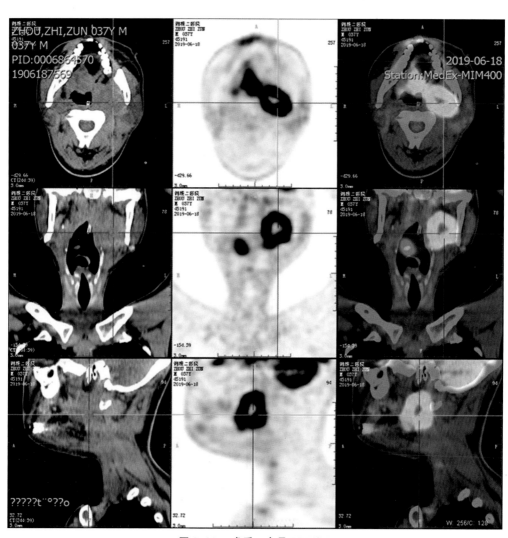

图 6-33 术后 4 个月 PET/CT

显示：原发灶及颈部复发，左侧咽旁淋巴结转移。

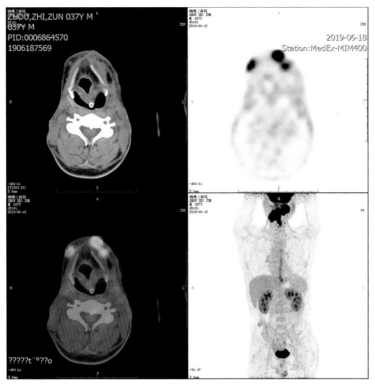

图 6-34　术后 4 个月 PET/CT

显示：原发灶及颈部复发，左侧咽旁淋巴结转移。

【复发原因分析和经验教训】患者 2019 年 2 月 11 日在全麻下行"舌（全舌）
颌颈联合根治术（双侧Ⅰ～Ⅴ区改良根治性颈清扫）＋左股前外侧肌皮瓣转移舌缺
损修复术＋气管切开术"。从术者术中所见和切除肿瘤标本边界病理来看，肿瘤原
发灶切除和颈部清扫彻底，并无肿瘤及淋巴结破溃和残留，但术后 4 个月 PET/CT
结果显示，口腔原发灶区及双侧颈部广泛复发，左侧咽旁淋巴结转移。分析其原因
认为：

（1）患者术后短期内原发灶及颈部广泛复发，这可能与手术彻底性无明显关系，
而或许与术区有肉眼不能发现的癌细胞残留，当患者手术创伤导致免疫力低下，残
留的癌细胞重新生长，导致肿瘤的复发，爆发式生长。也可能患者机体存在循环肿
瘤细胞，在机体免疫力低下时，重新在原发灶区和颈部定植所致。

（2）患者这种非手术原因导致的复发，不宜再次手术，但放疗、化疗、靶向治疗、
免疫治疗，也难以获得理想效果。

（3）通常认为 PET/CT 检查应安排在术后 3 个月以后进行，以避免假阳性。
但笔者团队的经验表明，口腔癌 3 个月内出现局部不适，吞咽障碍，应该及时进行
PET/CT 检查，对早期复发的确诊有重要意义。对于可能出现的假阳性，结合临床症
状、体征，可以做出正确判断。术后 CT、MRI 检查对早期复发诊断价值较低。就本
例患者而言，早期确诊，可能导致盲目做出再次手术决策，不能使患者获益。

病例 3 左舌癌

患者，男，45岁。

【术前诊断】左舌癌。

【施行手术】第一次手术：左舌癌局部扩大切除；第二次手术：左根治性及淋巴清扫（经典术式）；第三次手术：左颈肿瘤（复发）扩大切除＋右颈肩胛舌骨上清扫术＋股前外侧皮瓣软组织缺损修复术。第三次术后全身多器官转移。

【诊治经过】2019年4月18日因"左舌癌"第一次入住中南大学湘雅二医院口腔颌面外科。临床检查：左舌缘见0.5 cm×0.5 cm溃疡，基底稍硬，向周围浸润较浅。双侧颈部未触及明显肿大淋巴结。MRI显示：左舌部肿块，1.0 cm×1.0 cm×0.6 cm，侵犯浅肌层。CT显示：双颈未见明显转移淋巴结。2019年4月23日在全麻下行"左舌肿块局部扩大切除术＋口腔生物膜修复术"。第一次术后病理（2019年4月23日）：左舌高分化鳞癌，原发灶大小1.3 cm×1.0 cm×0.5 cm，侵犯肌肉，紧邻神经。

2019年9月23日（第一次术后5个月余）因发现左颌下肿块，第二次入住中南大学湘雅二医院口腔颌面外科，2019年9月27日在全麻下行"左颈根治性颈淋巴结清扫术"（经典术式）。术后病理：左颈Ⅱ区1/2、Ⅲ区2/2区淋巴结见癌转移，其余各区淋巴未见癌转移。出院医嘱告知患者，舌癌伴颈淋巴结转移，为局部晚期，术后到肿瘤科就诊，行术后辅助治疗。

2020年3月23日因再次发现左颌下区肿块，入住中南大学湘雅二医院口腔颌面外科。2020年3月27日因"左舌癌术后颈部复发"在全身麻醉下行"双侧口底颌颈联合根治术＋左侧股前外侧肌皮瓣转移修复术＋气管切开术"。术后病理：左颈复发灶大小6.0 cm×4.0 cm×3.0 cm，右颈Ⅰ、Ⅱ、Ⅲ区淋巴结未见癌转移。

术后进行免疫治疗4次，化疗4次。2020年7月发现左锁骨上区肿块，2020年10月发现左颈部皮下结节。2020年12月行PET/CT检查，显示左颈椎前、锁骨下、腰椎多部位癌转移。在肿瘤科行靶向治疗、免疫治疗，但治疗效果不佳，第三次手术9个月后去世。（图6-35至图6-49）

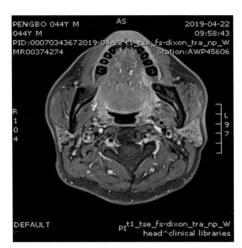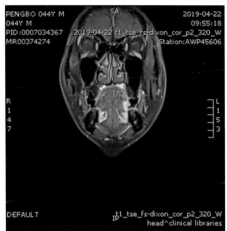

图 6-35　MRI（T1）（2019 年 4 月 22 日）

显示：左舌癌原发灶。

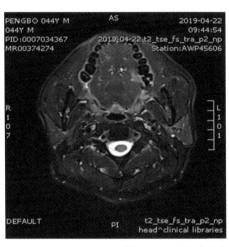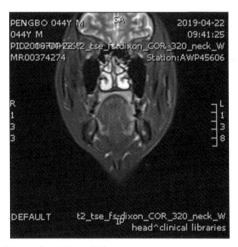

图 6-36　MRI（T2）（2019 年 4 月 22 日）

显示：左舌癌原发灶。

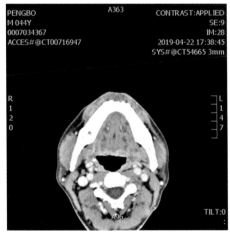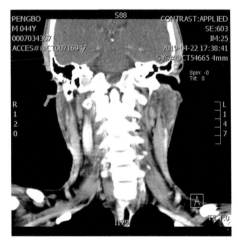

图 6-37　CT（2019 年 4 月 22 日）

显示：左颈部淋巴结肿大，无明显转移征象。

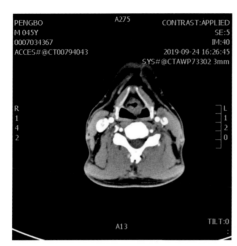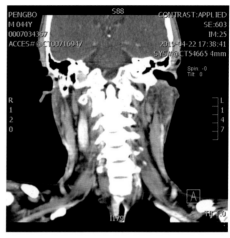

图 6-38　CT（2019 年 9 月 24 日）

显示：左颈Ⅱ～Ⅲ区淋巴结肿大，有明显癌转移特征。

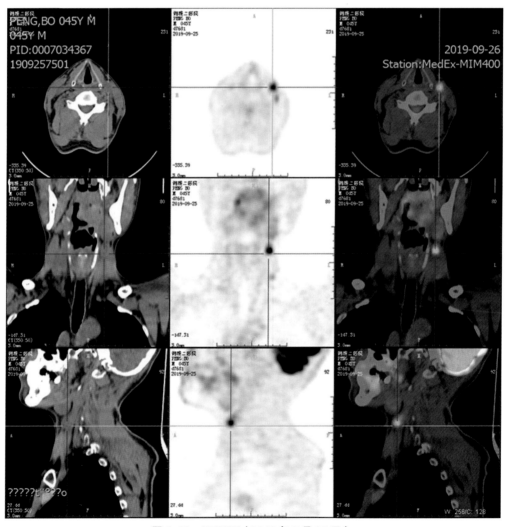

图 6-39　PET/CT（2019 年 9 月 26 日）

显示：左颈部淋巴结代谢高信号，考虑淋巴结转移，原发灶无复发征象。

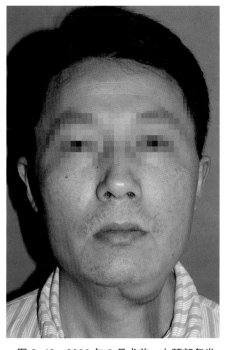

图 6-40　2020 年 3 月术前：左颈部复发

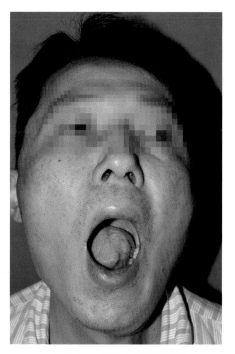

图 6-41　原发灶无明显复发

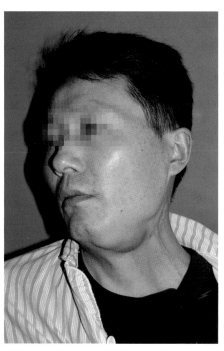

图 6-42　侧面照

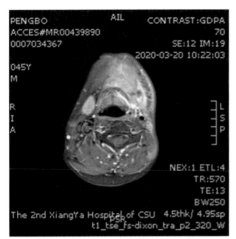
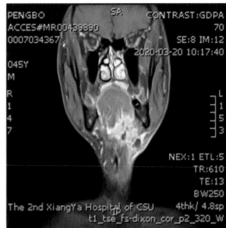

图 6-43　MRI（T1）（2020 年 3 月 20 日）

显示：左颈部复发。

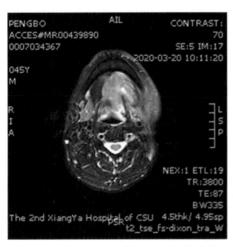
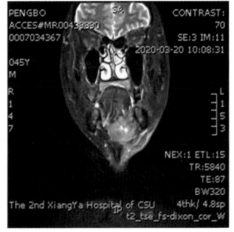

图 6-44　MRI（T2）（2020 年 3 月 20 日）

显示：左颈部复发。

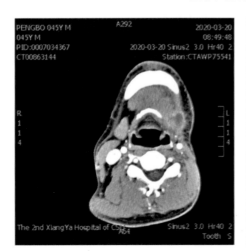
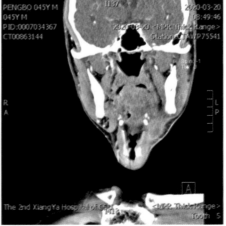

图 6-45　CT（2020 年 3 月 20 日）

显示：左颈部复发。

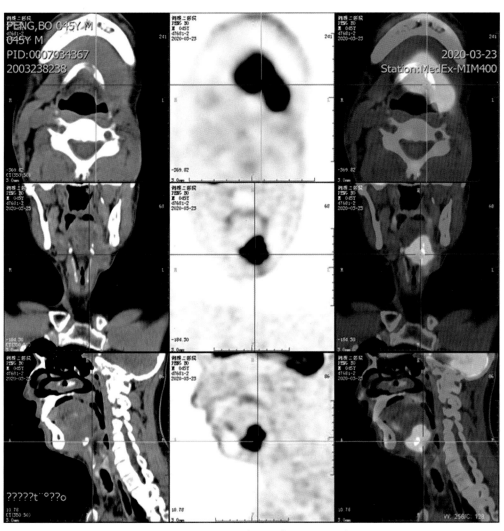

图 6-46　PET/CT（2020 年 3 月 23 日）

显示：左颈复发灶，以舌骨为中心，舌骨明显破坏。

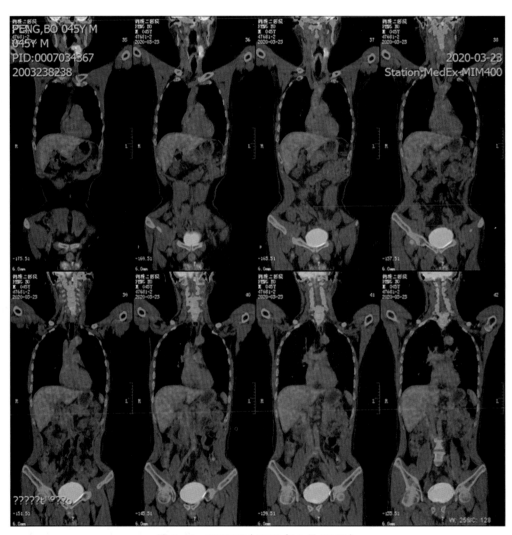

图 6-47　PET/CT（2020 年 3 月 23 日）

显示：左颈部复发，原发灶无复发，左颈下部及右颈未见明显高代谢灶，无全身转移。

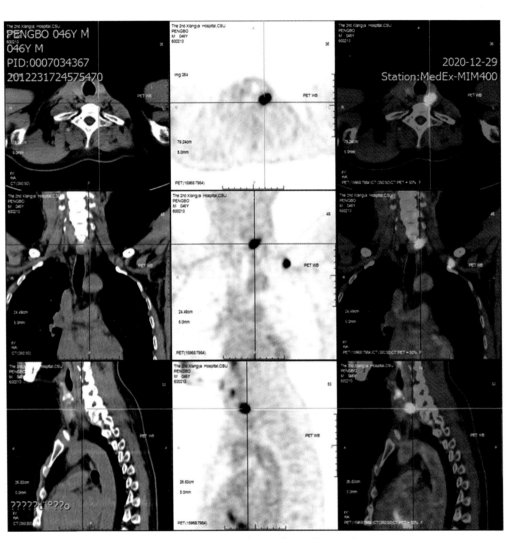

图 6-48　PET/CT（2020 年 12 月 29 日）

显示：左侧颈椎前及锁骨下淋巴结转移。

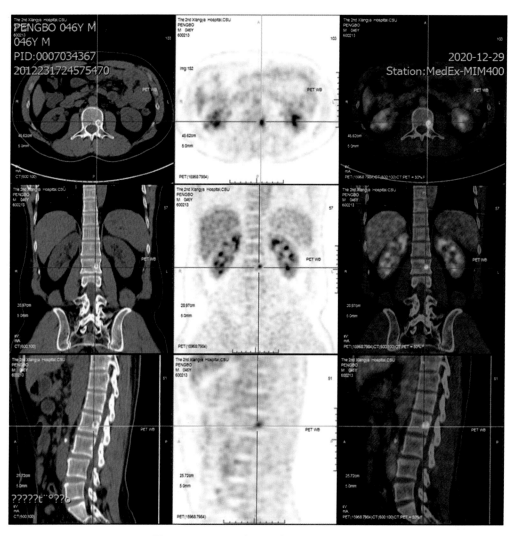

图 6-49　PET/CT（2020 年 12 月 29 日）

显示：考虑腰椎转移。

【复发原因分析和经验教训】患者为早期舌癌，第一次手术选择局部扩大切除；术后 5 个月出现左颈淋巴结转移，即行左颈根治性淋巴清扫术（经典术式）；第二次术后 6 个月再次出现左颈部复发，遂行第三次手术，术后经靶向治疗、免疫治疗，但疗效不理想。第三次术后 9 个月出现全身多部位癌转移去世。总结其经验教训，笔者团队认为：

（1）根据头颈肿瘤治疗指南，原发灶 T_1 的舌癌可以选择局部扩大切除，术后密切追踪颈部淋巴结转移情况，一旦发现颈部淋巴结转移，及时行颈淋巴结清扫。但这需要患者具有良好的依从性和给患者复查的医师有较丰富的临床经验及责任心，缺一不可，否则会失去早期发现颈部转移的机会。

（2）临床和影像资料显示左颈Ⅱ～Ⅲ区淋巴结肿大，有明显癌转移特征。第二次手术施行了左颈经典根治性Ⅰ～Ⅴ区清扫，并术后辅助化疗。但第二次手术后 5 个月余，再次出现左颈部复发，复发部位位于左舌骨上区，并破坏舌骨。综合分析判断，确定为舌动脉旁淋巴结转移。在经典根治性颈淋巴结清扫，这个区域沿椎前筋膜浅面，易于彻底清扫。但舌动脉旁淋巴结沿舌动脉走行分布，存在于下颌舌骨肌、舌骨舌肌的深面，需要切断下颌舌骨肌和舌骨舌肌在舌骨的附着，甚至将下颌舌骨肌、舌骨舌肌部分切除后，才能彻底清除该淋巴结。而经典的 Ⅰ ～ Ⅴ 区清扫不可能达到这个解剖层次。这个临床发现超出了传统认知，但并未背离淋巴结沿静脉分布的规律（颈外动脉各分支周围均存在未命名的小静脉）。笔者团队的临床研究和大量临床实践证明，经典颈淋巴清扫术后出现颈部复发，通常是隐匿非常规转移淋巴结的遗留所致，这应该是颈部复发的主要原因。因此，在舌癌颈淋巴结清扫时，要十分重视颈外动脉各分支周围的非常规淋巴结清扫。尤其是已经存在常规淋巴结转移的病例（见第二章）。

（3）已有研究资料表明，早期舌癌首次手术同期联合根治的长期生存率，明显高于肿瘤局部切除后颈部淋巴结转移再手术的病例。该病例局部扩大切除后的病理结果显示，肿瘤浸润深度 5 mm，侵犯肌肉，预示出现颈部淋巴结转移风险较大，有同期联合根治的指征。也可以考虑在第一次肿瘤扩大切除术后 3 个月左右，进行选择性颈淋巴结清扫。

（4）患者多次颈部复发是导致了全身其他部位转移，预后不佳的重要原因。

病例 4 左舌癌术后颈部复发

患者，女，54 岁。

【术前诊断】左舌癌术后颈部复发。

【施行手术】左侧舌颌颈联合根治术（Ⅰ ～ Ⅴ 区）＋左腮腺全切术＋股前外侧皮瓣舌、口底缺损修复术。

【诊治经过】2019 年 10 月 9 日在外省某三甲医院全身麻醉下行"左舌肿瘤扩大切除（局部拉拢缝合）＋左颈肩胛舌骨上淋巴结清扫术"。术后病理：左舌鳞（$pT_2N_0M_0$）。

患者于 2020 年 1 月 15 日来本院颌面外科门诊，检查发现左颌下区肿块，边界不清，固定，左口底隆起。双颈部其他区域未触及肿块。舌活动尚可，未触及肿块。由于春节假期和突发新冠病毒疫情，患者 2020 年 2 月 3 日才入住中南大学湘雅二医院口腔颌面外科。临床检查：左舌部分缺损，舌缘与口底相连，活动尚可，局部未见溃疡，未触及肿块。左口底隆起，左颌下、舌骨区域及下颈部触及多个肿块，质硬，活动度差。左腮腺肿大，触及多个结节。MRI、CT、PET/CT 显示：左颈部多个淋巴结肿大，左腮腺见多个肿块，均呈代谢高信号。诊断为左舌癌术后颈部复发并左腮腺转移。2020 年 2 月 14 日在全身麻醉下行"左侧舌颌颈联合根治术＋左腮腺全切术＋股前外侧皮瓣舌、口底软组织缺损修复术"。术后病理：左舌高－中分化鳞癌，左口底及舌骨旁 3/3（均侵犯包膜外）、Ⅲ区 2/6、Ⅳ区 5/8（4 粒侵犯包膜外）、左腮腺 3/5（均侵犯包膜外，且侵犯腮腺组织）、左甲状腺上动脉旁 1/1（侵犯包膜外）淋巴结见癌转移，其余各区淋巴结未见癌转移。切除肿瘤标本各边界阴性。术后伤口感染，经抗感染治疗，换药，于术后 20 天出院。返回当地市级医院肿瘤科化疗。术后 2 个月余，患者左颈出现肿块，颈部活动困难，局部及头部疼痛就诊，PET/CT 检查发现：左口底、左颈部、右颈部多个高信号区，左颈连接成串。腋窝、肺、纵隔、胸壁等多器官转移。虽在外院肿瘤内科采用化疗、靶向治疗、免疫治疗，但还是在 3 个月后因病情恶化去世。（图 6-50 至图 6-60）

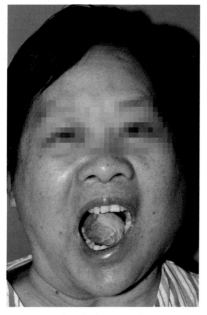

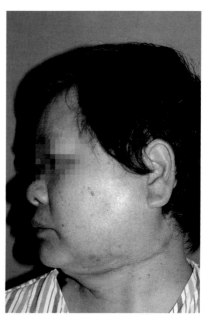

图 6-50　再次手术前（2020 年 2 月 12 日）　　　图 6-51　再次手术前侧面照

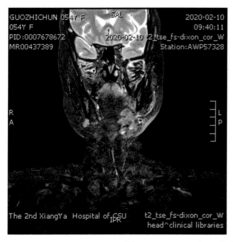

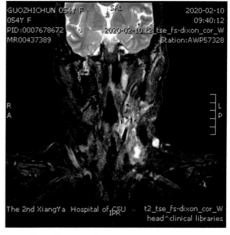

图 6-52　MRI（T2）（2020 年 2 月 10 日）

显示：左颌下、左颈舌动脉旁肿块（非常规淋巴结转移），左颈Ⅳ区淋巴结肿大，考虑复发转移。

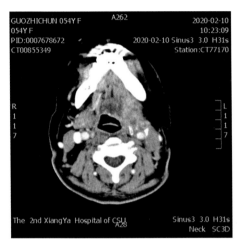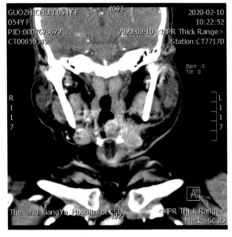

图 6-53 CT（2020 年 2 月 10 日）

显示：左颌下、左颈舌骨旁肿块（口底、舌动脉旁非常规淋巴结转移）。

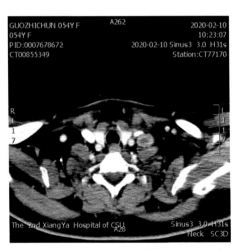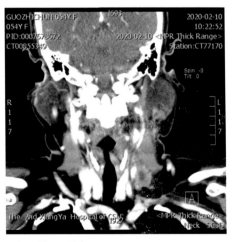

图 6-54 CT（2020 年 2 月 10 日）

显示：左颈Ⅳ区淋巴结肿大，考虑转移。

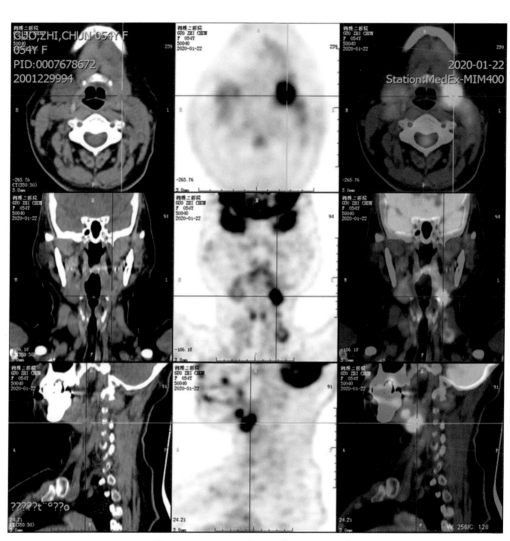

图 6-55　PET/CT（2020 年 1 月 22 日）

显示：左口底、左颈舌动脉旁淋巴结转移（非常规淋巴结），左颈Ⅳ区淋巴结转移。

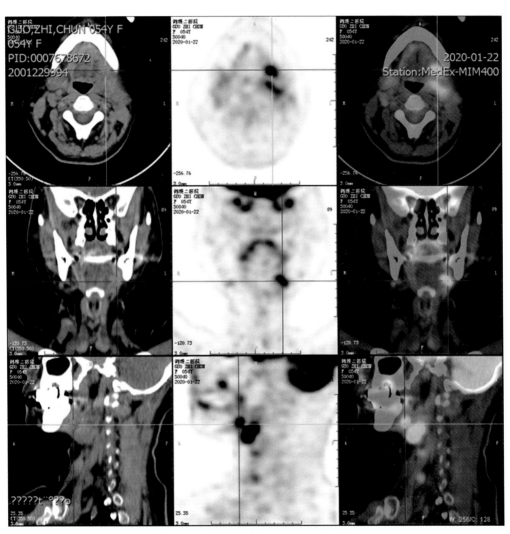

图 6-56　PET/CT（2020 年 1 月 22 日）

显示左口底、左颈舌动脉旁淋巴结转移（非常规淋巴结），左颈Ⅳ区淋巴结转移。

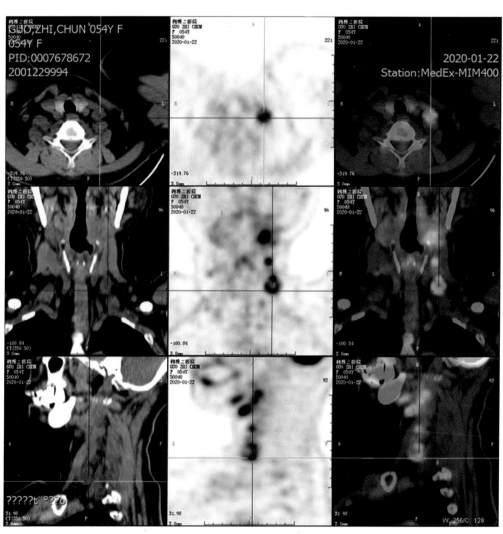

图 6-57　PET/CT（2020 年 1 月 22 日）

显示：左颈舌动脉旁淋巴结转移（非常规淋巴结），左颈Ⅲ、Ⅳ区淋巴结转移。

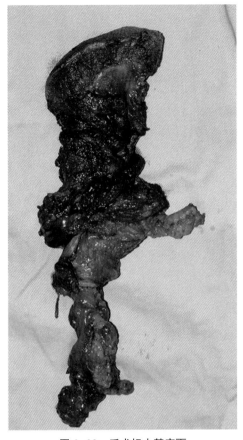

图 6-69　手术标本基底面

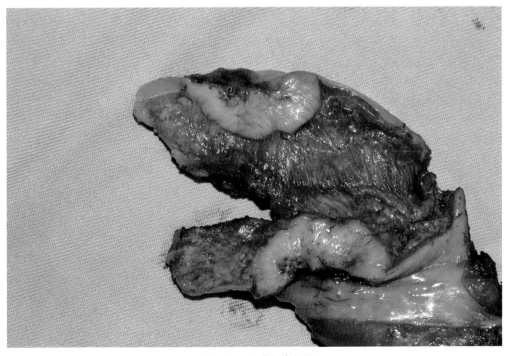

图 6-70　手术标本剖面

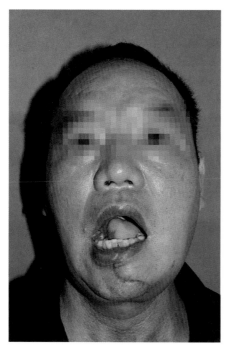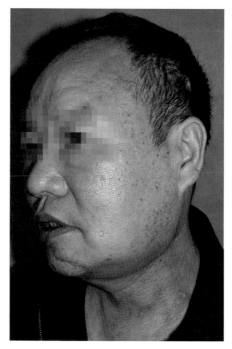

图 6-71 术后 2 个月正面照　　　　　　　　图 6-72 术后 2 个月左侧面照

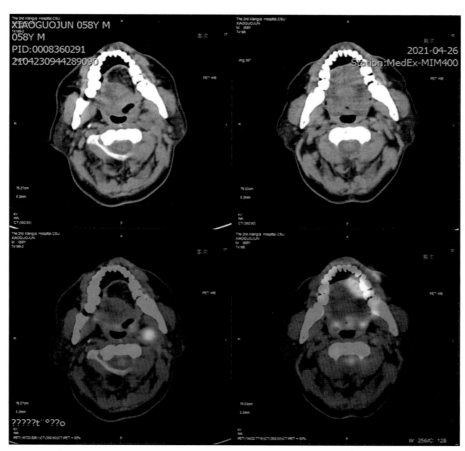

图 6-73 术后 2 个月 PET/CT

显示：原发灶及右侧颈部代谢高信号。

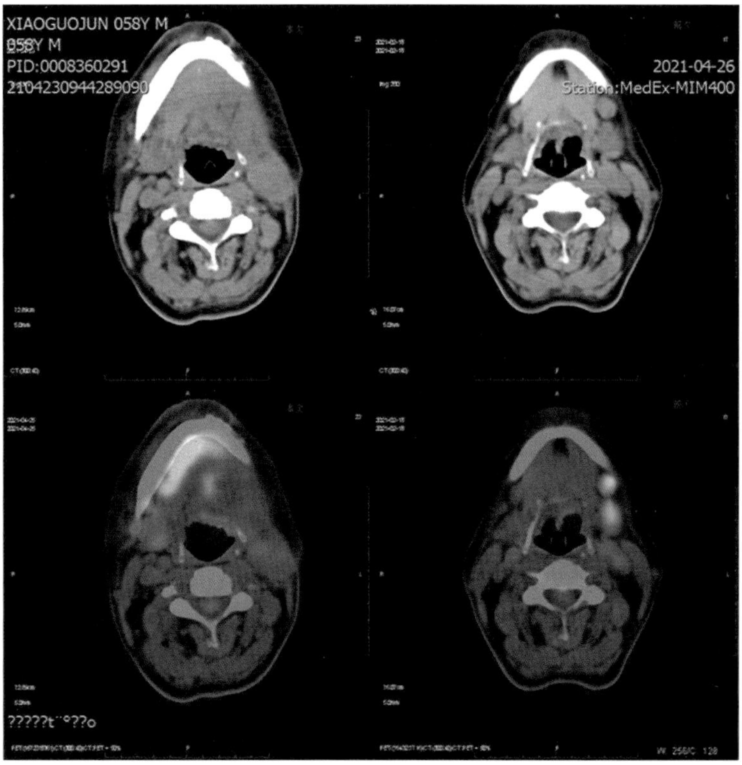

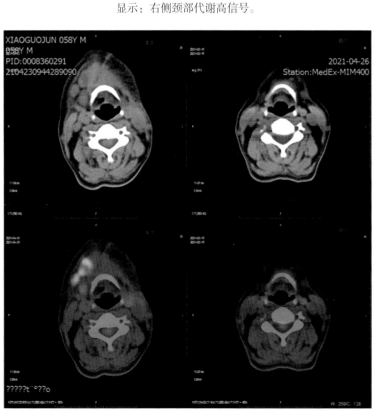

图 6-74　术后 2 个月 PET/CT

显示：右侧颈部代谢高信号。

图 6-75　术后 2 个月 PET/CT

显示：左侧颈部代谢高信号。

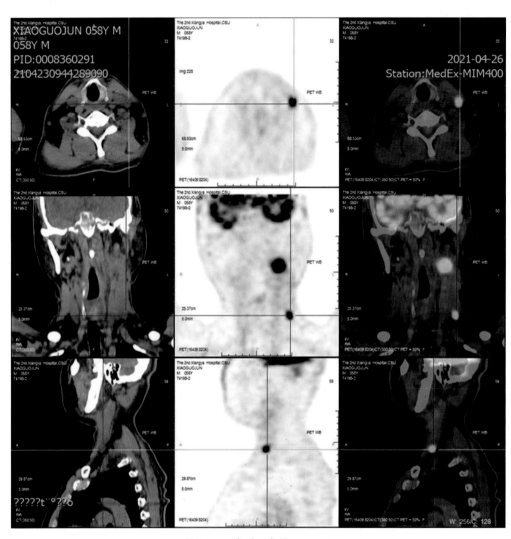

图 6-76　术后 2 个月 PET/CT

显示：右侧颈部代谢高信号。

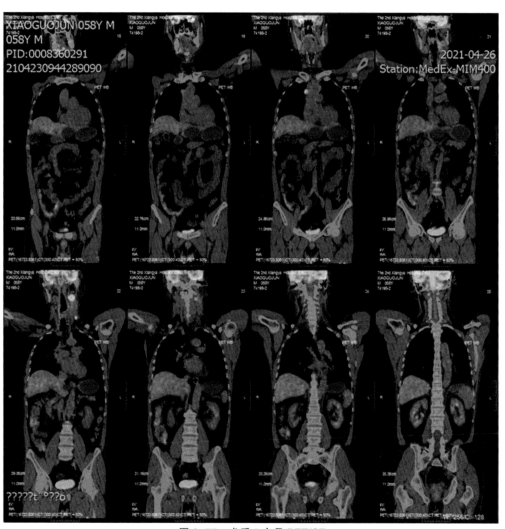

图 6-77　术后 2 个月 PET/CT

显示：纵隔代谢高信号。

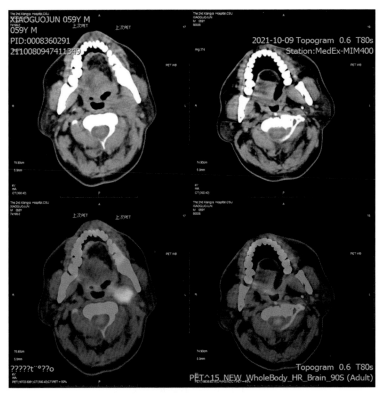

图 6-78　术后 8 个月（化疗后）PET/CT

显示：左颈代谢高信号消失（左图为术后 2 个月 PET/CT 影像）。

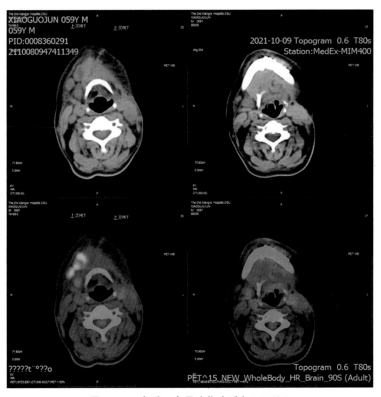

图 6-79　术后 8 个月（化疗后）PET/CT

显示：右颈代谢高信号消失（左图为术后 2 个月 PET/CT 影像）。

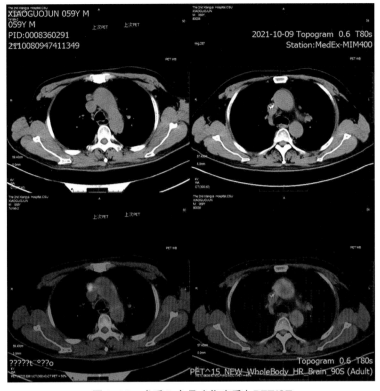

图6-80　术后8个月（化疗后）PET/CT

显示：纵隔代谢高信号消失（左图为术后2月PET/CT影像）。

【复发原因分析和经验教训】患者舌中低分化鳞癌，局部晚期。2021年2月20日在全身麻醉下行"左侧舌颌颈联合根治术（改良扩大肩胛舌骨上清扫）"，从手术过程和肿瘤边界情况（阴性）来看，并不存在术后近期复发的风险。但术后2个月，患者出现了原发灶、双颈复发转移，以及肺和纵隔转移，这很难用原发灶复发导致其他部位转移来解释。总结经验教训，笔者团队认为：

（1）从患者术前临床和影像学资料，及术者收集的术中手术野、标本、标本剖面信息研判，该例患者的复发可能与手术彻底性无明显关系，术后出现短期内复发，而可能与术区存在肉眼不能发现的癌细胞残留，手术后患者免疫力下降，残留的癌细胞重新生长，导致肿瘤局部复发和全身其他器官转移。也可能患者机体内存在循环肿瘤细胞，在机体免疫力低下时，重新在原发灶区和其他部位、器官定植所致。这种现象在口腔癌治疗的临床过程中并不多见，但偶有发生，值得我们深入研究。

（2）基于我们对复发可能原因的判断，没有选择给患者再次手术。患者经过化疗、免疫治疗、靶向治疗，原发部位肿瘤和全身其他部位的转移肿瘤均得到较好控制，目前仍生存。

患者，男，53岁。

【术前诊断】右舌癌伴右颈淋巴结转移。

【施行手术】右侧舌颌颈联合根治术（改良根治性颈清扫颈）＋股前外侧皮瓣舌缺损修复术。

【诊治经过】因右舌癌于2021年4月29日入院。临床检查：右舌侧缘可见一约4.0 cm×3.0 cm溃疡，基底浸润，舌活动受限。右颈可触及多个肿大淋巴结，界清，质中偏硬，活动。MRI显示：右舌见3.5 cm×3.0 cm×2.5 cm肿块，近中线。右颈部多个淋巴结肿大，考虑癌转移。CT显示：右舌肿块，右颈多个淋巴结肿大，考虑癌转移。左颈见多个小淋巴结，未见癌转移特征。2021年5月7日在全麻下行"右舌颌颈联合根治术（改良根治性颈清扫）＋股前外侧皮瓣舌缺损修复术"，术后8天顺利出院。术后病理：右舌中分化鳞癌，原发灶为3.5 cm×2.5 cm×2.5 cm，右颈Ⅰ区2/5（2粒侵犯包膜外和脂肪、肌肉组织）、Ⅱ区7/18（3粒侵犯包膜外）、Ⅳ区1/2淋巴结见癌转移，其余各区淋巴未见癌转移。切除肿瘤标本各边界阴性。出院后3周入住本院肿瘤科行放化疗、免疫治疗。术后9个月左右，患者出现吞咽不适，左颈部疼痛，并牵涉头部。即行PET/CT检查，结果提示：舌原发灶及右颈部未见复发征象，左颈部上份颈外动脉深面2.4 cm×1.8 cm代谢高信号区，考虑左淋巴结转移癌。增强CT显示左咽旁淋巴结肿大，有明显转移特征。即建议患者继续肿瘤科治疗。患者于术后1年5个月因病情恶化去世。（图6-81至图6-91）

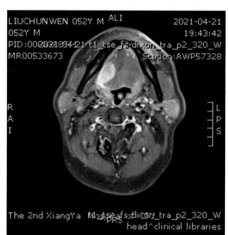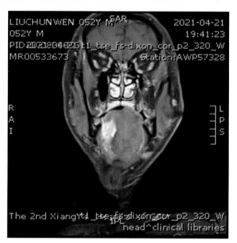

图6-81 MRI（T1）（2021年4月21日）

显示：肿瘤位于舌右侧，未及中线。

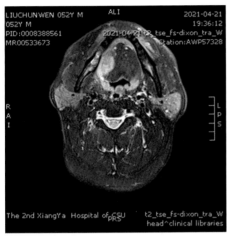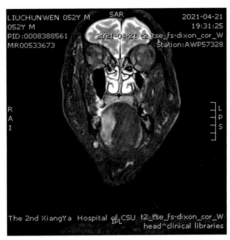

图 6-82　MRI（T2）（2021 年 4 月 21 日）

显示：肿瘤位于舌右侧，未及中线。

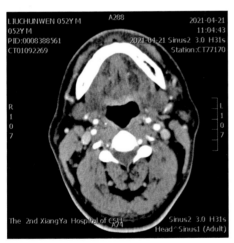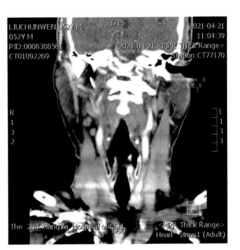

图 6-83　CT（2021 年 4 月 21 日）

显示：右侧颈部多个淋巴结肿大，考虑转移，左侧颈淋巴结肿大，无明显转移征象。

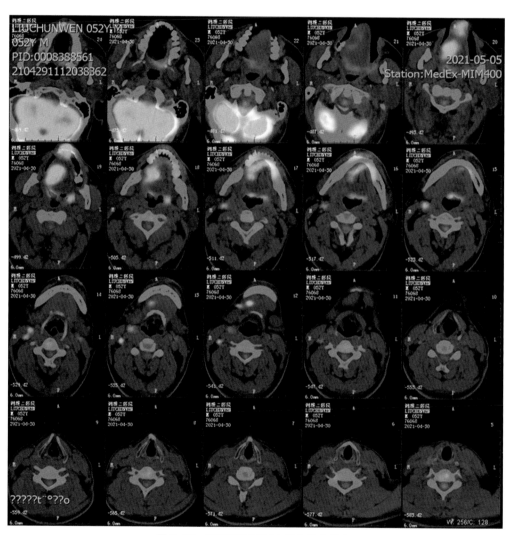

图6-84 PET/CT（2021年5月5日）

　　显示：右舌体见代谢高信号，考虑舌癌；右颈部见多个淋巴结代谢高信号，提示右颈淋巴结转移，左颈淋巴结未见代谢高信号改变。

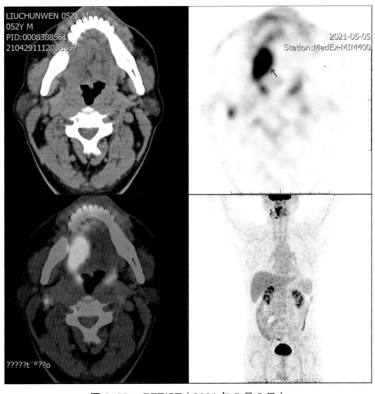

图6-85　PET/CT（2021年5月5日）

　　显示：右舌体见代谢高信号，考虑舌癌；右颈部见多个淋巴结代谢高信号，提示右颈淋巴结转移，左颈淋巴结未见代谢高信号改变。

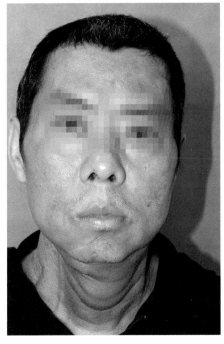

图6-86　术后10个月余，放化疗9个月余，正面照

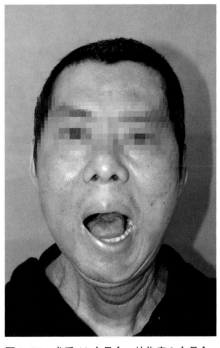

图6-87　术后10个月余，放化疗9个月余，张口照

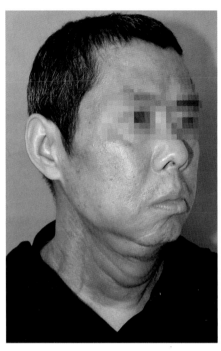

图 6-88　术后 10 个月余，放化疗 9 个月余，右侧面照

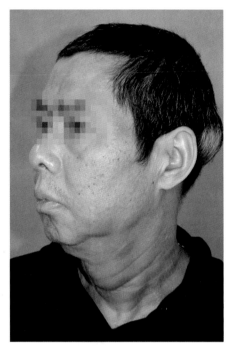

图 6-89　术后 10 个月余，放化疗 9 个月余，左侧面照

枕部脂肪瘤。

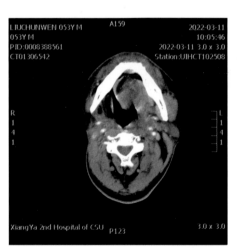

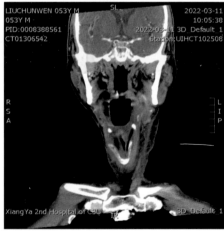

图 6-90　CT（2022 年 3 月 11 日）

显示：左侧颈淋巴结肿大，考虑转移，右舌原发灶及右颈部未见明显复发征象。

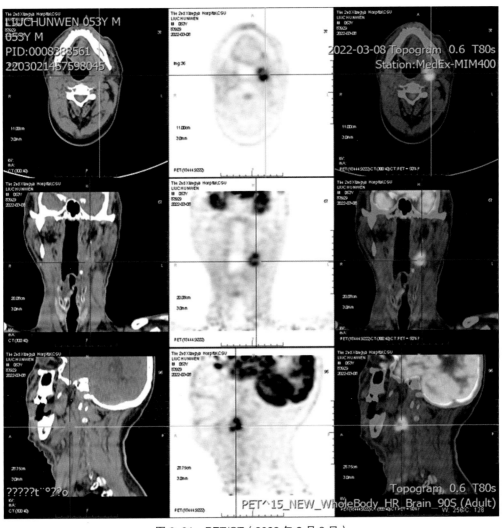

图 6-91　PET/CT（2022 年 3 月 8 日）

显示：左侧颈淋巴结肿大，考虑转移，右舌原发灶及右颈未见代谢高信号。

【复发原因分析和经验教训】该病例是局部晚期舌癌，行根治手术后，按头颈肿瘤治疗指南，及时进行了放化疗。但是，术后 9 个月仍然出现了对侧颈部淋巴结转移。总结其经验教训，笔者团队认为：

（1）该病例的整个治疗，严格遵照了头颈肿瘤指南，但术后 9 个月即出现对侧颈部转移，而原发灶和右颈部并无复发（术后病理：右舌中分化鳞癌，原发灶为 3.5 cm×2.5 cm×2.5 cm，右颈 Ⅰ 区 2/5（2 粒侵犯包膜外和脂肪、肌肉组织）、Ⅱ 区 7/18（3 粒侵犯包膜外）、Ⅳ 区 1/2 淋巴结见癌转移）。这个临床事实给笔者团队的启示是什么？原发灶和右颈部未出现复发是放化疗的作用吗？如果是，左颈部在放化疗后又出现新的转移如何解释？笔者团队长期、大量的临床实践给出的答案是否定的。笔者团队认为：在目前放化疗、靶向治疗、免疫治疗对口腔癌的治疗还没有真正突破的情况下，手术的彻底性，才是患者长期无瘤生存的关键所在，放疗很难使患者获益。

（2）对于近中线舌癌，术前检查发现同侧淋巴结已有转移或高疑转移的病例，无论临床和影像学资料是否提示对侧淋巴结转移，均应该行对侧选择性颈清扫。这应该作为近中线舌鳞癌是否需要行对侧颈清扫的重要原则。

（3）颈部放疗后的组织反应，使临床发现同侧颈部复发和对侧转移的难度大大增加，应该在出院辅导时着重提醒患者，一旦发现早期不适症状应该及时就诊。医师复查时也需根据患者术后病理结果，合理安排影像学检查，以期尽早发现复发。术后复查应主要由头颈外科、颌面外科医师执行。

病例 7　左舌癌伴左颈淋巴结转移

患者，男，50 岁。

【术前诊断】左舌癌伴左颈淋巴结转移。

【施行手术】左舌颌颈联合根治术（Ⅰ～Ⅴ区根治性颈清扫）＋股前外侧皮瓣舌缺损修复术。

【诊治经过】患者因左舌癌入住中南大学湘雅二医院颌面外科。临床检查左舌体见 2.5 cm×2.5 cm 外生性肿块，基底硬，舌活动稍受限。左颈触及多个肿大淋巴结，界清，质硬，活动。右颈未触及明显肿大淋巴结。MRI 显示：左舌体见 3.0 cm×3.0 cm×2.0 cm 肿块，基底距舌中线 1 cm。左颈多个淋巴结肿大，考虑转移。CT 显示：肿瘤位于左舌体，边界不清。左颈见多个肿大淋巴结，有明显转移特征。右颈见多个淋巴结肿大，无明显转移特征。2017 年 3 月 21 日在全麻下行"左舌颌颈联合根治术（Ⅰ～Ⅴ区根治性颈清扫）＋股前外侧皮瓣舌缺损修复术"，术后 8 天顺利出院。术后病理：左舌高 - 分化鳞癌，原发灶为 2.8 cm×2.8 cm×1.2 cm，左颈Ⅰ区 1/4、Ⅱ区 2/3、Ⅲ区 1/4、Ⅳ区 2/2（1 粒侵犯包膜外）淋巴结见癌转移，其余各区淋巴结未见癌转移。切除肿瘤标本各边界阴性。术后患者未能按时复诊，术后 2 个月余因左颈部疼痛，吞咽困难就诊，检查发现左颈硬，触及多个肿块，连接成串，转颈受限，左舌修复皮瓣愈合良好，触诊稍鼓胀。即行 PET/CT 检查，结果显示：左颈部多个代谢高信号，成串分布。颈正中、右颈、左舌根也可见多个高代谢灶，考虑原发灶及双颈部复发。即建议肿瘤内科治疗。患者回当地医院肿瘤科治疗，术后 5 个月因病情恶化去世。（图 6-92 至图 6-95）

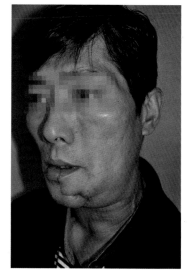

图 6-92　术后 3 月左侧面照

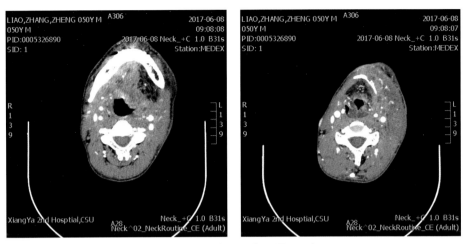

图 6-93　CT（2017 年 6 月 8 日）

显示：左舌根及双侧颈部多个代谢高信号，破坏舌骨，考虑左舌及双侧颈部广泛复发。

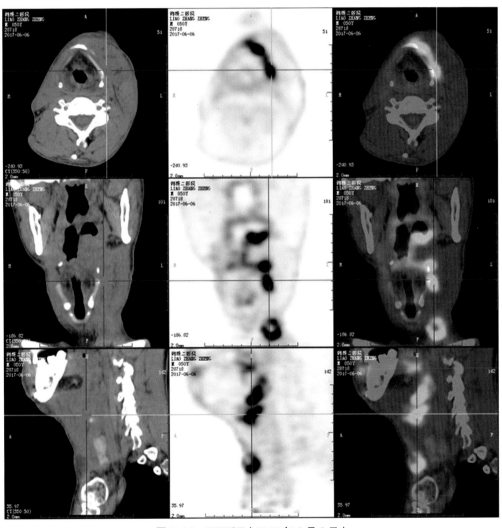

图 6-94　PET/CT（2017 年 6 月 6 日）

显示：左舌根及双侧颈部多个代谢高信号，破坏舌骨，考虑左舌及双侧颈部广泛复发。

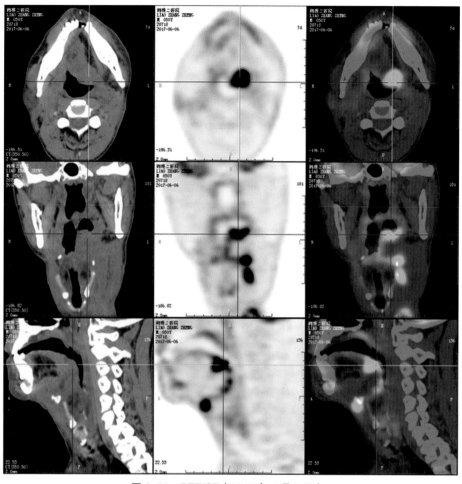

图 6-95　PET/CT（2017 年 6 月 6 日）

显示：左舌根及双侧颈部多个代谢高信号，破坏舌骨，考虑左舌及双侧颈部广泛复发。

【复发原因分析和经验教训】该病例是局部晚期舌鳞癌术后短期内复发，且进展迅速。术者回忆术中情况和查阅手术记录，术中未出现淋巴结破溃等肿瘤种植的高危因素。总结其经验教训，笔者团队认为：该患者的近期复发可能与手术关系不大，而与肿瘤细胞的"毒力"和患者机体的免疫状况密切相关。这种术后短期内复发，进展迅速的病例，临床上并不多见，通常与术前病情严重程度相关。但也可以见到术前临床分期不高，而短期内复发，快速进展病例。无论采用再次手术，还是综合治疗，均难以控制病情发展。其内在原因究竟是什么有待我们深入研究。口腔癌术后短期内局部广泛复发的病例，不宜进行再次手术。

病例 8　右舌癌

患者，男，47 岁。

【术前诊断】右舌癌。

【诊治经过】患者因右舌癌，先后于 2014 年 7 月 9 日、2016 年 4 月 21 日、2020 年 10 月 28 日，三次在我院全麻下行"右舌癌扩大切除术"，病检结果示：右舌高分化鳞癌。嘱患者 1 年内每月复查，严密观察原发灶区复发及颈部转移情况。但患者依从性差，术后未按要求按时复诊。2021 年 7 月 9 日因"右舌癌术后右颈淋巴结肿大"第四次入住本院本科，2021 年 7 月 12 日全麻下行"右侧颈部根治性淋巴清扫术"（经典Ⅰ～Ⅴ区清扫），术后 7 天顺利出院。术后病理：右颈 9/13（3 粒侵犯包膜外），右腮腺下极 1/1 淋巴结见癌转移。嘱出院后 4 周内去肿瘤科行术后辅助治疗。患者术后 2 个月自觉术区疼痛，多次来门诊复查，临床及 MRI 检查（2021 年 9 月、2021 年 12 月），均未发现异常，建议疼痛科就诊。其后在本院疼痛科多次行阻滞封闭治疗，自诉效果可维持数日。2022 年 1 月 1 日开始出现剧烈放射性头痛伴突然晕厥，呈一过性意识丧失，于当地医院予以"曲马多""吗啡片"等止痛治疗，自觉效果短暂。十余天内晕厥数次。2022 年 1 月 10 日行 PET/CT 显示：右颈可见一软组织密度肿块影，代谢高信号，右舌原发灶区未见异常信号，考虑右颈淋巴结转移。2022 年 1 月 12 日入院，MRI、CT 显示右颈部下颌升支后内侧（下颌孔水平为中心）肿块，包裹颈内外动脉，考虑右颈部复发。拟行右侧颈内动脉闭塞试验，通过后行肿块扩大切除术（备颈动脉切除）。与患者及其家属沟通后，患者拒绝手术而出院。（图 6-96 至图 6-106）

第六章　复发病例及再次手术病例分析

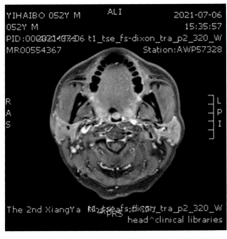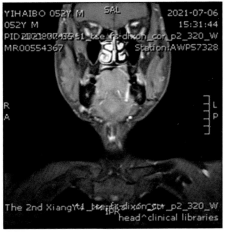

图 6-96　MRI（T1）（2021 年 7 月 6 日）

显示：右舌原发灶未见复发征象。

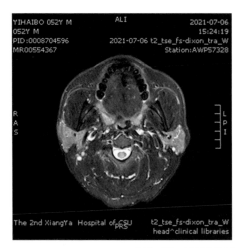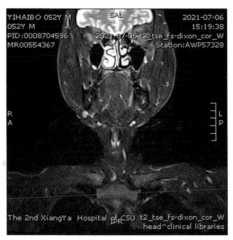

图 6-97　MRI（T2）（2021 年 7 月 6 日）

显示：右舌原发灶未见复发征象。

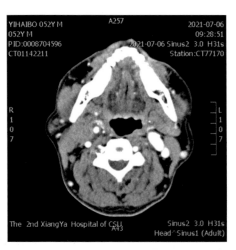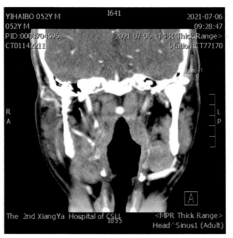

图 6-98　CT（2021 年 7 月 6 日）

显示：右颈部Ⅱ区淋巴结肿大，考虑转移。

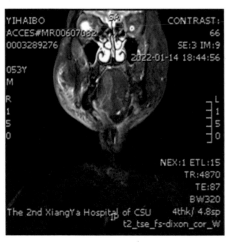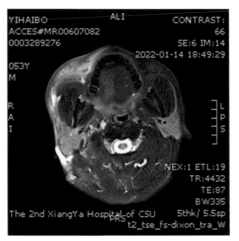

图 6-99　MRI（T2）（2022 年 1 月 14 日，右颈清扫术后 6 个月余）

显示：右舌原发灶未见复发征象。

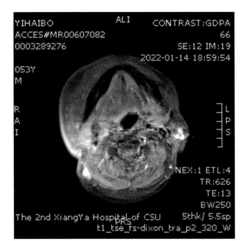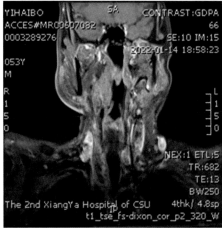

图 6-100　MRI（T1）（2022 年 1 月 14 日，右颈清扫术后 6 个月余）

显示：右颈部肿块 – 右颈颈外动脉深面淋巴结转移（咽旁间隙淋巴结 – 非常规淋巴结转移）。

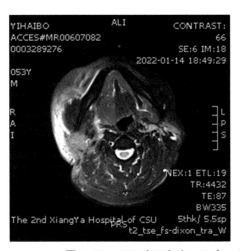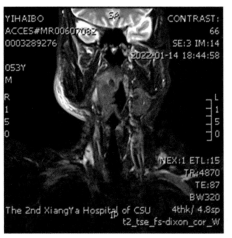

图 6-101　MRI（T2）（2022 年 1 月 14 日，右颈清扫术后 6 个月余）

显示：右颈部肿块 – 右颈颈外动脉深面淋巴结转移（咽旁间隙淋巴结 – 非常规淋巴结转移）。

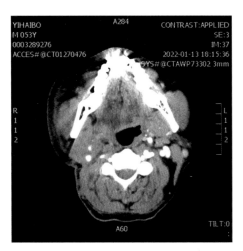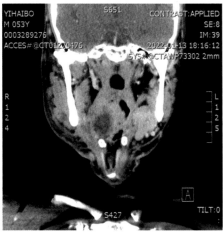

图 6-102　CT（2022 年 1 月 13 日，右颈清扫术后 6 个月余）

显示：右颈部肿块 – 右颈颈外动脉深面淋巴结转移（咽旁间隙淋巴结 – 非常规淋巴结转移）。

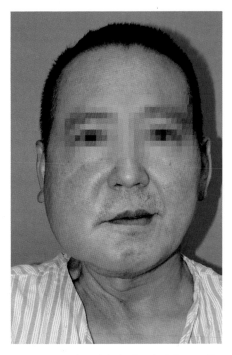

图 6-103　右颈清扫术后 6 个月余正面照

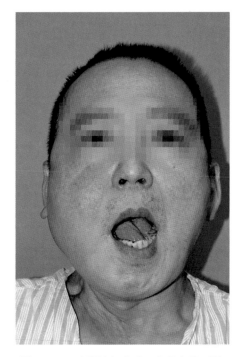

图 6-104　右颈清扫术后 6 个月余张口照

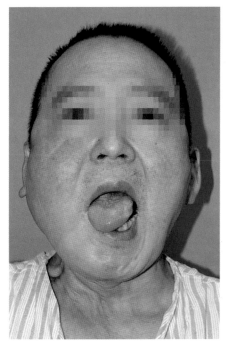

图 6-105　右颈清扫术后 6 个月余伸舌照

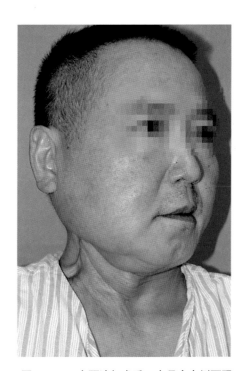

图 6-106　右颈清扫术后 6 个月余右侧面照

【复发原因分析和经验教训】该病例发病初期是早期舌癌，曾多次行局部口底切除，虽然在出院时医师按照医疗规范，嘱患者按时复查，但患者未能遵照执行。错过了早期发现颈部淋巴转移机会和最佳治疗时间点。总结经验教训，笔者团队认为：

（1）按照头颈肿瘤指南，早期舌癌（T_1）可以选择局部扩大切除，但前提是患者必须具有良好的依从性，能够按照医嘱按时复诊。否则，应该首次治疗选择联合根治式（已有临床研究结果表明，早期舌癌局部切除和联合根治，后者生存率远大于前者）。

（2）对于局部淋巴结出现转移的病例，选择经典根治性颈淋巴结清扫术式，不能彻底清除非常规淋巴结，存在较大颈部复发风险（见第二章）。

（3）颈淋巴结清扫术后再次出现复发，早期诊断有较大难度。一是由于术后颈部瘢痕形成，触诊不清。二是影像学检查无法区别术后改变和早期复发。笔者团队的经验表明，术后局部的舒适度是帮助诊断的重要信号。因此，复诊时应该仔细询问患者局部细微的感觉变化，尤其是不适症状的连续变化特点。PET/CT 检查是早期复发较敏感的检查方法。

（4）由于影像学诊断医师缺乏临床信息，往往对早期复发难以准确做出诊断。笔者团队仔细对比该病例 2021 年 9 月和 2021 年 12 月的 MRI 影像发现：在出现颈部不适的早期，MRI 已有可疑复发信号，3 个月后 MRI 可疑区域，已有肿瘤复发明确特征。因此应该提倡颌面外科、头颈外科医师自己阅片，结合临床信息做出判断。

（5）对口腔癌术后出现局部疼痛的患者，应该首先考虑复发，不应转疼痛科治疗，以免延误诊断和治疗。

病例 9　左舌癌伴双颈部淋巴结转移

患者，男，51 岁。

【术前诊断】左舌癌伴双颈部淋巴结转移。

【施行手术】舌（全舌）颌颈联合根治术（左颈改良 I～V 区根治性颈清扫，右颈改良肩胛舌骨上清扫）＋左下颌骨部分切除术＋左扁桃体切除术＋钛重建板植入术＋股前外侧皮瓣舌缺损修复术＋气管切开术。

【诊治经过】患者于 2020 年 11 月 13 日因"左舌鳞癌"入住中南大学湘雅二医院口腔颌面外科，临床检查：左舌见 5.0 cm×1.5 cm 溃疡，基底广泛浸润。前至舌尖，后至舌根，外至舌颌沟，内侧超过中线，累及右侧舌体。MRI 显示：肿瘤位于左舌，侵犯舌根、左舌腭弓，与左翼内肌紧邻，累及右侧舌体和舌外肌。CT 显示：肿瘤位于舌左侧，累及近全舌，与左下颌骨紧邻，未见明显骨破坏。左颈多个淋巴结肿大，有明显转移特征。右颈 II 区淋巴结肿大，可疑转移。PET/CT 显示：左舌原发灶、双颈高代谢，考虑左舌癌伴双颈转移。2020 年 11 月 19 日，在全麻下行"舌（全舌）颌颈联合根治术（左颈改良 I～V 区根治性颈清扫，右颈改良扩大肩胛舌骨上清扫）＋左下颌骨部分切除术＋左扁桃体切除术＋钛重建板植入术＋股前外侧皮瓣舌缺损修复术＋气管切开术"。术后病理：左舌高分化鳞癌，原发灶为 8.0 cm×4.0 cm×4.0 cm，左颈 I 区 1/1（侵犯包膜外）、II 区 2/4、右颈 I 区 1/1（侵犯包膜外）、II 区 2/4 淋巴结见癌转移，其余各区淋巴结未见癌转移。切除肿瘤标本各边界阴性。术后 3 个月（2021 年 2 月）复诊，患者诉无明显不适感，进食较前改善，可进流质及软食。PET/CT 提示：口底、咽侧颈部呈术后改变，未见高代谢影像。MRI 检查提示左咽侧、翼内肌区信号改变，考虑术后改变。术后 7 月余（2021 年 6 月）患者诉左咽侧、左软腭区不适，吞咽正常。即行 MRI 检查提示左咽侧、翼内肌区信号改变，考虑炎症。PET/CT 检查，报告左下颌骨升支内侧代谢高信号，考虑炎症。右舌根代谢高信号，可疑复发。经临床触诊及 MRI 检查排除右舌骨复发（直至术后 11 个月，右舌根无复发迹象）。但术者阅片见左翼内肌区，紧邻左下颌骨升支，有高代谢信号和可疑骨破坏，嘱患者回当地医院静脉滴注抗生素 1 周后复诊。但患者未来复诊，电话告知，症状消失。术后 11 个月（2021 年 10 月）再次复诊，诉吞咽困难，局部及头部疼痛。检查发现：张口度约半指（此前约 1 指），左咽侧、软腭明显隆起，重建舌的皮瓣软，未见溃疡，未触及肿块。行 CT、MRI 检查，报告左口咽、翼内外肌区肿块，向上累及翼腭窝，紧邻左海绵窦。考虑肿瘤巨大，向上已至颅底，手术难以彻底切除，建议患者姑息治疗。（图 6-107 至图 6-135）

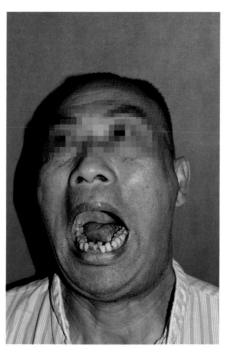

图 6-107　术前照片

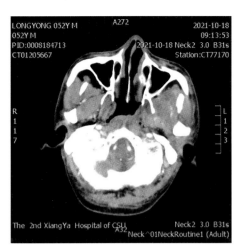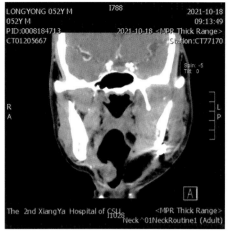
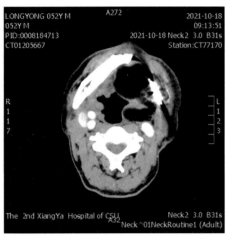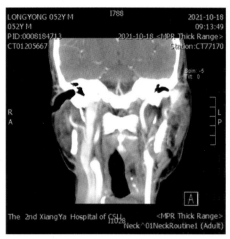

图 6-135　CT（2021 年 10 月 18 日，术后 11 个月）

显示：翼内肌、翼外肌广泛受累，肿瘤已至颅底；原发病灶区域及双颈部未见复发征象。

【复发原因分析和经验教训】患者左舌高分化鳞癌伴双颈转移，术前为局部晚期。2020 年 11 月 19 日，在全麻下行"舌（全舌）颌颈联合根治术（左颈改良Ⅰ～Ⅴ区根治性颈清扫，右颈改良肩胛舌骨上清扫）＋左下颌骨部分切除术＋左扁桃体切除术＋钛重建板植入术＋左股前外侧皮瓣舌缺损修复术"。术后 11 个月，临床及影像学检查显示：左口咽、翼内外肌区肿块，向上累及翼腭窝，紧邻左海绵窦。舌原发灶区、双颈部未见复发。总结经验教训，笔者团队认为：

（1）该病例为局部晚期舌癌，术后舌原发灶区，双侧颈部未见复发，却出现了翼内肌及颅底区复发。这一复发部位在临床上极为少见。但笔者团队从术前临床检查看，左舌肿瘤侵犯舌根、舌腭弓。MRI、CT 显示：肿瘤与翼内肌紧邻。手术方案及实施过程中，并未将与肿瘤紧邻的翼内肌扩大切除，而术后复发的部位正好出现在翼内肌、翼腭窝。因此可以判定，肿瘤复发是由于未彻底切除与肿瘤紧邻的翼内肌所致。这提示笔者团队在肿瘤位于舌根和舌体后部已侵犯舌根的病例，必须重视参与形成舌体后部的茎突舌肌和相邻翼内肌的处理（见第二章病例 9）。

（2）术后8个月，患者出现了左口咽部不适，MRI检查左侧翼内肌信号改变，而PET/CT检查提示该区域代谢高信号，疑为炎症，患者经抗感染治疗后症状消失。故未予以重视。此后，患者又多次出现左口咽不适、疼痛和吞咽障碍，遵医嘱去医院静脉滴注抗生素后缓解。直至术后11个月，患者局部症状明显加重，持续头痛就诊。MRI、CT检查显示：左口咽、翼内外肌区肿块，向上累及翼腭窝，紧邻左海绵窦。失去了再次手术根治的机会。反思整个诊疗过程，笔者团队发现：一是患者明显存在"排斥复发"的心理，以至于认为"抗感染治疗有效"；二是由于此类复发在临床上少见，医师在"抗感染治疗有效"引导下忽视了复发的可能性；另外还在患者出现症状，而影像学报告不确定时，过分依赖影像学专业医师的判断，因而出现早期对复发判断失误，这值得每一个临床医师重视。

（3）大量临床经验证明，术后感染多出现在1～2个月内，术后3个月以上新出现的"感染"，首先应考虑肿瘤复发。

病例 ⑩ 右舌癌伴右颈淋巴结转移

患者，男，53岁。

【术前诊断】右舌癌伴右颈淋巴结转移。

【施行手术】右侧舌颌颈联合根治术（改良扩大肩胛舌骨上清扫）＋股前外侧皮瓣舌缺损修复术。

【诊治经过】2020年6月28日因"发现右侧舌缘肿物3个月"第一次入住中南大学湘雅二医院口腔颌面外科。诊断为"右舌癌伴右颈淋巴结转移"。临床检查：右侧舌缘见约2.0 cm×2.0 cm溃疡，基底硬，右颈触及多个肿大淋巴结，质中，活动。MRI显示：右侧舌缘中前部见3.0 cm×3.0 cm×2.0 cm肿块，推进缘型，未累及舌中线。CT显示：右颈部Ⅰ区见多个肿大淋巴结，可疑转移。2020年7月7日在全麻下行"右侧舌颌颈联合根治术（改良扩大肩胛舌骨上清扫）＋股前外侧皮瓣舌缺损修复术"。术后病理：右舌高-中分化鳞癌，原发灶大小为2.0 cm×1.5 cm×1.0 cm，右颈Ⅰ区2/4淋巴结见癌转移（2粒均侵犯被膜，但未突破包膜），其余各区淋巴结未见癌转移。切除肿瘤标本各边界阴性。

2021年4月4日（术后9个月），门诊常规复查时，发现左舌前份触诊稍硬，左颈中份触及1.0

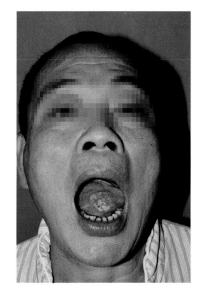

图6-136　第一次术前照片

cm×1.0 cm 淋巴结，质中偏硬，活动。右颈未触及淋巴结肿大。追问病史，患者诉局部无明显不适，唾液无明显增加，吞咽正常。即 PET/CT 检查，结果提示局部复发，左颈淋巴结转移。因"右舌癌术后复发伴左颈淋巴结转移"入院。专科检查：面部基本对称，舌形态及活动可。左舌前份舌腹深部，可触及一大小约 1.0 cm×1.0 cm 肿物。左颈中份触及一大小约 1.0 cm×1.0 cm 大小肿大淋巴结，质中偏硬，活动。2021 年 4 月 14 日在全麻下行"左侧舌颌颈联合根治术（左颈Ⅰ～Ⅴ区改良根治性颈清扫）＋股前外侧肌皮瓣舌缺损修复术＋气管切开术"。术后病理：左舌中分化鳞癌，原发灶为 1.0 cm×1.0 cm×1.0 cm，左颈Ⅰ区 1/4，Ⅲ区 1/8（侵犯包膜外）淋巴结见癌转移，其余各区淋巴结未见癌转移。切除肿瘤标本各边界阴性。

术后顺利康复出院。出院医嘱建议患者行术后综合治疗（患者拒绝）。

患者术后未行放化疗等辅助治疗，至今无瘤生存。（图 6-136 至图 6-168）

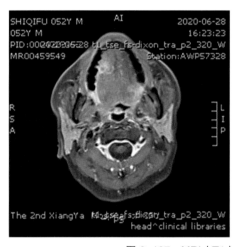 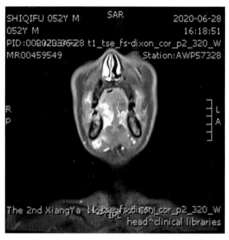

图 6-137　MRI（T1）（2020 年 6 月 28 日）

显示：右舌癌原发灶。

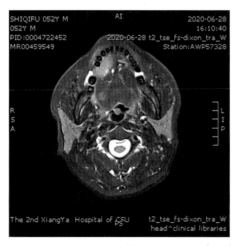 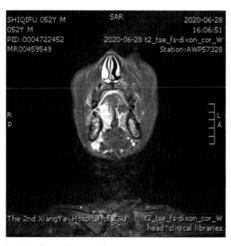

图 6-138　MRI（T2）（2020 年 6 月 28 日）

显示：右舌癌原发灶。

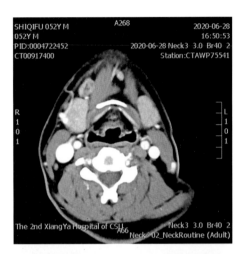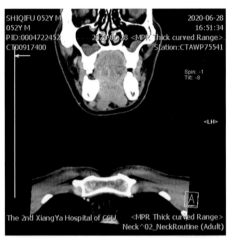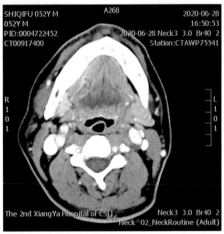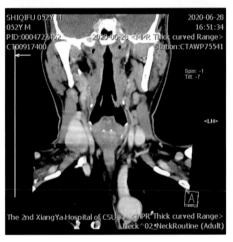

图 6-139　CT

显示：右颈部Ⅰ区见多个肿大淋巴结，可疑转移，左颈淋巴结未见转移。

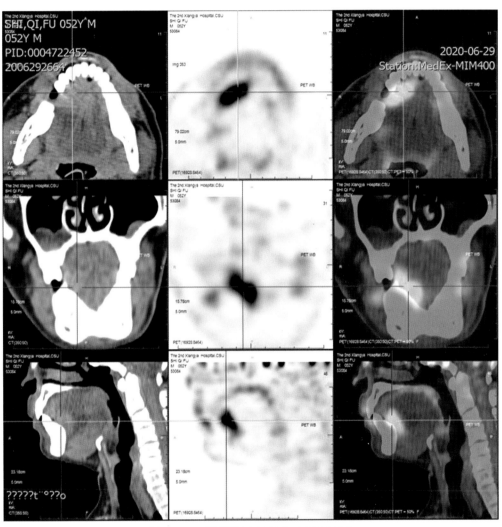

图 6-140　PET/CT（2020 年 6 月 29 日）

显示：左颈淋巴结未见转移。

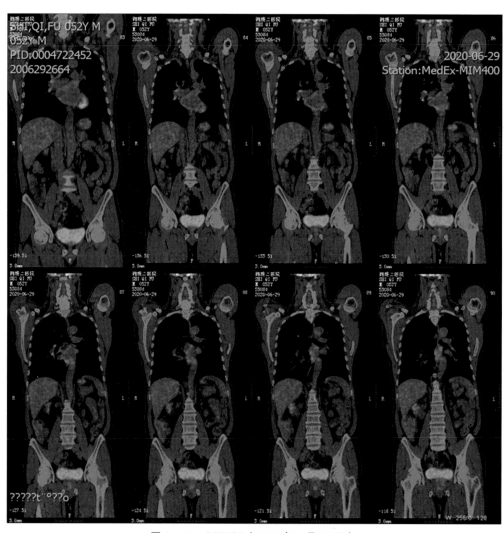

图6-141　PET/CT（2020年6月29日）

显示：全身未见转移。

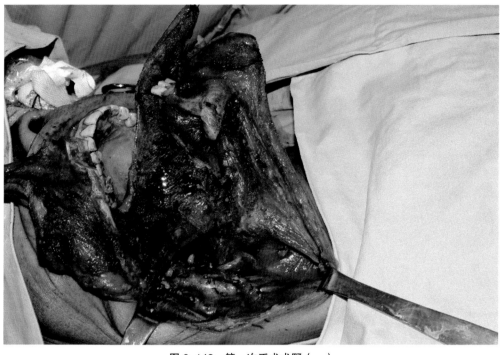

图 6-142 第一次手术术野（一）

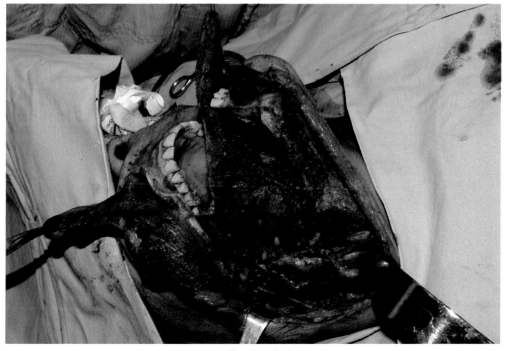

图 6-143 第一次手术术野（二）

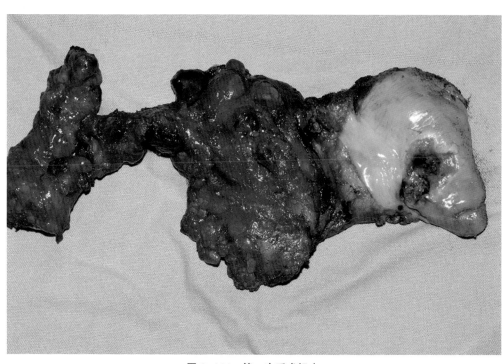

图 6-144　第一次手术标本

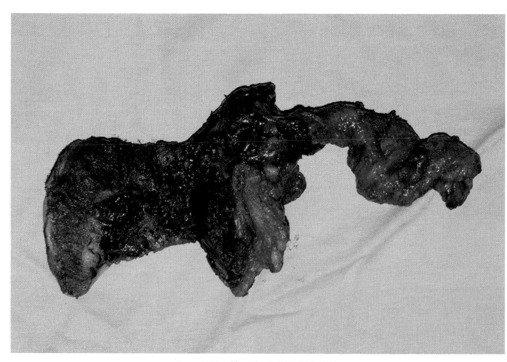

图 6-145　第一次手术标本中线侧

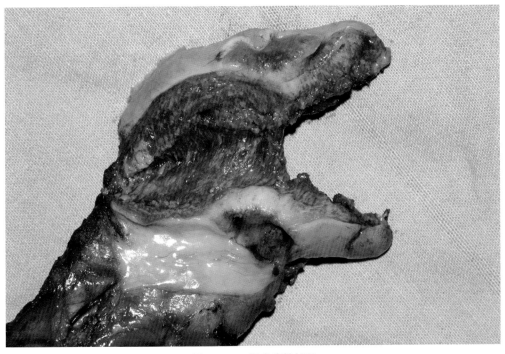

图 6-146　原发病灶剖面

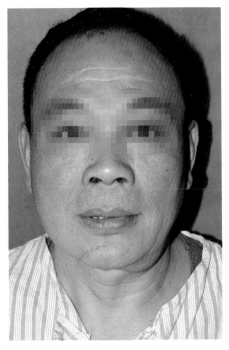

图 6-147　第一次手术术后 9 个月正面照

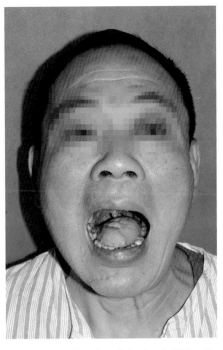

图 6-148　第一次手术术后 9 个月张口照

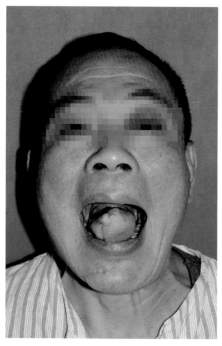

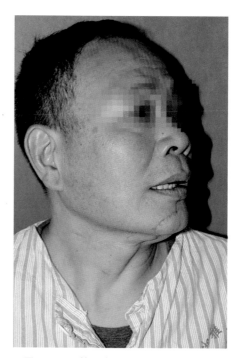

图 6-149　第一次手术术后 9 个月伸舌照　　　　图 6-150　第一次手术术后 9 个月侧面照

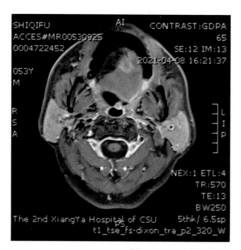

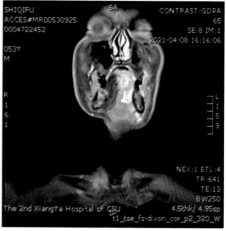

图 6-151　MRI（T1）（2021 年 4 月 8 日）

显示：右舌癌复发灶。

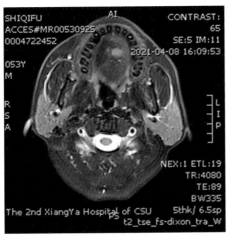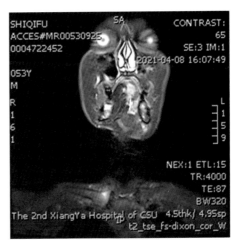

图 6-152 MRI（T2）（2021 年 4 月 8 日）

显示：右舌癌复发灶。

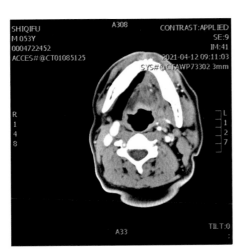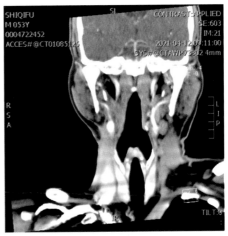

图 6-153 CT（2021 年 4 月 12 日）

显示：左颈多个淋巴结肿大，考虑转移；右颈未见明显淋巴结肿大。

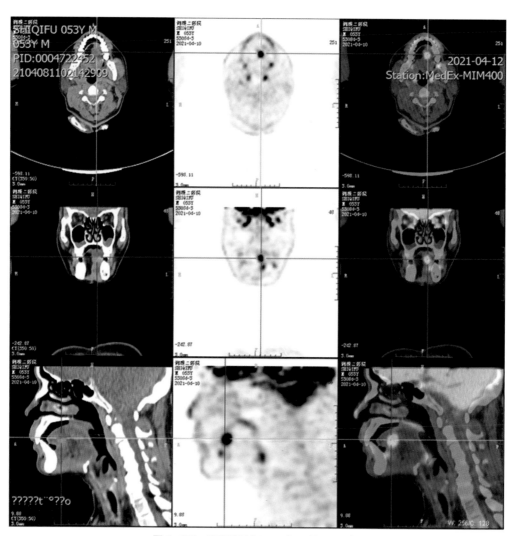

图 6-154　PET/CT（2021 年 4 月 12 日）

显示：左舌复发灶代谢高信号，与右侧皮瓣交界区存在正常舌肌影像。

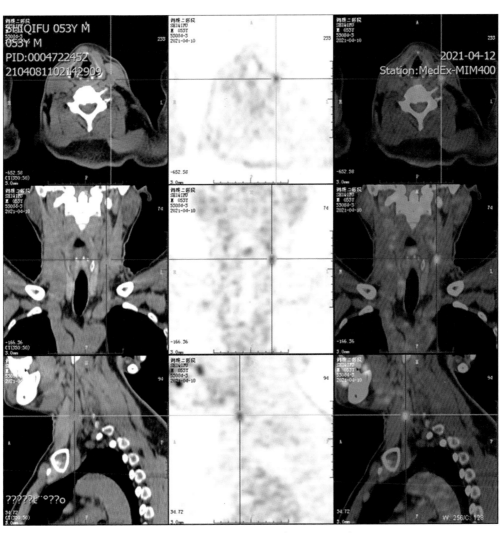

图 6-155　PET/CT（2021 年 4 月 12 日）

显示：右舌癌复发，左颈淋巴结转移。

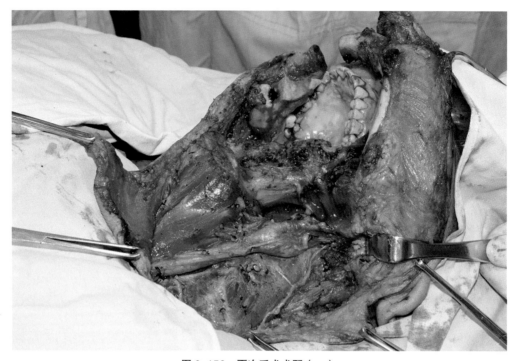

图 6-156 再次手术术野（一）

残余舌根

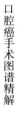

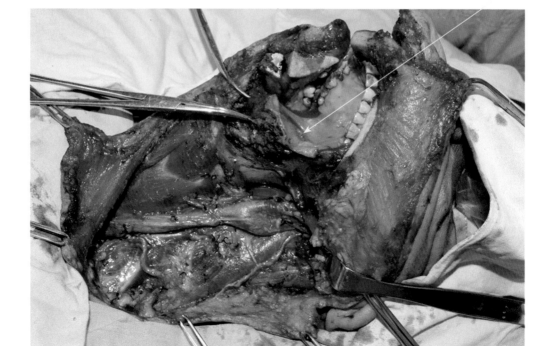

图 6-157 再次手术术野（二）

430

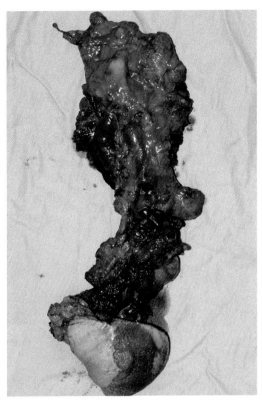

图 6-158　再次手术标本

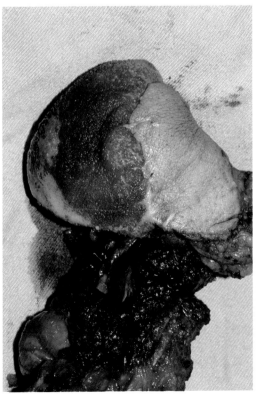

图 6-159　再次手术标本局部

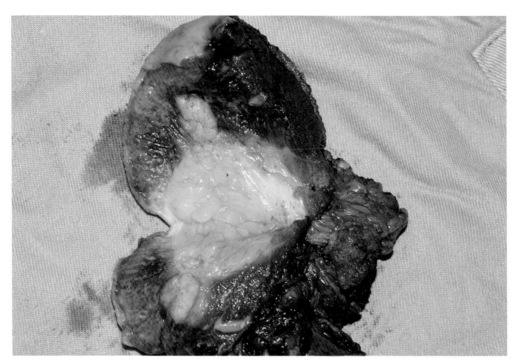

图 6-160　再次手术标本剖面，复发病灶与皮瓣显示相对独立

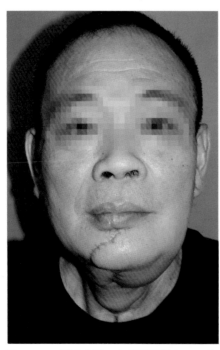

图 6-161　再次术后 1 个月正面照（2021 年 5 月 10 日）

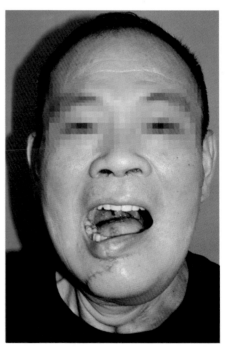

图 6-162　再次术后 1 个月张口照（2021 年 5 月 10 日）

重建舌体容积丰满。

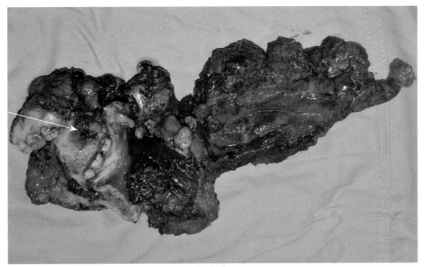

肿瘤原发灶

图 6-177　手术标本黏膜面

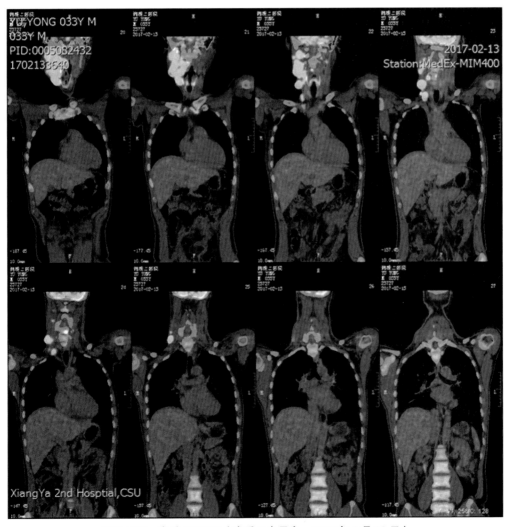

图 6-178　术后 PET/CT（术后 2 个月余，2017 年 2 月 13 日）

显示：右颊部原发灶及右侧颈部广泛复发。

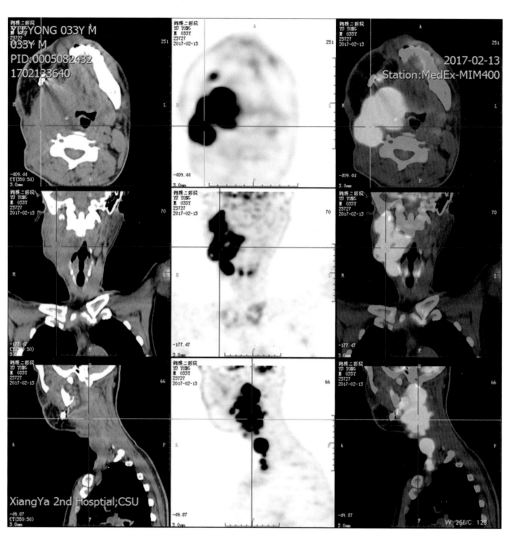

图 6-179　术后 PET/CT（术后 2 个月余，2017 年 2 月 13 日）

显示：右颊部原发灶及右侧颈部广泛复发。

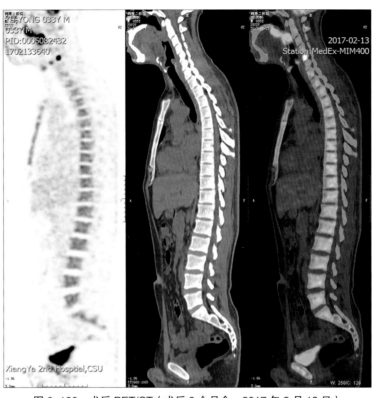

图 6-180　术后 PET/CT（术后 2 个月余，2017 年 2 月 13 日）

显示：颈椎椎体癌转移。

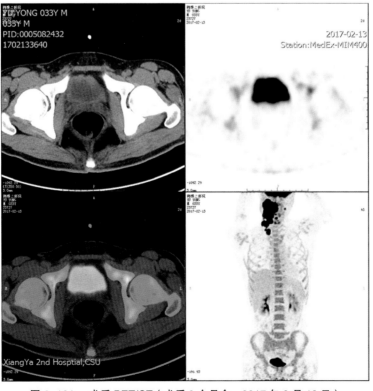

图 6-181　术后 PET/CT（术后 2 个月余，2017 年 2 月 13 日）

显示：颈椎椎体癌转移。

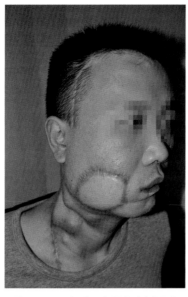
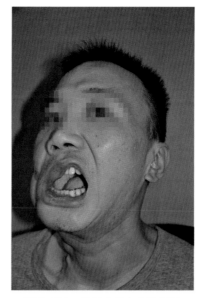

图6-182　术后2个月余右侧面照　　　图6-183　术后2月个余张口照

【复发原因分析和经验教训】该病例原发病灶不大，淋巴结转移仅限于颌下区，但在术后近期却出现了局部广泛复发和骨转移。从手术方案和过程来看，很难找出与手术相关的复发原因。总结经验教训，笔者团队认为：这可能与手术彻底性无明显关系，而可能与术区有肉眼不能发现的癌细胞残留有关，当患者手术创伤导致免疫力低下，残留的癌细胞重新生长，导致肿瘤的复发呈爆发式生长。也可能患者机体存在循环肿瘤细胞，在机体免疫力低下时，重新在原发灶区和颈部定植所致。这种临床现象值得大家思考和研究。术后短期内广泛多灶复发，且进展迅速的病例，是再次手术的禁忌。

病例12　左颊癌术后复发

患者，女，57岁。

【术前诊断】左颊癌术后复发。

【施行手术】左颊颌颈联合根治术（颊部肿块扩大贯通切除，左下颌骨边缘性切除，左颈Ⅰ～Ⅴ区清扫）＋左股前外侧皮瓣颊缺损修复术。

【诊治经过】2015年12月因"左颊癌"在省内某三甲医院行"颊部肿物扩大切除术＋左侧颈淋巴结清扫术＋左前臂皮瓣转移修复术"。术后5个月发现左颊部肿块，轻压痛，考虑感染，即行抗感染治疗，效果不佳。近2个月来逐渐增大，2周前发现肿瘤表面皮肤破溃，流出少量"脓样"分泌物。于2016年7月25日入住中南大学湘雅二医院口腔颌面外科。临床检查：左下唇及前颊部见修复皮瓣，触诊软，未见溃疡，未触及肿块。在距皮瓣后界约1 cm处触及2.0 cm×2.0 cm肿块，界清，与皮肤粘连，肿块表面皮肤破溃，内有少量豆渣样物流出。左颈部未触及明显

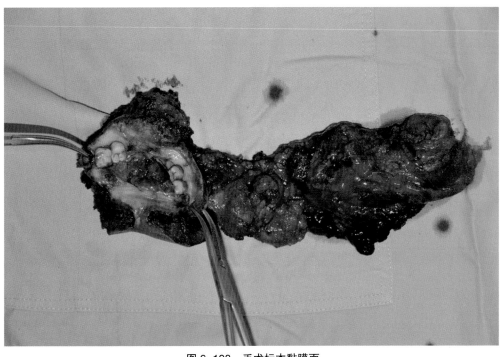

图 6-198　手术标本黏膜面

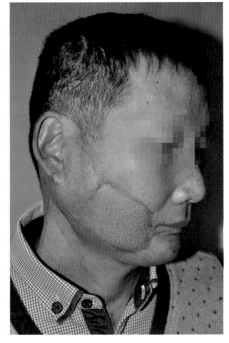

图 6-199　术后 5 个月右侧面照

同侧腮腺转移。

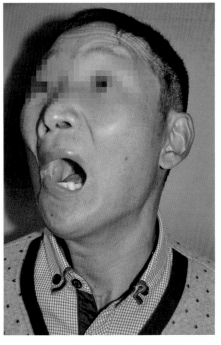

图 6-200　术后 5 个月张口照

同侧腮腺转移。

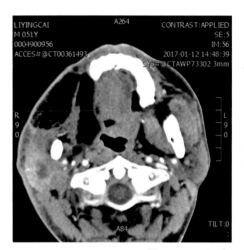
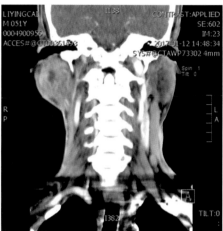

图6-201　CT（2017年1月12日）

显示：右腮腺转移。

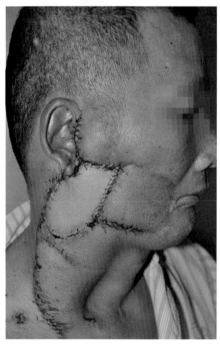
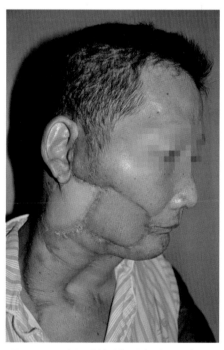

图6-202　右腮腺转移切除（2017年1月25日）　胸大肌皮瓣修复术后。

图6-203　右腮腺转移切除术后20天（2017年2月10日）

颈部多个皮下结节。

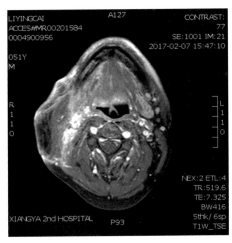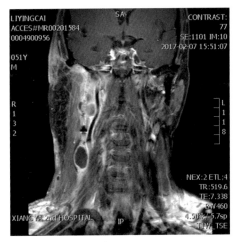

图 6-204　MRI（T1）（2017 年 2 月 7 日）

显示：同侧颈部及皮下多发转移灶。

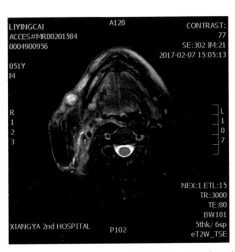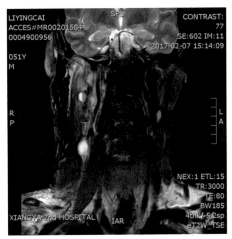

图 6-205　MRI（T2）（2017 年 2 月 7 日）

显示：同侧颈部及皮下多发转移灶。

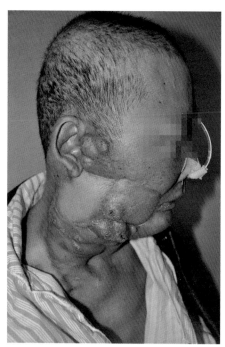

图 6-206　右腮腺转移切除术后 55 天（2017 年
3 月 15 日）

颈部多个皮下结节。

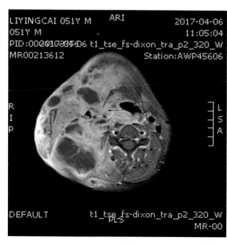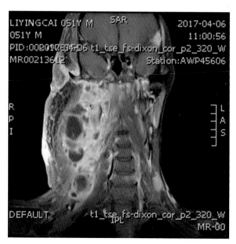

图 6-207　MRI（T1）（2017 年 4 月 6 日）

显示：同侧颈部及皮下多发转移灶进展。

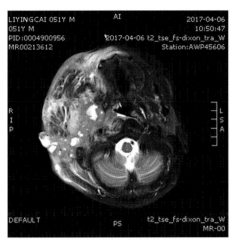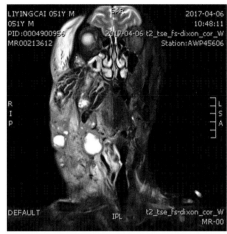

图 6-208 MRI（T2）（2017 年 4 月 6 日）

显示：同侧颈部及皮下多发转移灶进展。

【复发原因分析和经验教训】患者是局部晚期颊癌，术后 3 个月复查未见原发灶和颈部复发（临床和 PET/CT 检查），但术后第 4 个月出现同侧腮腺转移。但再次手术后短期内迅速出现颈部、原发灶周边皮肤间质转移和原发灶复发，这在临床上并不多见。分析复发原因和总结经验教训，笔者团队认为：

（1）该例患者的这种现象，无法用原发灶和颈部手术不彻底来解释，而可能与术区有肉眼不能发现的癌细胞残留，当患者手术创伤导致免疫力低下，残留的癌细胞重新生长，导致肿瘤的复发，爆发式生长；也可能患者机体存在循环肿瘤细胞，在机体免疫力低下时，重新在原发灶区和颈部定植所致。就该病例而言，笔者团队更倾向于后者。临床经验提示，局部复发通常是渐进性的，而该病例的复发却是一个爆发性的过程。虽然根据文献资料推测有上述两种可能，更确切的原因还有待笔者团队深入研究。

（2）原发灶 T_3 以上的颊癌和原发灶位于后颊部的颊癌，可能出现腮腺转移，临床上并不罕见，应予以重视。

病例⑭ 右颊癌伴右颈淋巴结转移

患者，男，64 岁。

【术前诊断】右颊癌伴右颈淋巴结转移。

【施行手术】右侧颊颌联合根治术＋股前外侧皮瓣颊缺损修复术＋气管切开术。

【诊治经过】患者 2021 年 3 月 16 日因"右颊癌"入住中南大学湘雅二医院口腔颌面外科。临床检查：肿瘤位于右后颊，前界超过咬肌前缘至前颊部，原发病灶约 3.0 cm×3.0 cm，突出于黏膜表面，基底浸润，颊部皮肤色质正常，中度张口受限。右颌下及颈部触及多个肿大淋巴结，界清，质中偏硬。外院 CT 显示：肿瘤主要位于后颊，与翼内肌、咬肌邻近，上颌骨牙槽突及上颌结节见骨破坏。肿瘤前界跨越咬肌前缘侵犯前颊和颊肌，未累及皮下脂肪。右颈部多个淋巴结肿大，有转移特征。

2021年3月16日在全麻下行"右侧颊颌联合根治术（非贯通切除＋颥下扩大切除＋右颈Ⅴ区根治行颈清扫）＋股前外侧皮瓣颊缺损修复术＋气管切开术"。术后病理：右颊中分化鳞癌，原发灶为2.5 cm×2.5 cm×1.2 cm（甲醛固定后），右颈Ⅰ区1/1（灶性侵犯包膜外）、Ⅱ区2/2（1粒侵犯包膜外）淋巴结见癌转移，其余各区淋巴结未见癌转移。切除肿瘤标本各边界阴性。

术后3个月，患者出现右前颊部肿胀不适，穿刺抽出淡黄色液体，考虑涎漏。术后4个月复诊，患者局部肿胀不适加重，且伴有局部疼痛，肿胀区穿刺，抽出较多淡红色稍浑浊液体，内含少量豆渣样物。经皮肤入路切取组织病检，报告为鳞癌。临床检查：右前颊肿块，向周围浸润，颧弓上下区域丰满，张口中度受限。左颌下肿块，界清，质硬，活动。外院CT显示：右前颊、颥下区肿块。PET/CT显示：右颊部颅底区代谢高信号，考虑复发。于2021年7月8日在全麻下行"右颊复发肿瘤侧颅底根治术（颊部贯通切除）＋右下颌骨切除＋股前外侧皮瓣颊、颅底缺损修复术"。术后病理：右颊高－中分化鳞癌，原发灶为3.5 cm×2.5 cm×2.5 cm（甲醛固定后），左颈Ⅰ区3/3（侵犯包膜外）淋巴结见癌转移，其余各区淋巴结未见癌转移。切除肿瘤标本各边界阴性。术后顺利出院。出院医嘱4周内行辅助治疗。（图6-209至图6-220）

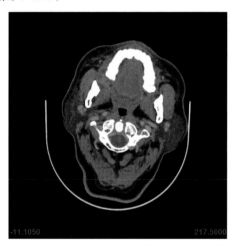 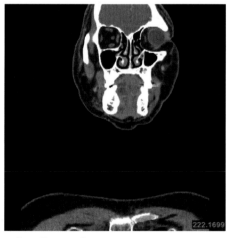

图6-209　CT（2021年2月23日）
显示：右颊肿瘤部分累及颊肌（前颊）。

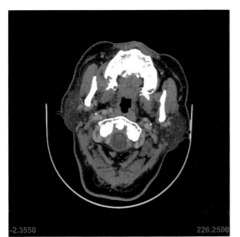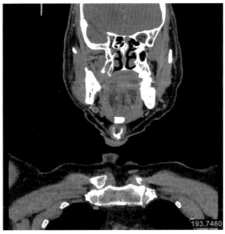

图 6-210　CT（2021 年 2 月 23 日）

显示：右颊肿瘤累及翼内肌，上颌结节骨破坏（后颊）。

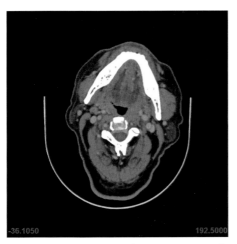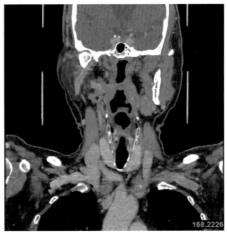

图 6-211　CT（2021 年 2 月 23 日）

显示：右颈部多发淋巴结肿大，考虑转移。

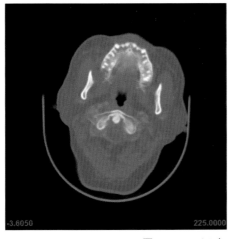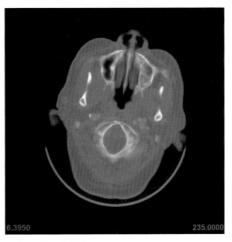

图 6-212　CT（2021 年 2 月 23 日）

显示：右颊癌破坏上后牙槽突及上颌结节骨，翼板可疑破坏。

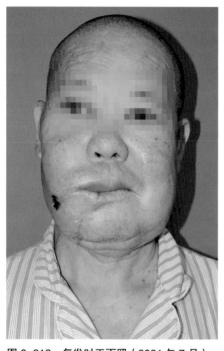

图 6-213　复发时正面照（2021 年 7 月）

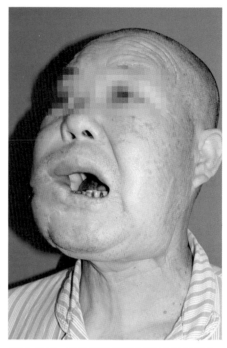

图 6-214　复发时张口照（2021 年 7 月）

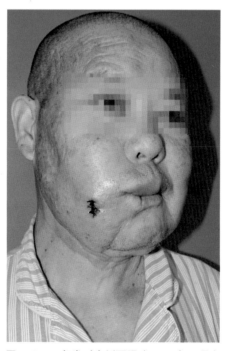

图 6-215　复发时右侧面照（2021 年 7 月）

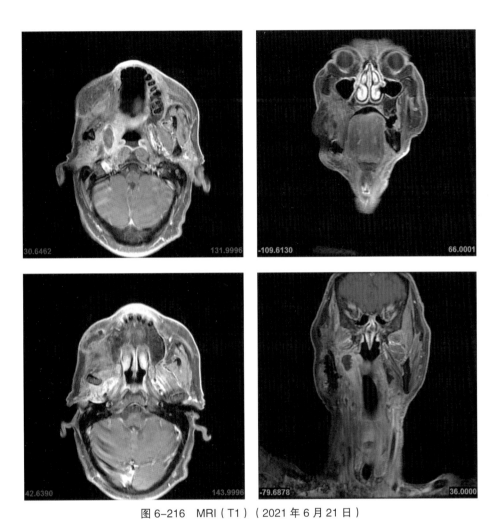

图 6-216　MRI（T1）（2021 年 6 月 21 日）

显示：右颊肿瘤复发累及皮肤（前颊）、翼内肌及颞肌，可疑累及翼外肌。

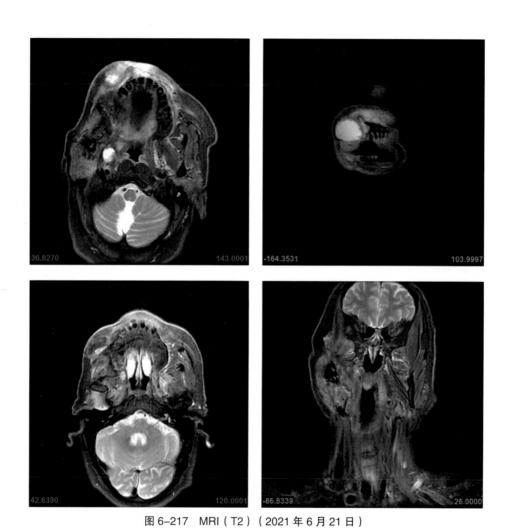

图 6-217 MRI（T2）（2021 年 6 月 21 日）

显示：右颊肿瘤复发累及皮肤（前颊）、翼内肌及颞肌，可疑累及翼外肌。

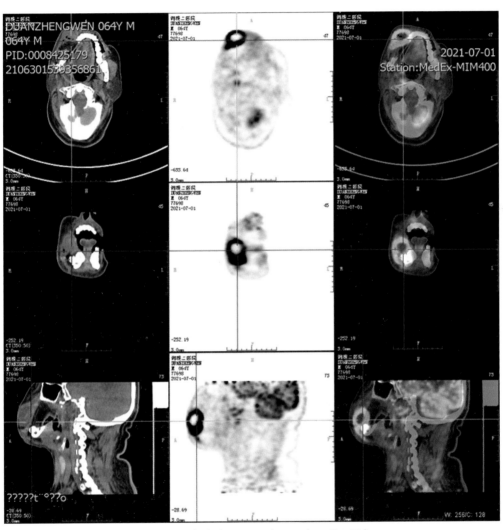

图 6-218 复发时 PET/CT（2021 年 7 月 1 日）

显示：前颊代谢高信号累及皮肤。

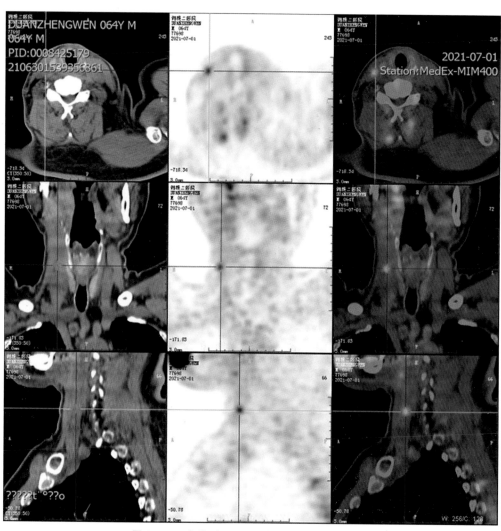

图 6-219　复发时 PET/CT（2021 年 7 月 1 日）

显示：颅底及右侧颈部代谢高信号影，提示颅底复发及同侧颈部转移。

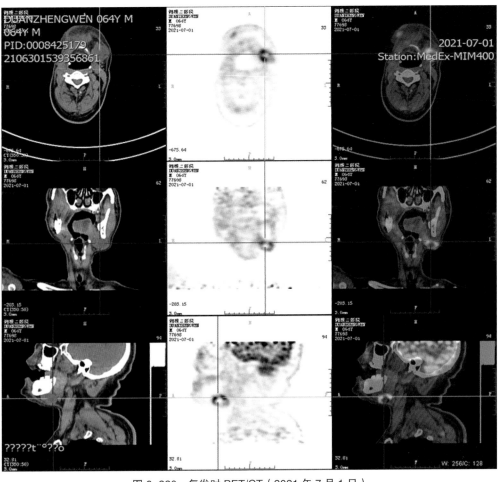

图 6-220　复发时 PET/CT（2021 年 7 月 1 日）

显示：左侧颌下代谢高信号影，提示转移。

【复发原因分析和经验教训】患者是局部晚期的颊癌，肿瘤主要位于后颊部，累及口腔后部深区的多个解剖结构。前界超过咬肌至前颊，已侵犯颊肌，未累及皮下脂肪。第一次手术方案为右颊肿瘤扩大切除＋颞下扩大切除＋右根治性颈清扫。术后 4 个月 CT、PET/CT 检查显示，右侧前颊部、颅底区复发。分析复发原因和总结经验教训，笔者团队认为：

（1）第一次术前 CT 已经显示后颊肿瘤侵犯前颊部，并累及颊肌，而且上颌结节骨破坏，翼内肌也有可疑受累迹象。因此，恰当的手术方案应该是：包括前颊贯通切除的侧颅底根治（见第三章和第四章相关内容）。

（2）原发于前颊和虽然原发于后颊但已经累及前颊的病例，只要颊肌被肿瘤侵犯，就必须将皮肤贯通切除，否则易于复发。皮肤和皮下组织"未见明显受累"，不应作为保留皮肤指征。

（3）肿瘤复发多为实质性肿块，但也可以呈囊性表现。内容物可为淡红色稍浑浊液体或淡黄色液体，常常含有少量豆渣样物。

病例⑮ 左颊癌术后复发

患者，男，46岁。

【术前诊断】左颊癌术后复发。

【施行手术】左侧颅底根治术＋左颈淋巴清扫术（左颈Ⅴ区根治性颈清扫）＋股前外侧皮瓣颊、颅底缺损修复术。

【诊治经过】患者因左颊癌入住省内某三甲医院，病检为"高分化鳞癌"，于2020年5月3日行"左颊癌切除术＋颈清扫术＋左鼻唇沟皮瓣转移修复术"，术后顺利出院。1个月后入住该院肿瘤科，行局部放疗（适形调强放疗59.60 Gy），加同期化疗。此后多次临床复查及 MRI 检查未见局部复发。2 个月前出现左颊溃疡，伴疼痛，今为求进一步诊治遂来中南大学湘雅二医院口腔颌面外科门诊，以"左颊癌术后复发"于2022年3月16日收入院。临床检查：左颊皮肤呈板状，前部见 1.0 cm×1.0 cm 肿块，表面溃烂。张口度 0.5 cm，可见左颊近下前庭沟处溃疡，范围不清。MRI 显示：左颊肿块，累及皮肤、咬肌、翼内肌。CT 显示：左颊肿块，累及皮肤、咬肌、翼内肌，破坏下颌骨体及升支，双颈部未见淋巴结转移。PET/CT 显示：左颊部肿块，代谢高信号，累及下颌骨及咬肌、翼内肌。于2022年3月24日全麻下行"左侧颅底根治术＋左颈淋巴结清扫术（左颈Ⅴ区根治性颈清扫）＋右颈肩胛舌骨上清扫术＋股前外侧皮瓣颊、颅底缺损修复术"。术后病理：左颊中分化鳞癌，原发灶为 4.0 cm×3.0 cm×1.5 cm，右颈Ⅰ区 1/2（1 粒侵犯包膜外），Ⅱ区 1/2 淋巴结见癌转移，其余各区淋巴结未见癌转移。切除肿瘤标本各边界阴性。术后 2 个月复查，局部再次广泛复发。（图 6-221 至图 6-232）

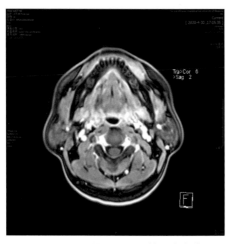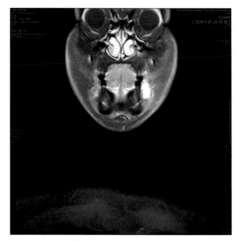

图 6-221　第一次术前 MRI（T1）（2020 年 4 月 30 日）

显示：肿瘤位于前颊，累及颊肌。

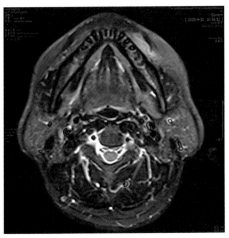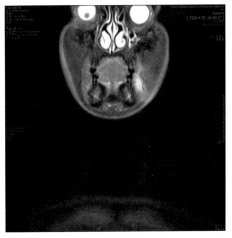

图 6-222 第一次术前 MRI（T2）（2020 年 4 月 30 日）

显示：肿瘤位于前颊，累及颊肌。

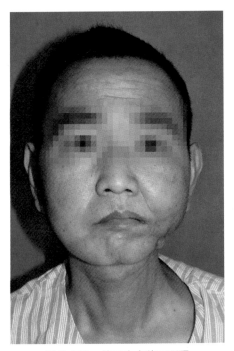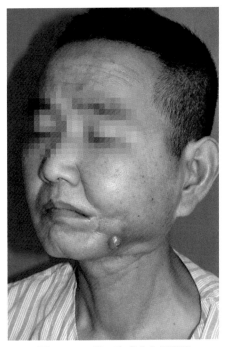

图 6-223 第二次术前正面照 　　　　　图 6-224 第二次术前左侧面照

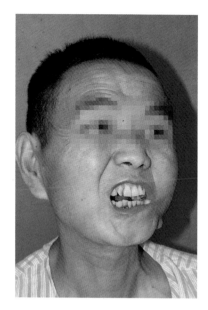

图 6-225　第二次术前张口照

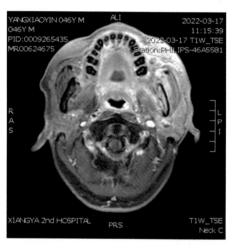
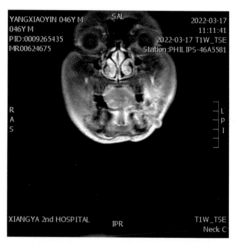
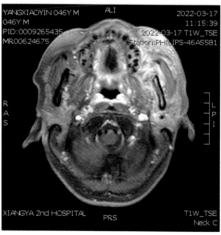
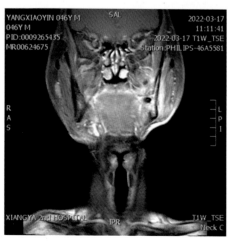

图 6-226　第二次术前 MRI（T1）（2022 年 3 月 17 日）

显示：肿瘤复发累及前后颊、皮肤、翼内肌、翼外肌、颞肌和下颌骨体及升支。

三、复发病例累及多解剖结构口腔后部癌组群

（一）典型病例

病例 17　左上颌后部牙龈癌

患者，男，49岁。

【术前诊断】左上颌后部牙龈癌。

【施行手术】左上颌骨次全切除＋左颈肩胛舌骨上清扫＋股前外侧皮瓣上颌缺损修复术。

【诊治经过】患者因"左上颌后部牙龈癌"于 2020 年 4 月在省内某三甲医院全麻下行"左上颌骨次全切除＋左颈肩胛舌骨上清扫＋股前外侧皮瓣上颌缺损修复术"。术后 6 个月左右，患者出现日渐严重的张口困难，头痛，到本院门诊，以左上牙龈癌术后复发收入院。临床检查：张口重度受限，口内左上腭部见皮瓣，未见溃疡和肿块。左颈稍硬，未触及肿块。MRI 显示：左上颌皮瓣下，翼板和颅底区见巨大肿块，累及翼内肌、翼外肌、颞肌。CT 显示：左颅底肿块，累及翼内外肌、颞肌受累，翼板、颅底骨破坏。PET/CT 显示：左颅底区代谢高信号，累及周围多个解剖结构，考虑复发。综合临床和影像学资料，以及第一次术后病理，术前讨论认为：患者为左上牙龈癌术后复发，复发灶位于颅底，肿瘤侵犯翼内外肌、颞肌，破坏翼板、颅底骨，术式应选择颅内外联合根治，由于颅骨破坏面积较大，术后复发可能性较大。与患者沟通后，患者决定放弃手术，回当地医院姑息治疗。（图 6-247 至图 6-262）

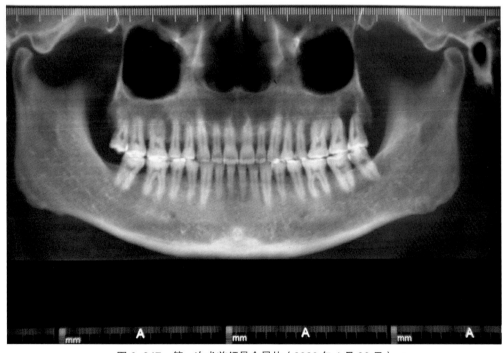

图 6-247　第一次术前颌骨全景片（2020 年 4 月 26 日）

显示：左侧上颌骨后部、上颌结节骨质破坏。

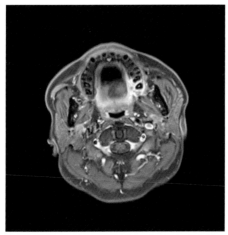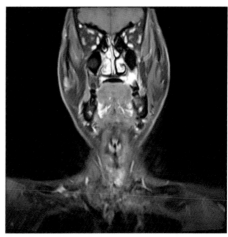

图 6-248　MRI（T1）（2020 年 4 月 26 日）

显示：上颌牙龈肿瘤，破坏上颌结节，与翼内肌关系密切。

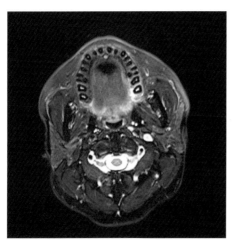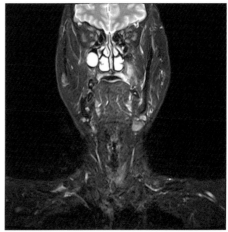

图 6-249　MRI（T2）（2020 年 4 月 26 日）

显示：上颌牙龈癌破坏上颌结节，累及翼内肌。

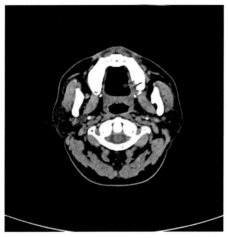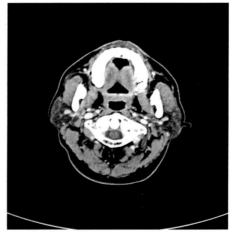

图 6-250　CT（2020 年 4 月 26 日）

显示：左上颌牙龈癌破坏硬腭及上颌结节，累及翼内肌。

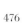

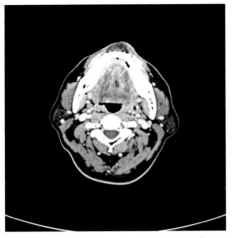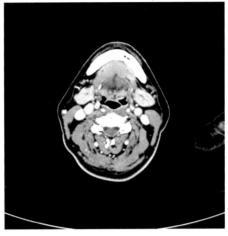

图 6-251　CT（2020 年 4 月 26 日）

显示：双侧颈部未见明显肿大淋巴结。

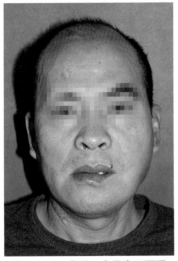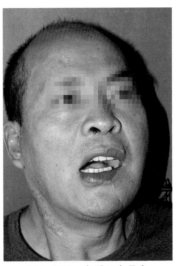

图 6-252　术后 7 个月余正面照　　　　图 6-253　术后 7 个月余

重度张口受限。

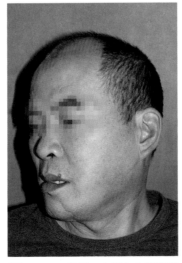

图 6-254　术后 7 个月余左侧面照

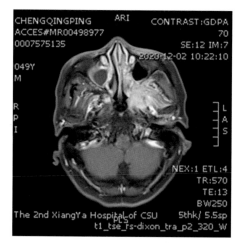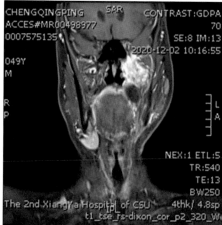

图 6-255　MRI（T1）（2020 年 12 月 2 日）

显示：左侧肿瘤复发累及翼内肌、翼外肌和颞肌，翼板及颅底骨质破坏。

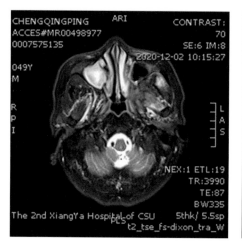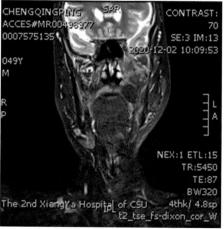

图 6-256　MRI（T2）（2020 年 12 月 2 日）

显示：左侧颅底区肿瘤复发，累及翼内肌、翼外肌和颞肌，翼板及颅底骨质破坏。

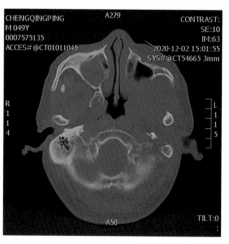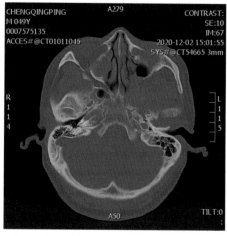

图 6-257　CT（2020 年 12 月 2 日）

显示：左侧上颌骨后外侧壁、翼板及颅底骨质破坏。

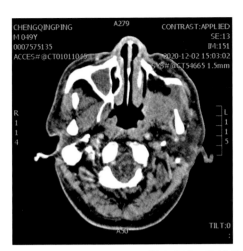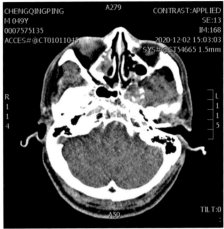

图 6-258 CT（2020 年 12 月 2 日）

　　显示：左侧颅底区肿瘤复发，累及翼内肌、翼外肌和颞肌，左侧上颌骨后外侧壁、翼板及颅底骨质破坏。

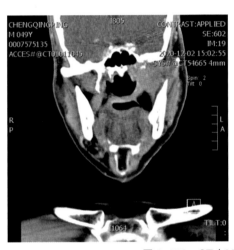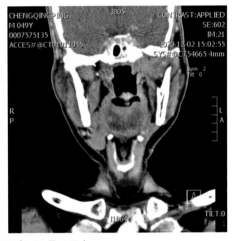

图 6-259 CT（2020 年 12 月 2 日）

　　显示：左侧颅底区肿瘤复发，累及翼内肌、翼外肌和颞肌，翼板及颅底骨质破坏。

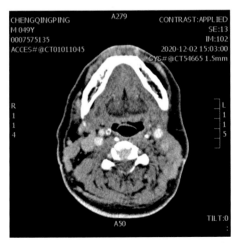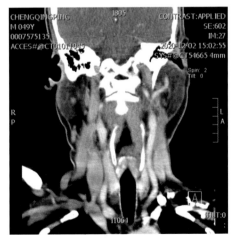

图 6-260 CT（2020 年 12 月 2 日）

显示：双侧颈部未见明显淋巴转移征象。

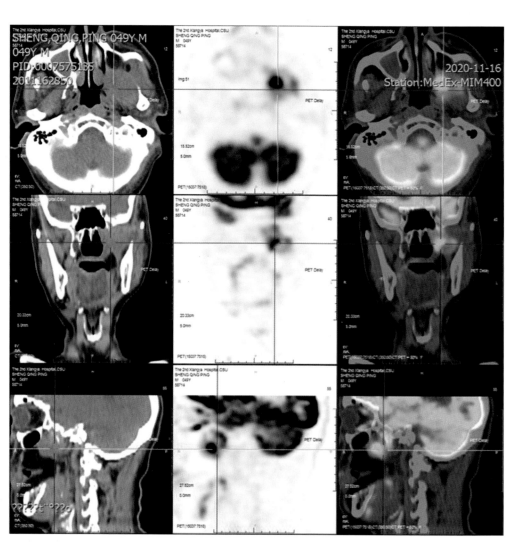

图 6-261　PET/CT（2020 年 11 月 16 日）

显示：左侧颅底区域代谢高信号影，考虑复发。

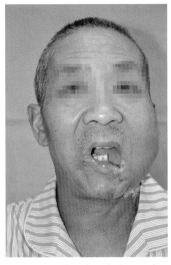 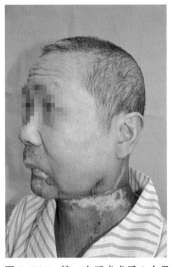

图 6-266 第二次手术术后 6 个月　　图 6-267 第二次手术术后 6 个月
余（放化疗后）　　　　余（放化疗后）

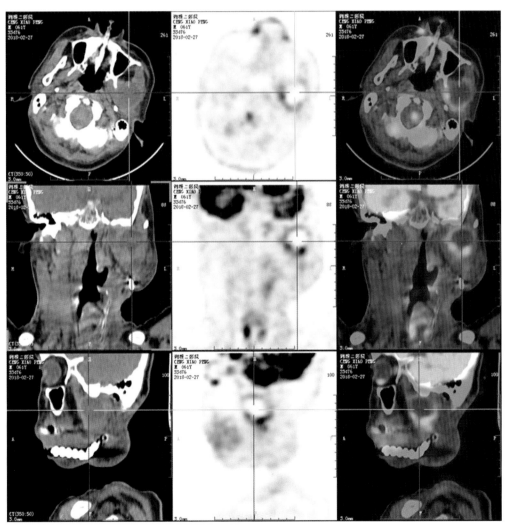

图 6-268 PET/CT（2018 年 2 月 27 日）

显示：左侧下颌骨体部及升支骨破坏，侵犯咬肌，可疑累及颞肌。

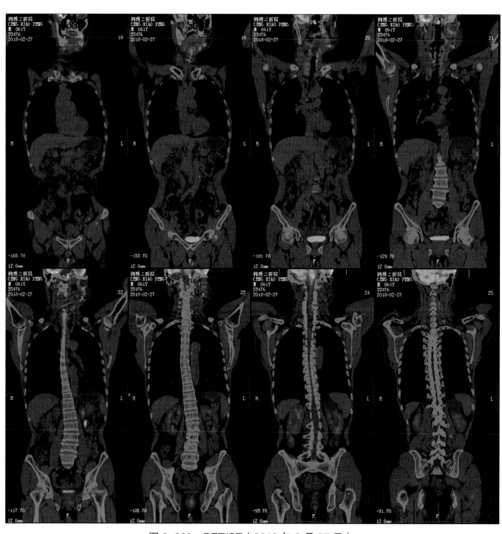

图6-269 PET/CT（2018年2月27日）

显示：左侧下颌骨体部及升支骨破坏，侵犯咬肌，可疑累及颞肌。

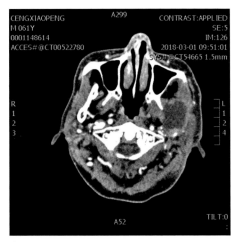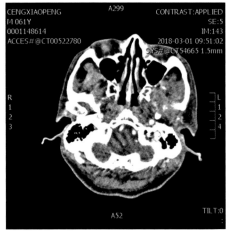
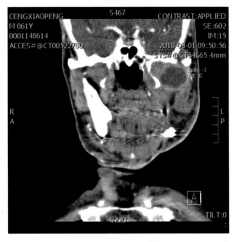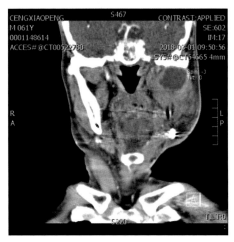

图 6-270　CT（2018 年 3 月 1 日）

显示：肿瘤复发位于颅底，累及翼内肌、翼外肌和颞肌，颅底骨质破坏。

【复发原因分析和经验教训】该病例左下颊癌，首次就诊手术是中早期，由于手术方案不当导致局部复发。复发的部位位于后颊、下颌颊侧牙龈，侵犯左下颌骨后部和下颌升支，骨破坏较广泛，累及咬肌，可疑累及翼内肌、颞肌。再次手术选择牙龈癌根治的术式，施行了"龈颌颈联合根治＋腓骨肌皮瓣修复术"。虽然术后按头颈肿瘤治疗指南，及时进行了放化疗，但还是在术后 5 个月左右出现了局部复发。分析该病例的复发原因和总结经验教训，笔者团队认为：

（1）第一次手术时肿瘤并不大，行颊颌颈联合根治＋颈阔肌皮瓣修复缺损。但术后 8 个月左右即出现局部复发，从复发部位临床检查和影像学资料来看，应该是原发灶区下界切除不彻底所致（仅行下颌骨牙槽突切除）。第二次术前临床和影像学资料显示：左颊部肿瘤复发部位位于左下颌骨，下颌骨体部和升支较广泛骨破坏，累及咬肌，可疑累及翼内肌、颞肌。而再次手术的术式采用的是"龈颌颈联合根治＋腓骨肌皮瓣修复术"，术后虽经放化疗（放疗剂量达 70 Gy），但仍在术后 4 个月左右出现局部复发。复发的部位位于手术同侧的颅底区域。笔者团队的临床研究和大量实践证明，当肿瘤破坏下颌骨后部和升支时，易于沿咬肌、翼内肌、翼外肌、颞肌，向颅底侵袭，手术时必须将下颌骨和与其相关的咬肌、翼内肌、翼外肌、颞肌、翼内外板、上颌骨后部一并彻底切除，才能获得较理想的根治效果（见第四章病例6、病例10）。经典的在肿瘤外 1.0 ～ 1.5 cm 安全边界切除的原则，不适用于累及多解剖结构的口腔后部癌。

（2）该病例虽然按照头颈肿瘤治疗指南，及时、足量进行了术后放化疗，但仍然短期内出现复发，患者并未从中获益。笔者团队的临床经验显示，手术的彻底性才是口腔癌患者无瘤生存的关键。

（3）中早期口腔癌单纯手术治疗就能获得长期无瘤生存，但不恰当的手术方案，带给患者的后果则是致命的。

病例⑲ 右颊癌

患者，男，36 岁。

【术前诊断】右颊癌。

【施行手术】右侧颊颌颈联合根治术＋股前外侧皮瓣颊缺损修复术。

【诊治经过】患者因右颊癌，于 2020 年 7 月 31 日第一次入住中南大学湘雅二医院口腔颌面外科。临床检查：右后颊部黏膜可见 2.0 cm×2.0 cm 溃疡，基底硬。前界至咬肌前缘前 1 cm，后界至翼颌韧带，上界至上颌前庭沟，紧邻上颌结节，下界距下前庭沟约 1 cm。张口中度受限。MRI 显示：肿瘤主要位于后颊，部分超过咬肌前缘，与咬肌关系密切。翼内肌信号改变，可疑受累。CT 显示：肿瘤位于后颊，上下颌骨未见明显破坏。双侧颈部未见淋巴结转移征象。2020 年 8 月 6 日在全身麻醉下行 "右侧颊颌颈联合根治术（颊肿瘤扩大非贯通切除，下颌骨边缘性切除，上颌骨牙槽突切除，颞下扩大切除）＋左侧股前外侧皮瓣颊缺损修复术"。术后病理：右颊中分化鳞癌，原发灶为 1.5 cm×2.0 cm×2.0 cm，侵犯横纹肌，未见骨破坏。右颈Ⅰ区、Ⅱ区、Ⅲ区淋巴结未见癌转移。切除肿瘤标本各边界阴性。术后 3 个月复查，患者诉右颊近期出现胀感，偶有头痛（术后 2 个月左右患者就出现了类似症状，但较轻）。行 PET/CT 检查提示：右颅底高信号，累及邻近肌肉和骨结构，考虑复发。患者 2020 年 11 月 26 日再次入院。临床检查：张口度 0.5 cm，右颊部修复皮瓣鼓胀，未见溃疡和肿块。MRI 显示：右颅底区肿块，累及翼内肌、翼外肌、颞肌。CT 显示：右颅底复发肿瘤累及邻近肌肉，上颌骨颧牙槽嵴、后外侧壁、翼外板、下颌骨体后部及升支骨破坏。2020 年 11 月 30 日在全麻下行 "右侧颅底颌颈联合根治术（右上下颌骨切除）＋股前外侧皮瓣颊、颅底缺损修复术＋气管切开术"。术后病理：右颊及颅底中分化鳞癌，病灶为 6.0 cm×5.0 cm×3.0 cm，累及皮肤、横纹肌、神经、上下颌骨。右颈Ⅳ区 1/3，咽旁 3/3 淋巴结见癌转移。左颈Ⅰ、Ⅱ、Ⅲ区及右颈Ⅴ区淋巴结未见癌转移。切除肿瘤标本各边界阴性。出院后去省内某肿瘤医院行放化疗、靶向治疗、免疫治疗。于再次手术后8个月，因局部再次复发及全身转移去世。（图6-271至图6-282）

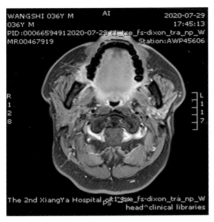 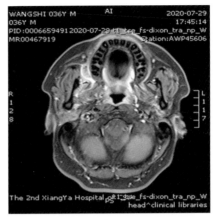

图 6-271　MRI（T1）（2020 年 7 月 29 日）

显示：肿瘤位于后颊，部分累及前颊，累及翼内肌，可疑累及颞肌。

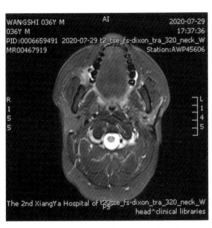 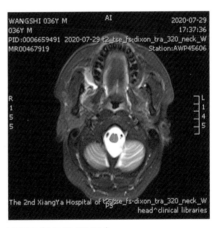

图 6-272　MRI（T2）（2020 年 7 月 29 日）

显示：肿瘤位于后颊，部分跨越咬肌前缘至前颊，累及翼内肌，可疑累及颞肌。

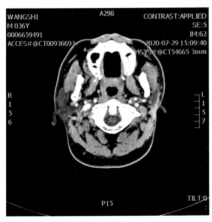 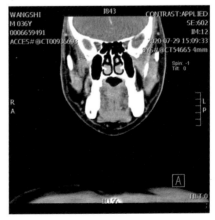

图 6-273　CT（2020 年 7 月 29 日）

显示：肿瘤位于后颊，部分跨越咬肌前缘至前颊，累及翼内肌，可疑累及颞肌。

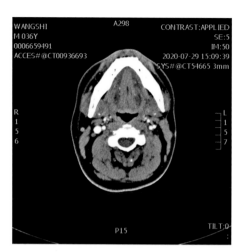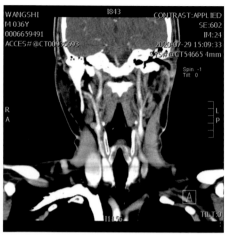

图 6-274　CT（2020 年 7 月 29 日）

显示：双侧颈部未见明显淋巴结转移征象。

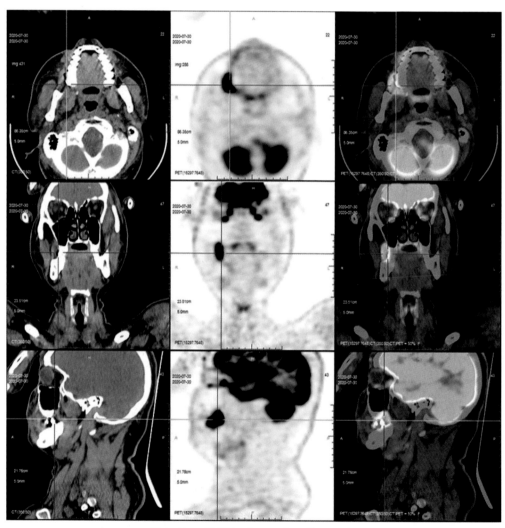

图 6-275　PET/CT（2020 年 7 月 30 日）

显示：肿瘤位于后颊，部分侵犯前颊，累及翼内肌，可疑累及颞肌。

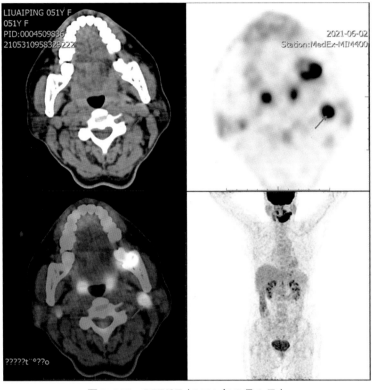

图 6-329　PET/CT（2021 年 6 月 2 日）

　　显示：左下颌骨体部及升支见骨破坏（代谢高信号），可疑累及翼内肌、颞肌。左颈部Ⅱ区见肿大淋巴结（代谢高信号），考虑转移。

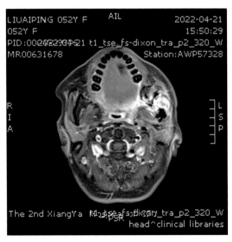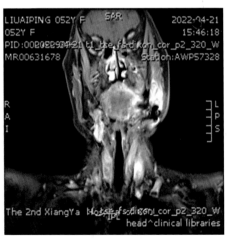

图 6-330　MRI（T1）（2022 年 4 月 21 日）

　　显示：咬肌、翼内肌及颞肌信号改变，不排除复发。

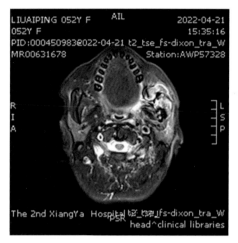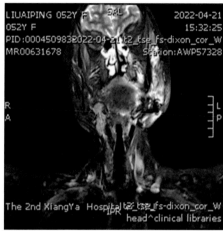

图 6-331 MRI（T2）（2022 年 4 月 21 日）

显示：咬肌、翼内肌及颞肌信号改变，不排除复发。

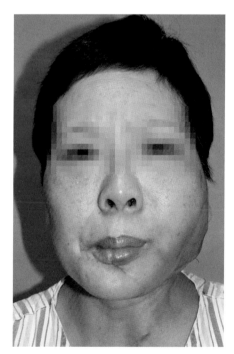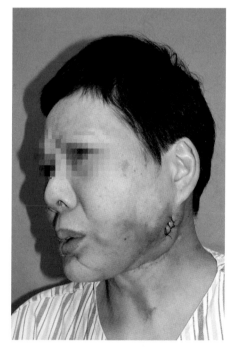

图 6-332 第一次术后 1 年正面照（放化疗后）

图 6-333 第一次术后 1 年左侧面照（放化疗后）

肿块活检病理为鳞癌。

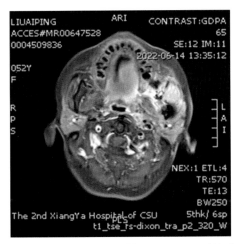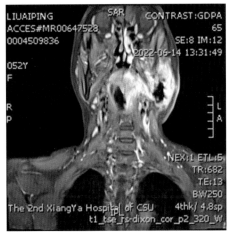

图 6-334　MRI（T1）（2022 年 6 月 14 日）

显示：咬肌、翼内肌及颞肌信号改变，较 1 个月前 MRI（2022 年 4 月 21 日）明显进展，考虑复发。

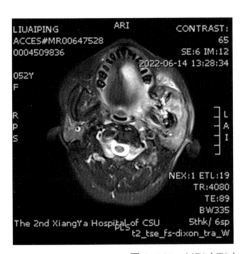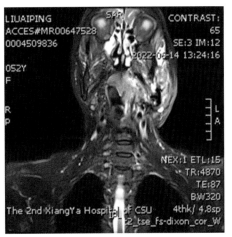

图 6-335　MRI（T2）（2022 年 6 月 14 日）

显示：咬肌、翼内肌及颞肌信号改变，较 1 个月前 MRI（2022 年 4 月 21 日）明显进展，考虑复发。

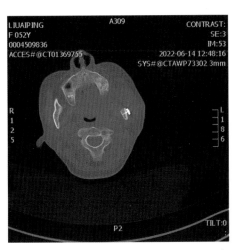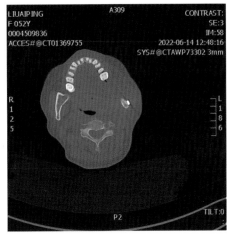

图 6-336　CT（2022 年 6 月 14 日）

显示：左上颌结节及移植腓骨可疑骨破坏。

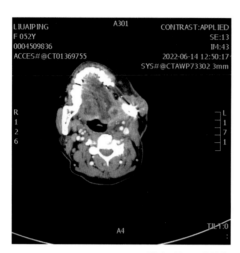

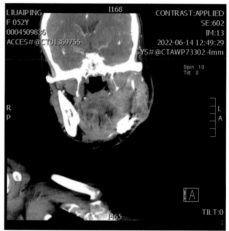

图 6-337　CT（2022 年 6 月 14 日）

显示：肿瘤累及翼内肌、翼外肌、咬肌及颞肌。

咽后淋巴结转移

咽后淋巴结转移

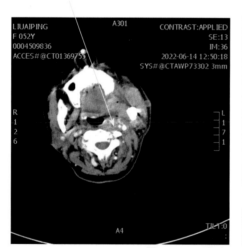

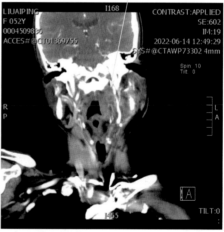

图 6-338　CT（2022 年 6 月 14 日）

显示：肿瘤累及翼内肌、翼外肌、咬肌及颞肌，左咽后淋巴结转移。

除肿瘤及部分甲状腺和环状软骨。肿块病理：高－中分化鳞癌。术后顺利康复出院。

术后1年6个月复查：口腔及颈部未见复发，肺部带瘤生存。2022年11月患者因肺栓塞入住某三甲医院，行溶栓治疗后数日出突发消化道出血去世。（图6-342至图6-366）

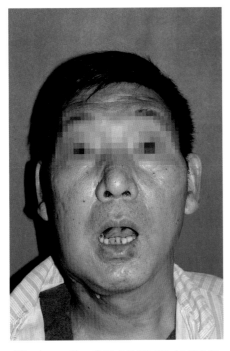

图6-342　第一次手术前张口照（2020年11月16日）

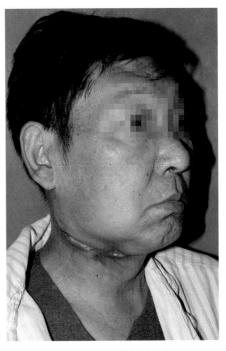

图6-343　第一次手术前右侧照（2020年11月16日）

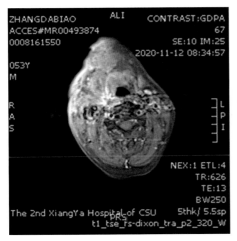

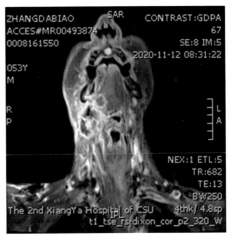

图6-344　MRI（T1）（2020年11月12日）

显示：右舌原发灶及颈部复发，累及颈总动脉。

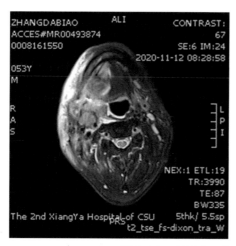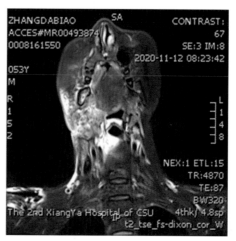

图 6-345　MRI（T2）（2020 年 11 月 12 日）

显示：右舌原发灶及颈部复发，累及颈总动脉。

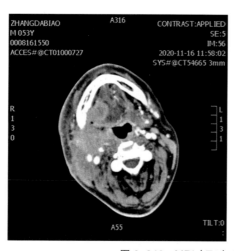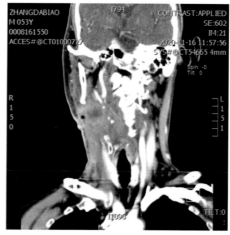

图 6-346　MRI（T1）（2020 年 11 月 16 日）

显示：右舌原发灶及颈部复发，累及颈总动脉。

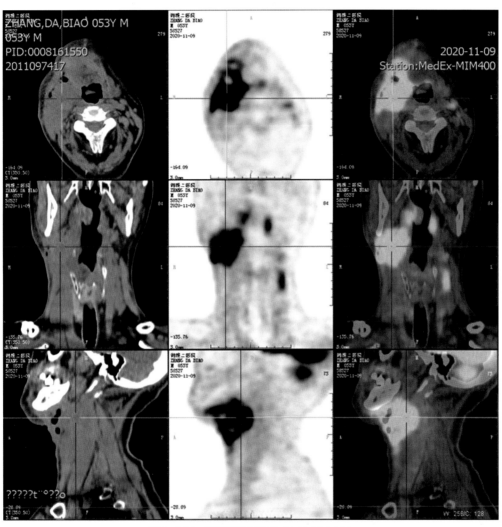

图 6-347　PET/CT（2020 年 11 月 9 日）

显示：右舌原发灶及颈部复发，累及颈总动脉。

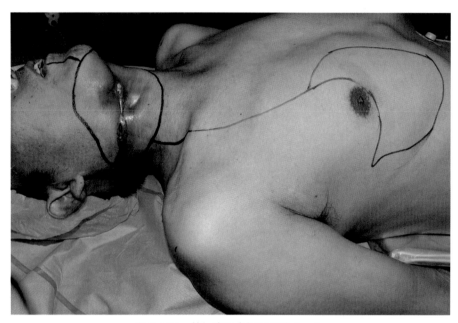

图 6-348　第一次手术切口设计（一）

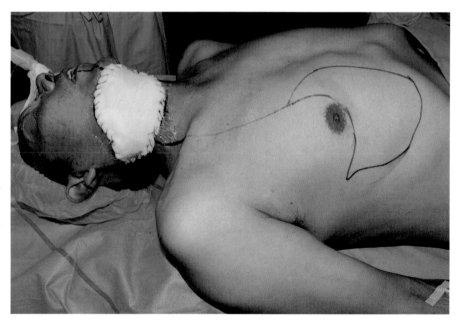

图 6-349　第一次手术切口设计（二）

凡士林纱布连续缝合覆盖肿瘤破溃区域，预防术中肿瘤细胞种植（2020 年 11 月 17 日）。

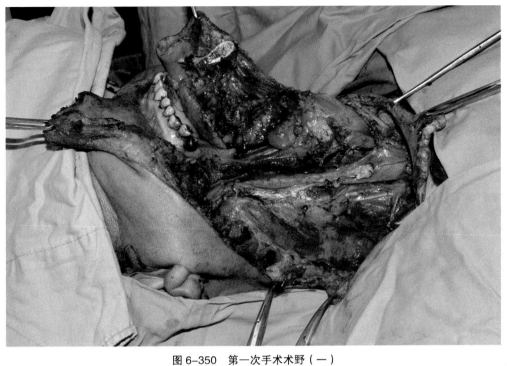

图 6-350 第一次手术术野（一）

切除肿瘤及其累及的右侧颈总和颈内外动脉（2020 年 11 月 17 日）。

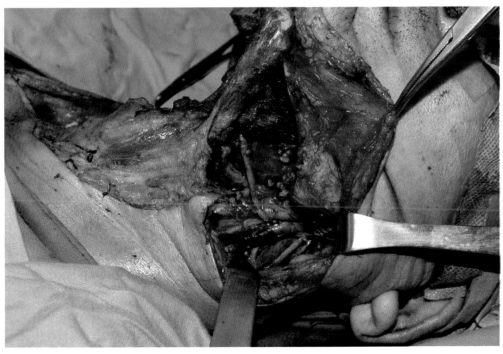

图 6-351 在我院第一次手术术野（二）

对侧肩胛舌骨上清扫（包括颈外动脉分支周围的非常规淋巴结）。

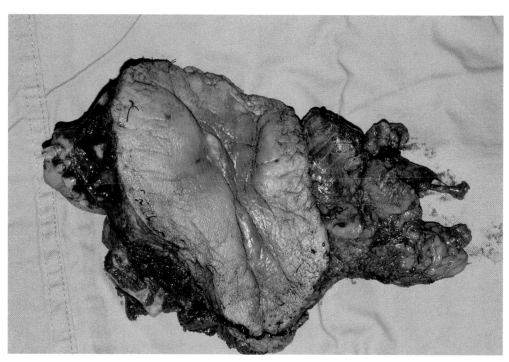

图 6-352 切除肿瘤标本（皮肤面）

颈总动脉　　　　　　　　　　　　　舌复发灶

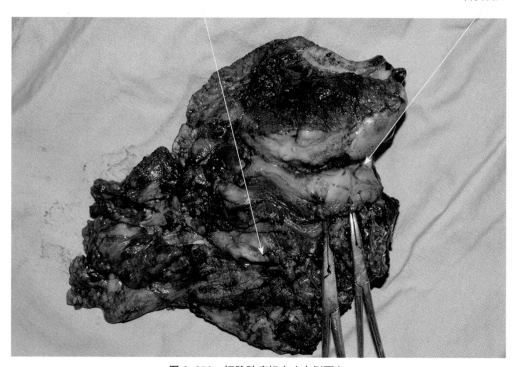

图 6-353 切除肿瘤标本（内侧面）

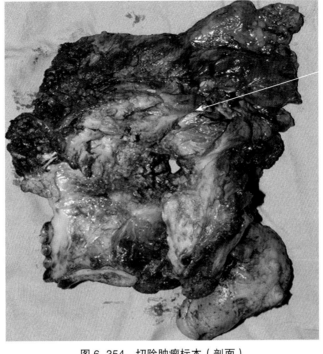

颈总动脉

图 6-354　切除肿瘤标本（剖面）

右乳突区肿块

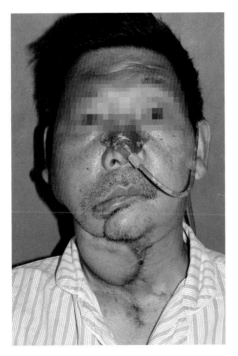

图 6-355　第一次手术后 2 个月余正面照
（2021 年 1 月 28 日）

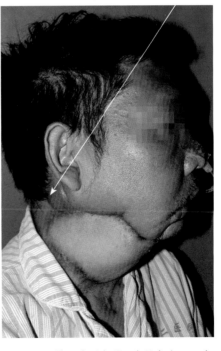

图 6-356　第一次手术后 2 个月余（2021 年
1 月 28 日）

右耳后下肿物（乳突下区淋巴结转移）。

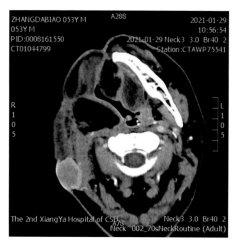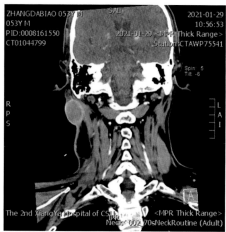

图 6-357　CT（2021 年 1 月 29 日）

显示：右耳后下肿物（乳突下区淋巴结转移）。

右乳突区肿块术后
11 个月余无复发

颈中线右侧肿块

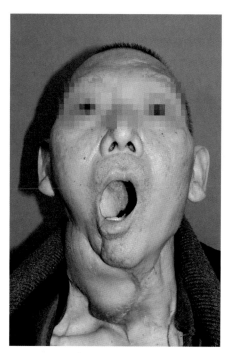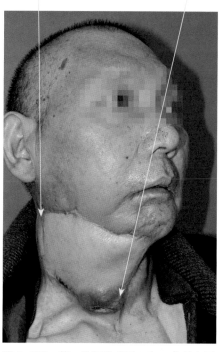

图 6-358　第二次根治术后 11 个月正面
　　　　　张口照（2021 年 12 月 16 日）

图 6-359　第一次根治术后 1 年 1 个月右侧
　　　　　面照（2021 年 12 月 16 日）

颈下部近中线肿物。

4.0 cm×2.0 cm，左颈Ⅰ区 3/4、Ⅲ区 1/11，右口底 1/1 淋巴结见癌转移。其余各区淋巴结未见癌转移。切除肿瘤标本各边界阴性。2020 年 9 月，因"右口底肿块"第二次入住中南大学湘雅二医院口腔颌面外科。临床检查：双侧颈部稍硬，未触及明显肿块，右口底前部，颌下腺导管稍内侧隆起，邻近下颌骨触及约 1.5 cm×1.5 cm 肿块。MRI、CT 显示：右口底前部肿块，考虑复发。2020 年 9 月 25 日在全麻下行"右侧口底肿块及下颌骨切除术＋右颈Ⅳ～Ⅴ区淋巴切除术＋股前外侧皮瓣口底缺损修复术"。术后病理：右口底高－中分化鳞癌，原发灶为 1.5 cm×1.5 cm，右颈Ⅳ区、Ⅴ区淋巴结未见癌转移。

术后在外院行化疗 4 个疗程，剂量不明。

2021 年 10 月，因"口腔癌术后 1 年 7 个月，钛板外露半年，要求下颌骨重建"在中南大学湘雅二医院口腔颌面外科行"下颌骨缺损腓骨肌皮瓣转移修复术"。

【病理分期和转归】患者术后病理分期 $pT_2N_3M_0$，至今无瘤生存（术后行不规范化疗 4 次）。（图 6-367 至图 6-391）

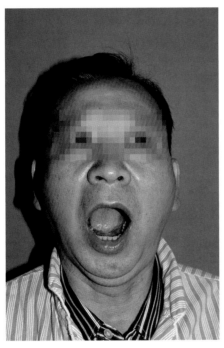

图 6-367　左舌癌局切术后 2 年，左口底癌术前

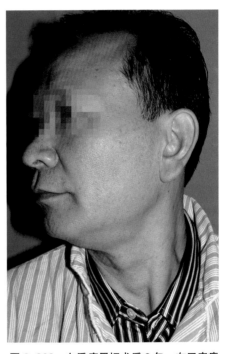

图 6-368　左舌癌局切术后 2 年，左口底癌术前左侧面照

左颌下区隆起。

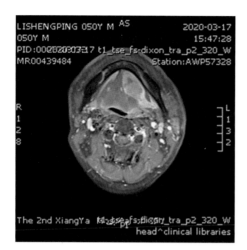
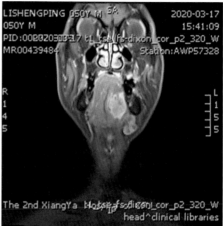

图 6-369 MRI（T1）（2020 年 3 月 17 日）

显示：左口底淋巴结转移。

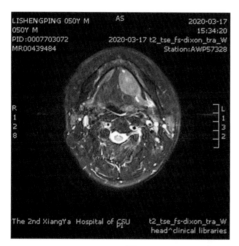
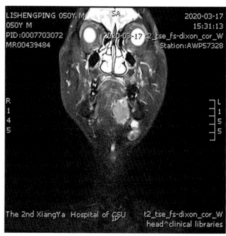

图 6-370 MRI（T2）（2020 年 3 月 17 日）

显示：左口底淋巴结转移。

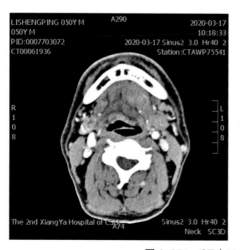
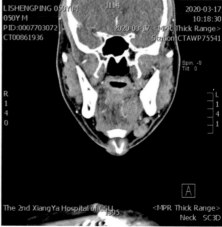

图 6-371 CT（2020 年 3 月 17 日）

显示：左口底淋巴结转移。

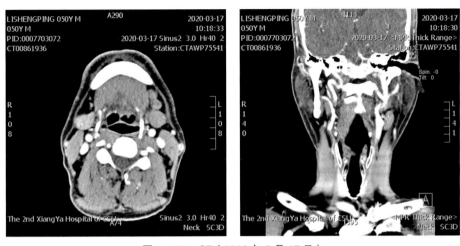

图 6-372　CT（2020 年 3 月 17 日）

显示：左颈部及颌下淋巴结转移。

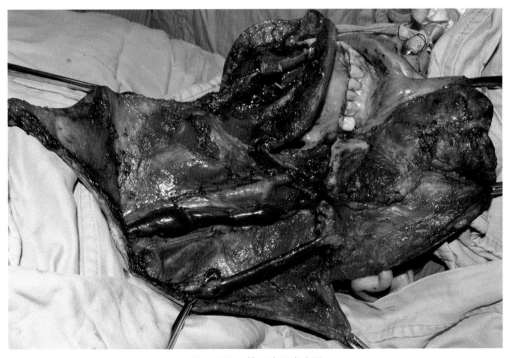

图 6-373　第一次手术术野

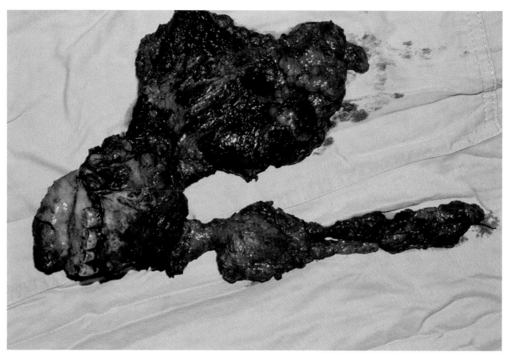

图 6-374　第一次手术标本

左口底肿块　　　　　　　　　　　　　　　　　　左侧舌体

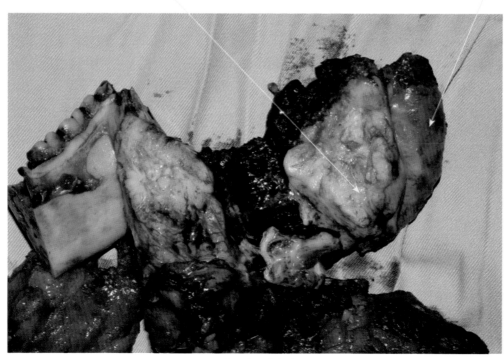

图 6-375　第一次手术标本（局部）

右侧口底淋巴结（前组）   右侧口底淋巴结（前组）

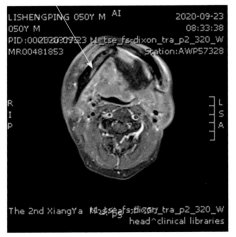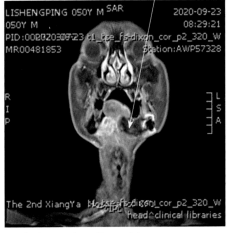

图 6-376　术后 6 个月 MRI（T1）（2020 年 9 月 23 日）

显示：右口底淋巴结转移，左舌术区及双颈无复发。

右侧口底淋巴结（前组）   右侧口底淋巴结（前组）

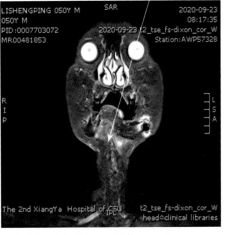

图 6-377　术后 6 个月 MRI（T2）（2020 年 9 月 23 日）

显示：右口底淋巴结转移，左舌术区及双颈无复发。

右侧口底淋巴结（前组）　　　　　　　　　　　　　　　右侧口底淋巴结（前组）

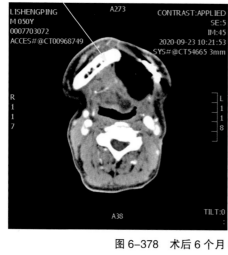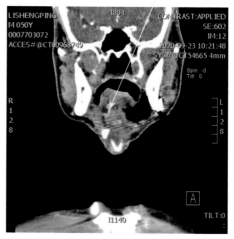

图 6-378　术后 6 个月 CT（2020 年 9 月 23 日）

显示：右口底淋巴结转移，左舌术区及双颈无复发。

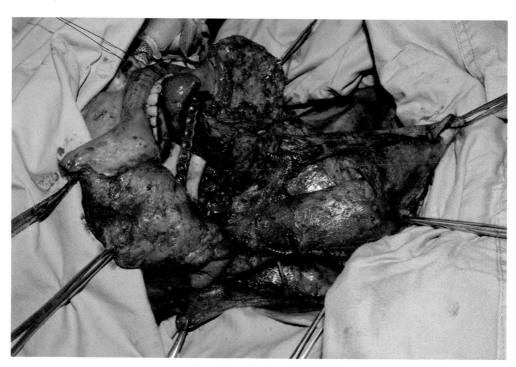

图 6-379　第二次手术术野

右口底转移淋巴结活检创面

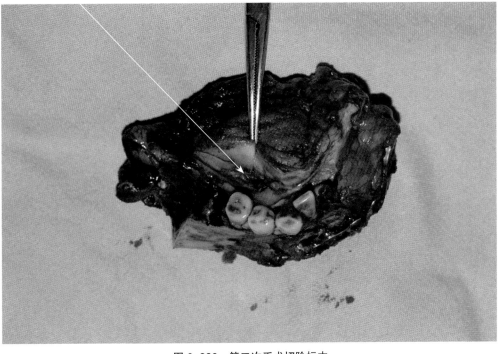

图 6-380　第二次手术切除标本

口底淋巴结（前组）转移灶　　　　右侧舌腹　　　　皮瓣

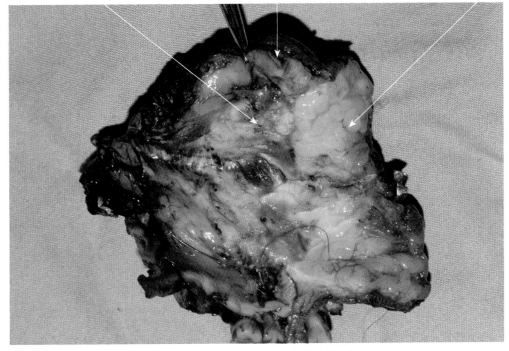

图 6-381　第二次手术切除标本（剖面）

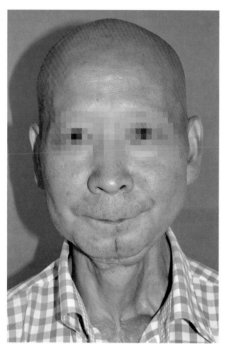

图 6-382　右口底癌根治术后 1 年余正面照

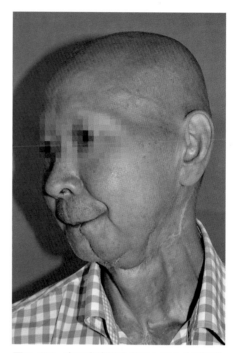

图 6-383　右口底癌根治术后 1 年余左侧面照

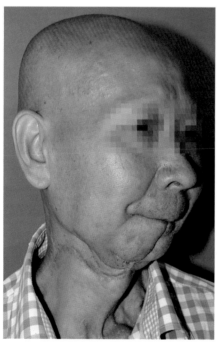

图 6-384　右口底癌根治术后 1 年余右侧面照

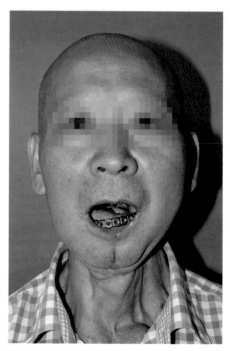

图 6-385　右口底癌根治术后 1 年余钛板暴露

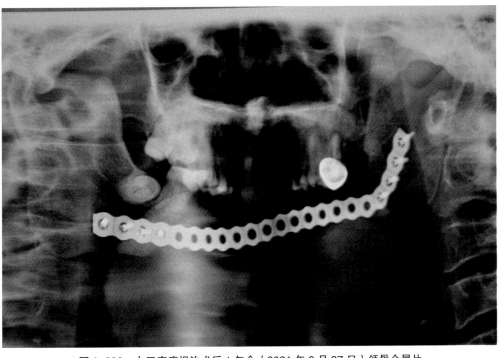

图 6-386　右口底癌根治术后 1 年余（2021 年 9 月 27 日）颌骨全景片

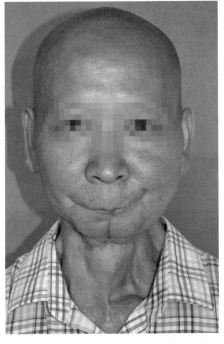

图 6-387　下颌骨重建术后 8 个月正面照
（2022 年 6 月 20 日）

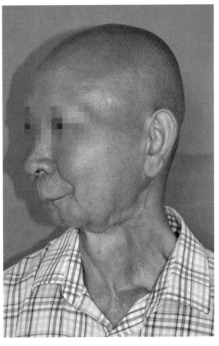

图 6-388　下颌骨重建术后 8 个月左侧面照
（2022 年 6 月 20 日）

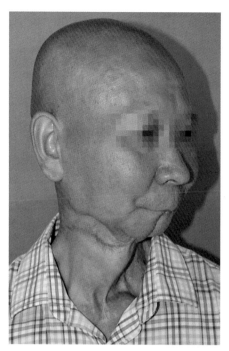
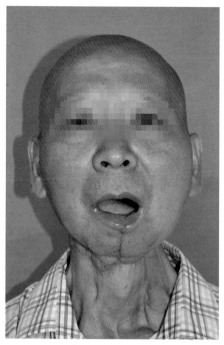

图 6-389　下颌骨重建术后 8 个月右侧面照
（2022 年 6 月 20 日）

图 6-390　下颌骨重建术后 8 个月张口照
（2022 年 6 月 20 日）

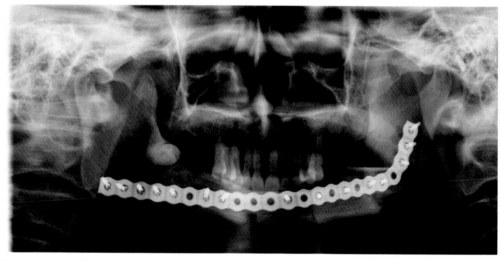

图 6-391　口底癌根治术后 2 年 3 个月，下颌骨腓骨重建术后 8 个月颌骨全景片（2022 年 6 月 20 日）

【复发原因分析和经验教训及再次手术价值评述】该病例舌部原发病灶小，在外院行左舌肿瘤局部扩大切除，术后原发病灶无复发。术后 6 个月出现左口底肿块，从临床及 CT、MRI，可以确定为左口底淋巴结转移（非常规淋巴结）。在本院施行第一次根治手术时，已经清除了双侧颈外动脉各分支周围的非常规淋巴结（术后病理已报告口底有 1 个淋巴结转移），但由于右侧口底无切除指征，口底淋巴结前组无法清除（口底淋巴结前组通常位于舌下腺前端深面，在不切除口底和舌下腺的前提下，难以彻底清除）。幸运的是，由于笔者团队对非常规淋巴结认知能力提高，及早发现了该淋巴结的转移，为患者争取了再次手术根治的机会。分析复发原因和总结经验教训，笔者团队认为：

（1）颈外动脉各分支周围和口底区存在非常规淋巴结，在清扫常规淋巴结的同时，也应重视非常规淋巴结清扫。

（2）口底淋巴结前组，在不切除口底的情况下是手术盲区，术后复查时应予以重视。

（3）根据患者手术和术后病理特点，在术后复查时重点关注，有利于早期发现复发和转移病灶，为再次手术和获得根治争取机会。

（4）对于局部晚期的舌癌病例，彻底的外科手术能够获得理想的肿瘤控制（即便术后不行术后辅助治疗），长期无瘤生存。

病例㉖ 右舌癌伴右颈淋巴结转移，左舌癌、软腭癌术后

患者，男，40岁。

【术前诊断】右舌癌伴右颈淋巴结转移，左舌癌、软腭癌术后。

【施行手术】右舌颌颈联合根治术＋股前外侧皮瓣舌缺损修复术＋气管切开术。

【诊治经过】患者于2018年5月18日因左舌癌、左软腭癌，在省内某三甲医院行"左舌咽颌颈联合根治＋股前外侧皮瓣舌、软腭修复术"。术后病理结果显示：左舌、口咽、软腭切除标本均未见癌，左颈淋巴结1/17转移。术后行辅助放化疗。

2021年4月19日因"发现右舌肿物20天"入住本院口腔颌面外科，诊断：①右舌癌伴右颈淋巴结转移；②左舌、软腭癌术后。专科检查：左颌面部及颈部可见手术瘢痕，张口度1.5指。左舌可见皮瓣修复皮瓣，右舌可见5.0 cm×3.5 cm溃疡，基底硬，触痛明显，与右下颌骨紧贴，舌颌沟消失。右侧颈部可触及肿大淋巴结，质中偏硬，活动。MRI显示：肿瘤位于舌右侧，内界接近中线，外界与右下颌骨紧邻，可疑骨膜受累。CT显示：肿瘤紧邻右下颌骨，可疑舌侧骨破坏。右颈见多个肿大淋巴结，考虑转移。左颈未见肿大淋巴结。

2021年4月27日在全麻下行"右舌颌颈联合根治术＋右下颌骨节段切除术＋股前外侧肌皮瓣舌缺损修复术＋钛重建板植入术＋气管切开术"。术后患者顺利康复出院。术后病理：右舌高-中分化鳞癌，原发灶为6.0 cm×3.0 cm×3.5 cm，浸润性。右颈Ⅱ区1/4、Ⅴ区1/3淋巴结见癌转移，其余各区淋巴结未见癌转移。切除肿瘤标本各边界阴性。

出院医嘱：建议肿瘤科就诊，行术后辅助治疗（但患者因对第一次术后辅助治疗的恐惧，未选择辅助治疗）。

【病理分期和转归】患者术后病理分期 $pT_3N_2M_0$，术后未行辅助治疗，至今无瘤生存。（图6-392至图6-406）

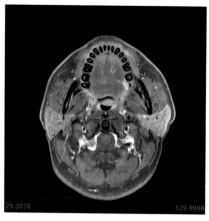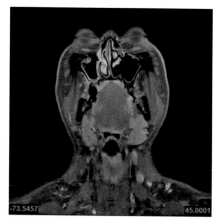

图 6-392　第一次术前 MRI（T1）

显示：肿瘤位于左舌后份，范围局限。

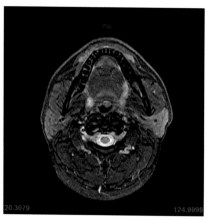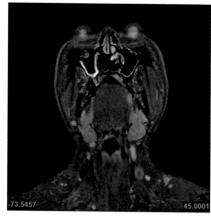

图 6-393　第一次术前 MRI（T2）

显示：肿瘤位于左舌后份，范围局限。

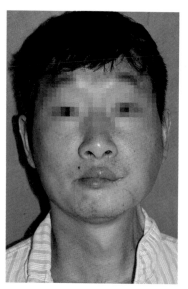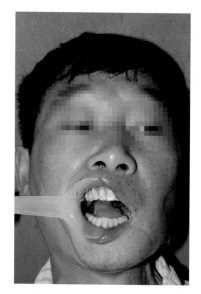

图 6-394　第二次术前（第一次根　　　图 6-395　张口照（第一次根治术
治术后 3 年）　　　　　　　　　　　　后 3 年）

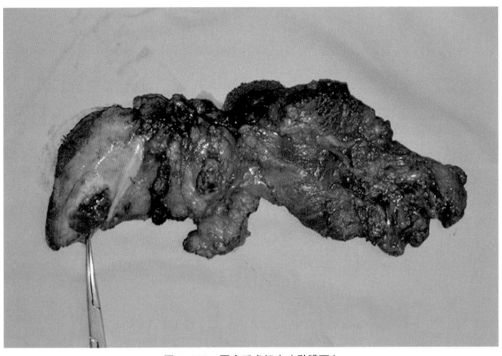

图 6-410　再次手术标本（黏膜面）

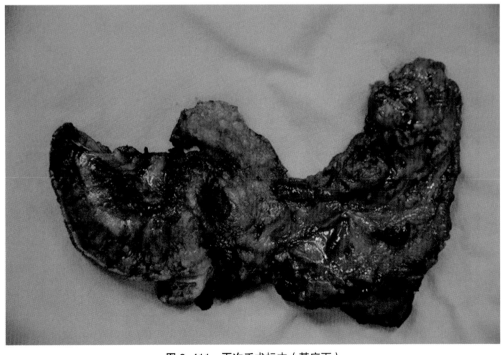

图 6-411　再次手术标本（基底面）

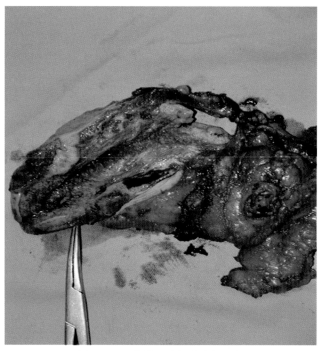

图 6-412　再次手术标本（剖面）

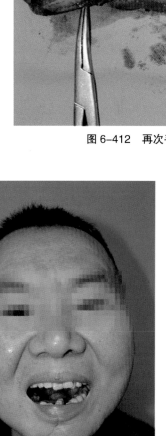

图 6-413　再次根治术后 2 年 4 个月张口照
（2018 年 11 月 19 日）

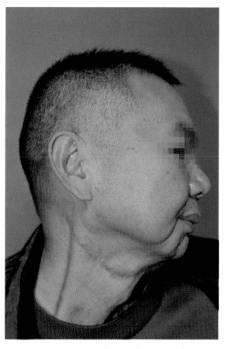

图 6-414　再次根治术后 2 年 4 个月右侧面照
（2018 年 11 月 19 日）

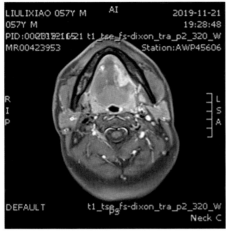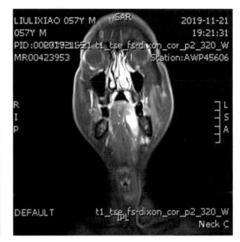

图 6-417　第一次术前 MRI（T1）（2019 年 11 月 21 日）

显示：肿瘤位于左舌，未及中线。

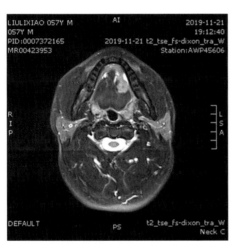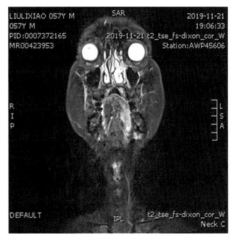

图 6-418　第一次术前 MRI（T2）（2019 年 11 月 21 日）

显示：肿瘤位于左舌，未及中线。

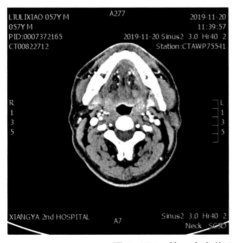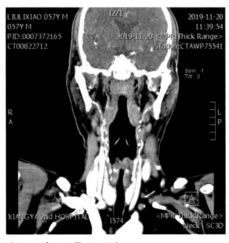

图 6-419　第一次术前 CT（2019 年 11 月 20 日）

显示：左颈部多个淋巴结肿大，可疑转移；右颈部也可见多个淋巴结肿大，无明显转移特征。

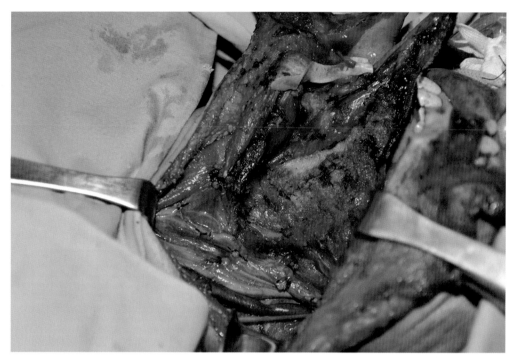

图 6-420　手术术野（一）

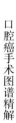
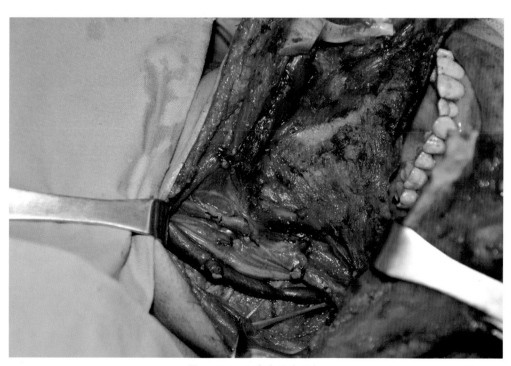

图 6-421　手术术野（二）

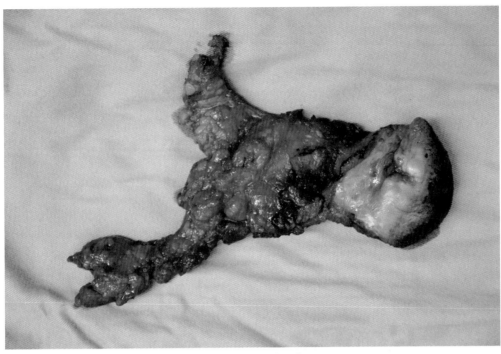

图 6-422 手术标本

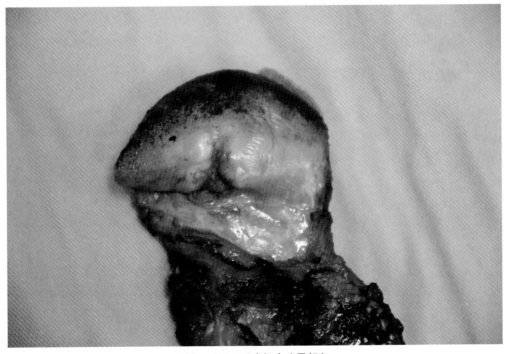

图 6-423 手术标本（局部）

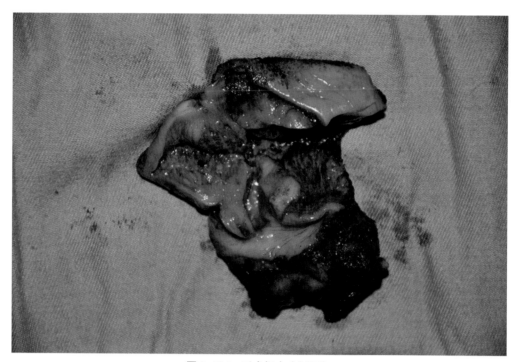

图 6-424　手术标本（剖面）

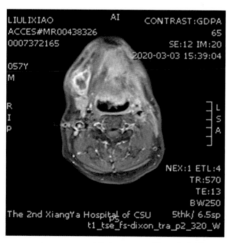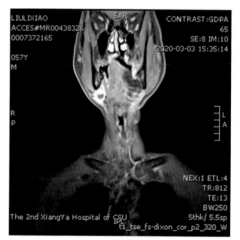

图 6-425　第二次术前 MRI（T1）（2020 年 3 月 3 日）

显示：右颌下淋巴结肿大，考虑转移；左舌原发灶未见复发。

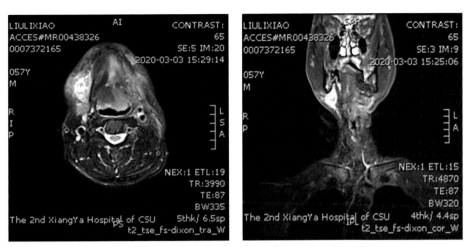

图 6-426　第二次术前 MRI（T2）（2020 年 3 月 3 日）

显示：右颌下淋巴结肿大，考虑转移；左舌原发灶未见复发。

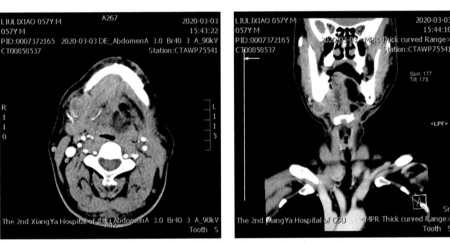

图 6-427　第二次术前 CT（2020 年 3 月 3 日）

显示：右颌下淋巴结肿大，考虑转移。

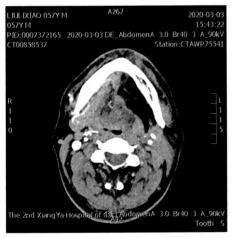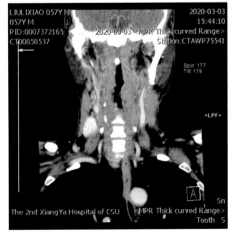

图 6-428　第二次术前 CT（2020 年 3 月 3 日）

显示：右颈Ⅱ区淋巴结肿大，不排除转移。

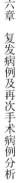

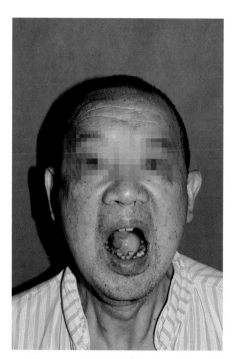

图 6-429　第三次术前张口照（2020 年
6 月 14 日）

右侧口底复发（口底淋巴结前组）。

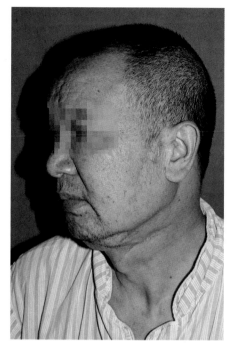

图 6-430　第三次术前左侧面照（2020 年
6 月 14 日）

右侧口底复发（口底淋巴结前组）。

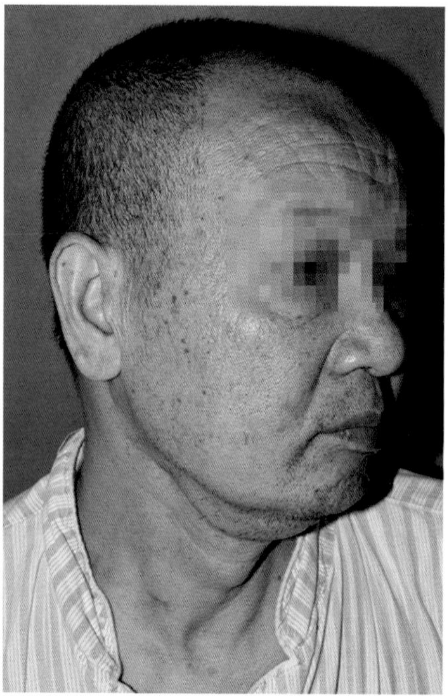

图 6-431　第三次术前右侧面照（2020 年
6 月 14 日）

右侧口底复发（口底淋巴结前组）。

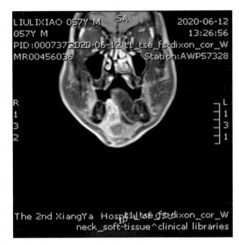

图 6-432　第三次术前 MRI（T1）（2020 年 6 月 12 日）

显示：右口底肿块（口底淋巴结转移）；左舌局部及双侧颈部无复发。

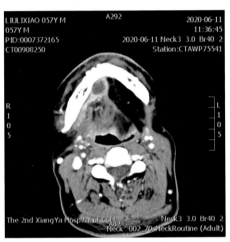
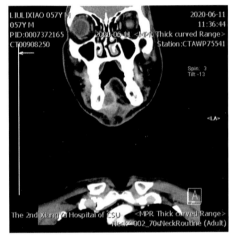

图 6-433　第三次术前 CT（2020 年 6 月 11 日）

显示：右口底肿块（口底淋巴结转移）；左舌局部及双侧颈部无复发。

【复发原因分析和经验教训及再次手术价值评述】患者初次手术是局部晚期，术后原发灶及颈部无复发，但对侧颈部出现淋巴结转移，再次手术后又出现对侧口底淋巴结转移（非常规淋巴结），这种情况在临床上虽不多见，但可以证明非常规淋巴结是客观存在的。虽然再次行局部扩大切除，仍然出现了局部复发和全身转移。分析复发原因和总结经验教训，笔者团队认为：

（1）口底区存在非常规淋巴结，在清扫常规淋巴结的同时，也应重视非常规淋巴结清扫。尤其在已经存在常规淋巴结转移的病例，非常规淋巴结转移的发生率更高。

（2）口底淋巴结前组，在仅行颈淋巴清扫术，不切除口底的情况下是手术盲区，术后复查时应予以重视。

（3）在术后常规复查时，应根据患者手术和术后病理特点，重点关注手术盲区，以便能早期发现复发和转移病灶，为再次手术和获得根治争取机会。

（4）在舌癌联合根治时，采用连续整块切除术式，可以彻底清除口底非常规淋巴结，但在单独颈淋巴结清扫术、清除口底淋巴结时则难以实现。

（5）舌癌原发病灶较大，且伴同侧多个颈淋巴结转移时，对侧同期颈清扫应更加积极。

（6）多次出现局部复发和转移，易于发生全身转移，预后较差。

病例 29　右颊癌术后复发

患者，男，38岁。

【术前诊断】右颊癌术后复发。

【施行手术】右侧颊、颅内外、颌颈联合根治术＋左颈肩胛舌骨上淋巴结清扫术＋钛网颅底修补术＋右侧胸大肌皮瓣、股前外侧皮瓣颅底、颊缺损修复术＋气管切开术。

【诊治过程】患者于2016年6月21日因"右颊癌"在外省某三甲医院全麻下行"右侧颊颌颈联合根治术＋股前外侧皮瓣转移修复术"。术后病理：右颊高分化鳞癌，右Ⅰ区2/4淋巴结见癌转移，其余各区淋巴结未见癌转移。术后辅助化疗5个疗程。2016年9月18日因"右颊癌术后复发"入住湘雅二医院口腔颌面外科。临床检查：右颊部可见约8.0 cm×7.0 cm膨隆区，触诊硬，边界不清。皮肤可见一瘘道，有少量分泌物，含豆渣样物，皮肤充血。张口度约半指，口内情况可视度差，可视区域未见溃疡和肿块，右侧上下颌后牙及牙槽突缺失；右颈部可见手术瘢痕，双侧颌下及颈部未扪及明显肿大淋巴结。MRI、CT显示：右颊、颅底部见一巨大肿块，累及颊部皮肤、口内皮瓣、咬肌、翼内肌、翼外肌、颞肌，向上至颅底，破坏下颌骨、上颌骨、翼内外板，颅底骨质可疑破坏。2016年9月27日在中南大学湘雅二医院口腔颌面外科全麻下行"右侧颊、颅内外、颌颈联合根治术（右颈Ⅰ～Ⅴ区根治性颈清扫）＋左颈肩胛舌骨上淋巴结清扫术＋钛网颅底修补术＋右侧胸大肌皮瓣转移修复术＋股前外侧皮瓣转移修复术＋气管切开术"。术中见肿瘤广泛累及颅底结构，颅中窝骨破坏。术后病理：右颊、颅底高-中分化鳞癌，病灶为10.0 cm×8.0 cm×5.0 cm，右颈Ⅱ区1/11淋巴结见癌转移，其余各区淋巴结未见癌转移。切除肿瘤标本各边界阴性。

患者术后回当地医院行辅助放化疗。但再次术后3个月，右侧颅底区再次复发，并于3个月后，因颅底复发伴全身多器官转移去世。（图6-434至图6-459）

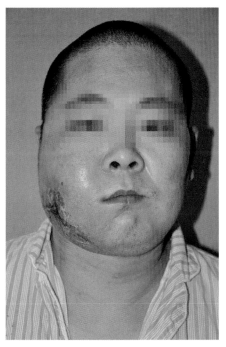

图 6-434　再次手术前正面照（2016 年 9
月 21 日）

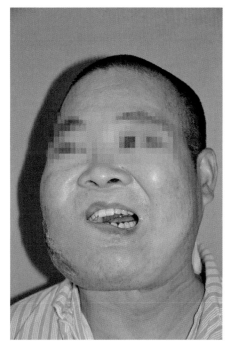

图 6-435　再次手术前张口照（2016 年 9
月 21 日）

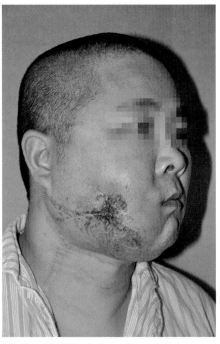

图 6-436　再次手术前右侧面照（2016 年 9 月
21 日）

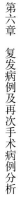

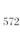

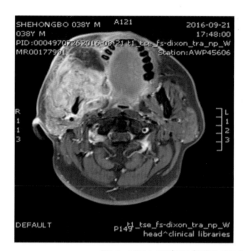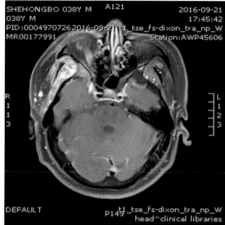

图 6-437　再次手术前 MRI（T1）（2016 年 9 月 21 日）

显示：肿瘤广泛累及颅底区域。

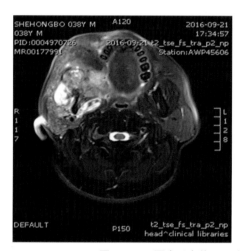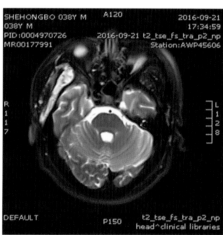

图 6-438　再次手术前 MRI（T2）（2016 年 9 月 21 日）

显示：肿瘤广泛累及颅底区域。

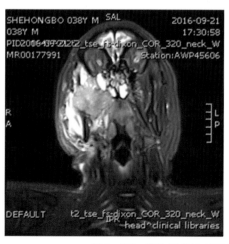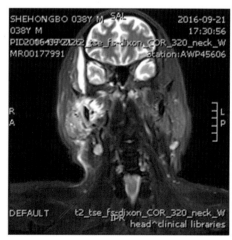

图 6-439　再次手术前 MRI（T2）（2016 年 9 月 21 日）

显示：肿瘤广泛累及颅底区域。

口腔癌手术图谱精解

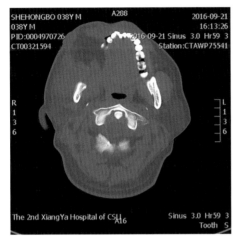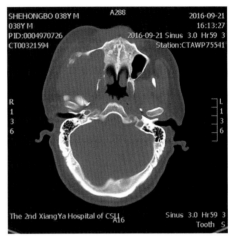

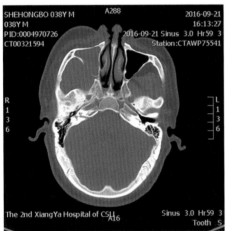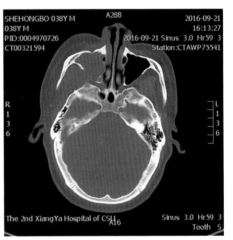

图 6-440　再次手术前 CT（2016 年 9 月 21 日）

显示：肿瘤广泛累及颅底区域，破坏下颌升支、颧骨、翼板及上颌窦。

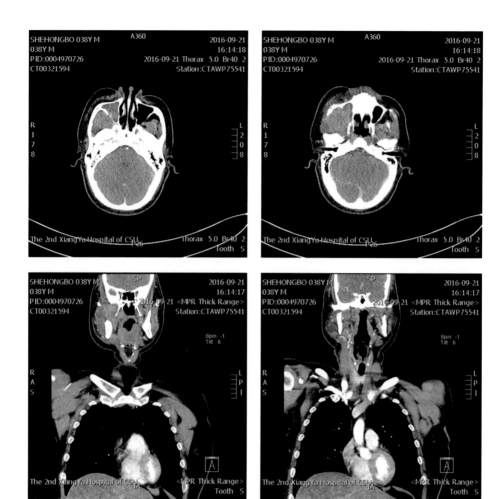

图 6-441　再次手术前 CT（2016 年 9 月 21 日）

显示：肿瘤广泛累及颅底区域，颅底骨质破坏。

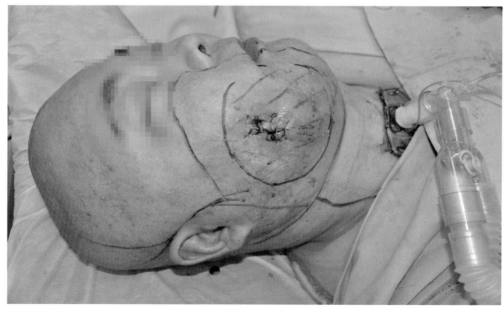

图 6-442　术中切口设计

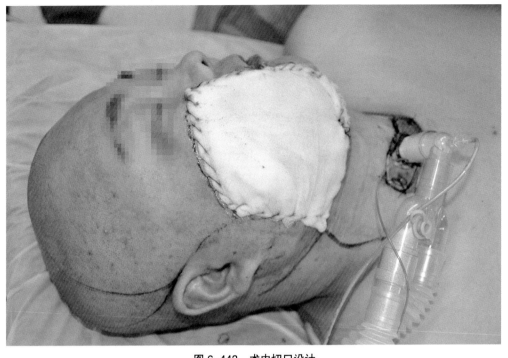

图 6-443　术中切口设计

凡士林纱布覆盖肿瘤破溃创面，预防肿瘤细胞术野种植。

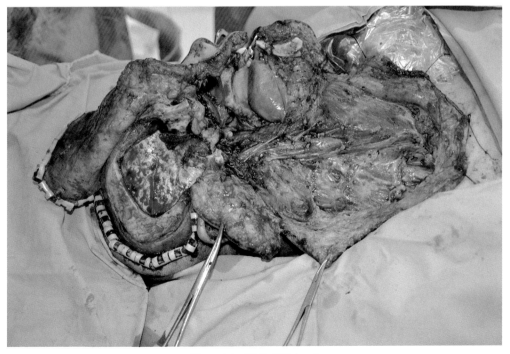

图 6-444　手术术野（一）

颞骨开窗及颅底骨部分切除后，脑膜暴露。

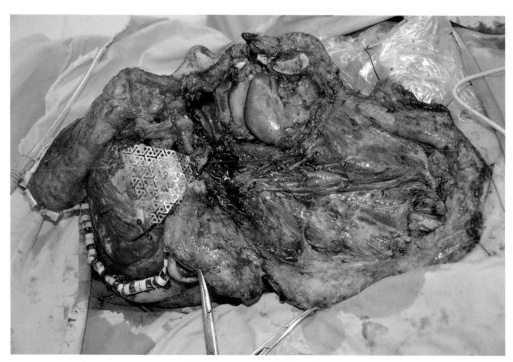

图 6-445　手术术野（二）

钛网修复颅底骨缺损，颞骨复位固定。

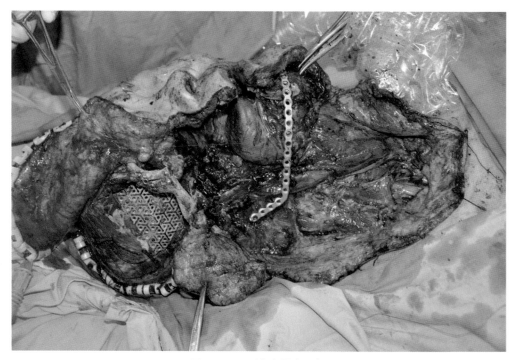

图 6-446　手术术野（三）

复位固定颧骨颧弓，下颌骨植入钛重建板。

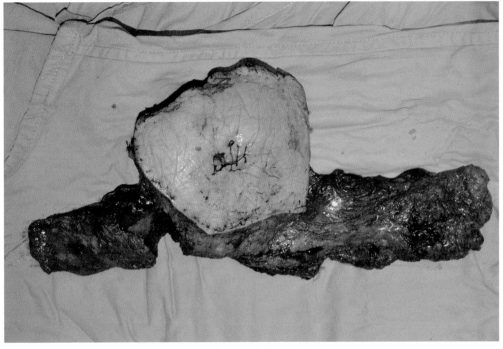

图 6-447　手术标本（皮肤面）

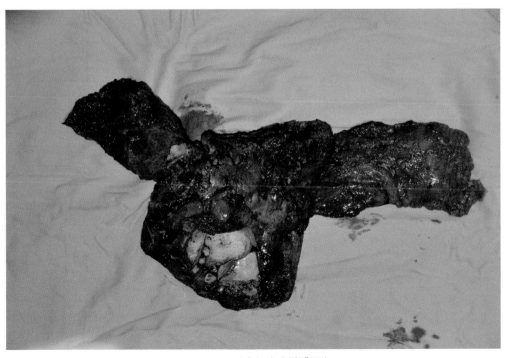

图 6-448　手术标本（黏膜面）

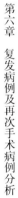

颞肌受累 肿瘤侵犯皮下

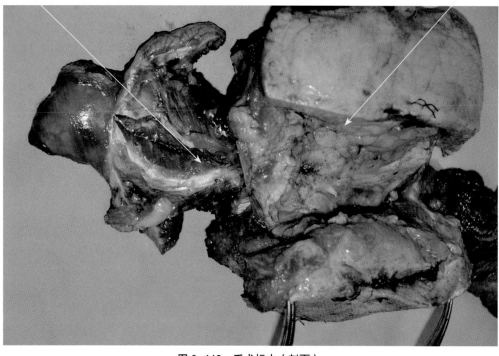

图 6-449 手术标本（剖面）

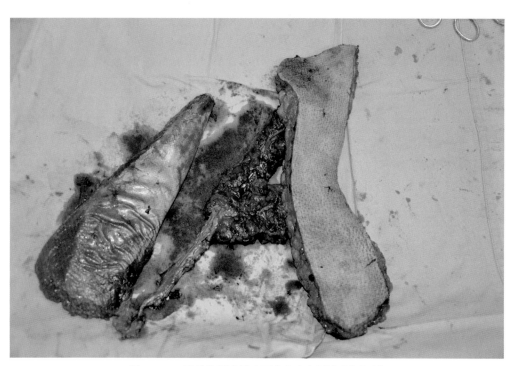

图 6-450 股前外侧皮瓣（两个穿支）及股直肌肌瓣

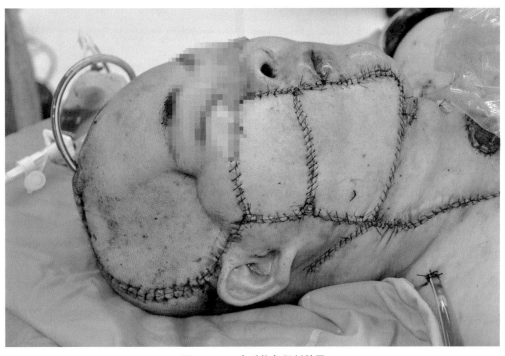

图 6-451 术后修复即刻效果

股前外侧皮瓣双岛修复颊部皮肤，胸大肌皮瓣修复口内缺损，左颈部为血管吻合受区。

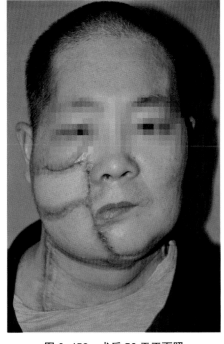

图 6-452 术后 50 天正面照

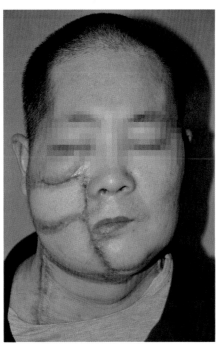

图 6-453 术后 50 天正面闭眼照

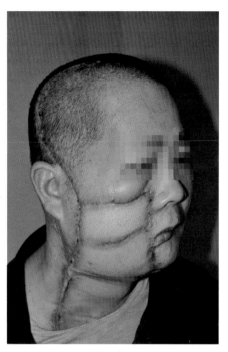

图 6-454　术后 50 天右侧面照

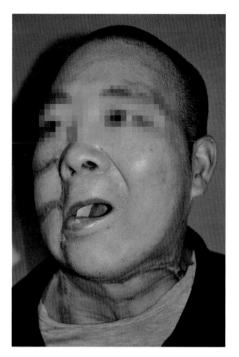

图 6-455　术后 50 天张口照

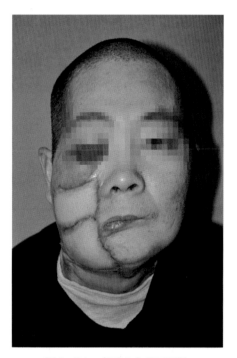

图 6-456　术后 3 个月正面照

肿瘤复发导致球结膜水肿暴露。

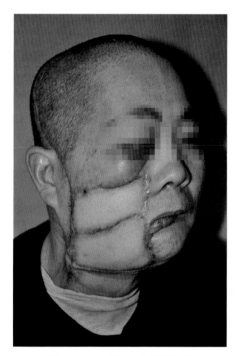

图 6-457　术后 3 个月侧面照

肿瘤复发导致球结膜水肿暴露。

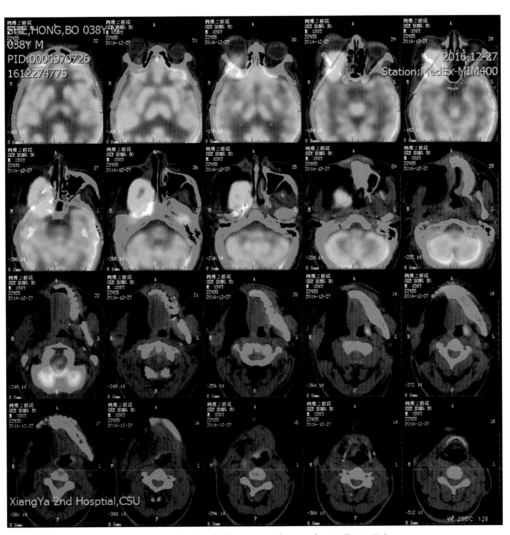

图 6-458　术后 3 个月 PET/CT（2016 年 12 月 27 日）

显示：肿瘤复发。

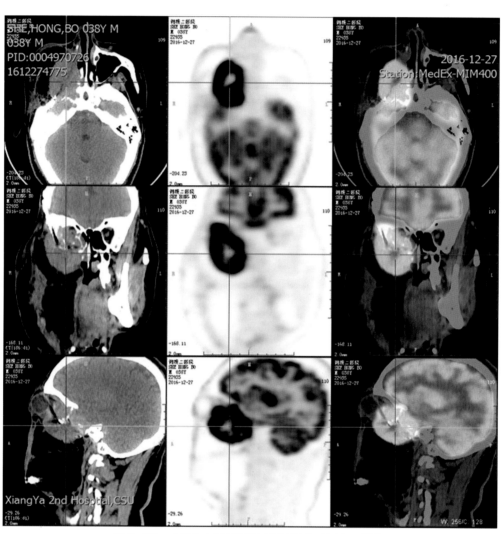

图 6-459　术后 3 个月 PET/CT（2016 年 12 月 27 日）

显示：肿瘤复发。

【复发原因分析和经验教训及再次手术价值评述】该患者右颊癌术后半年复发，复发部位在颅底区，这是后颊癌复发的常见区域。虽然再次手术，但术后短期内再次复发。分析复发原因和总结经验教训，笔者团队认为：

（1）发生于后颊部的鳞癌，易于累及口腔后部深区的多个解剖结构，如咬肌、翼内肌、翼外肌、颞肌、下颌骨深支、上颌骨后部、翼内外板，并可能沿颊脂垫、肌间筋膜间隙和神经血管束向颅底区侵袭。一旦手术切除不彻底，易于复发。

（2）笔者团队在研究了大量复发病例，结合后颊癌切除病灶标本的解剖和后颊及其深部区域解剖复习，提出了累及多解剖结构后颊癌侧颅底根治手术策略，通过大量临床实践证明，该术式的应用，能够大大减少后颊癌的局部复发。

（3）对于后颊癌术后颅底复发的病例，早期尚有再次手术机会，晚期肿瘤广泛侵犯颅底的软硬组织，甚至颅底骨结构，再次手术难以彻底切除，复发率极高。因此，不建议对广泛颅底复发的病例再次手术。

（4）该区域复发的早期诊断非常困难。该病例第二次手术前，复发病灶广泛累及颅底各解剖结构，颅底骨质破坏，虽然施行了颅内外联合根治，但仍然出现了近期复发，患者未能从手术中获益。

病例 30 左颊癌术后复发

患者，男，52 岁。

【术前诊断】左颊癌术后复发。

【施行手术】左唇、颊扩大切除术＋下颌骨部分切除术＋右颈肩胛舌骨上淋巴清扫术＋股前外侧肌皮瓣唇、颊缺损修复术＋气管切开术。

【诊治经过】患者 2021 年 3 月 17 日因"左颊癌"在省内某三甲医院全麻下行"左颊颌颈联合根治术＋股前外肌皮瓣颊缺损修复术"。术后病理：左颊高 - 中分化鳞癌，原发灶为 1.7 cm×1.1 cm×1.0 cm，左颈 5/27 淋巴结见癌转移。术后行辅助放射治疗和化疗。放疗总剂量 68 Gy，化疗 5 个疗程（方案不详）。术后 5 个月因"左颊癌术后复发"，入住中南大学湘雅二医院口腔颌面外科。临床检查：下唇及左颊前部溃烂，组织部分缺失，累及左侧上唇，向周围广泛浸润（创面恶臭）。左颊修复皮瓣和皮瓣外颊部皮肤，可见多个皮内结节，触诊质硬，边界不清。双侧颈部未触及明显肿大淋巴结。MRI 显示：下唇、左颊、左上唇见肿块影像，边界不清（组织部分缺失），与左下颌骨关系密切。左颊后上部未见明显受累。CT 显示：左下唇、颊部肿块影像，左下颌骨牙槽突骨破坏。双颈部未见淋巴结转移。术前诊断：左颊癌术后复发。2021 年 8 月 27 日在全麻下行"左唇、颊扩大切除术＋下颌骨部分切除术＋右颈肩胛舌骨上淋巴清扫术＋股前外侧肌皮瓣唇、颊缺损修复术＋气管切开术"。术后病理：左唇 - 颊中低分化鳞癌，原发灶为 4.0 cm×2.5 cm×

1.0 cm，右颈Ⅰ区 2/2（侵犯包膜外），Ⅱ区 2/5（1 粒侵犯包膜外）淋巴结见癌转移，其余各区淋巴结未见癌转移。切除肿瘤标本各边界阴性。术后顺利康复出院。再次手术后 20 天，修复皮瓣周围及颈部出现多个皮内结节，质中偏硬，边界不清，固定，表面稍红。此后，双颊及颈部皮内结节不断增多、长大，表面和周围皮肤呈紫红色，广泛浸润。虽经靶向及免疫治疗，仍无法控制。再次手术后 1 个月出现全身多器官转移，于 3 个月后去世。（图 6-460 至图 6-480）

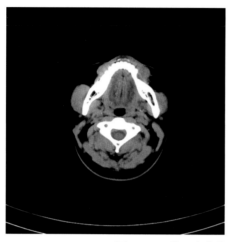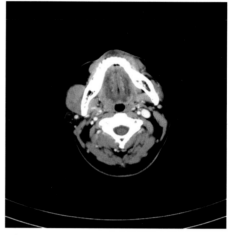

图 6-460　第一次术前 CT（2021 年 3 月 5 日）

显示：肿瘤位于左前颊部。

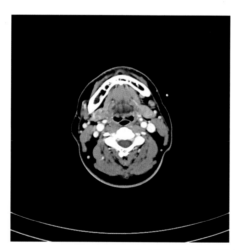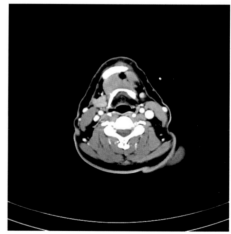

图 6-461　第一次术前 CT（2021 年 3 月 5 日）

显示：左侧颈部淋巴结肿大，考虑转移。

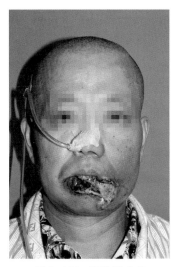

图 6-462　再次手术前

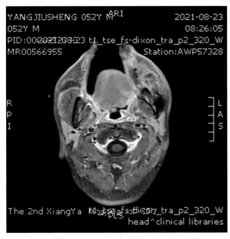
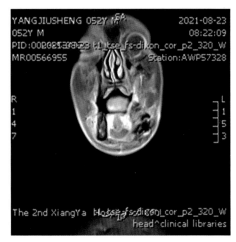

图 6-463　MRI（T1）（2021 年 8 月 23 日）

显示：肿瘤复发累及右颊部及上下唇。

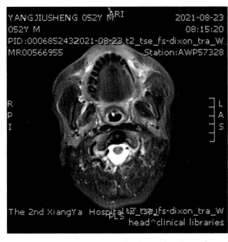
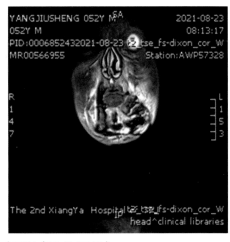

图 6-464　MRI（T1）（2021 年 8 月 23 日）

显示：肿瘤复发累及右颊部及上下唇。

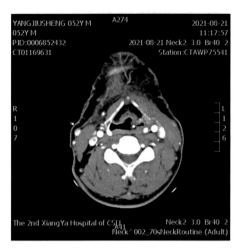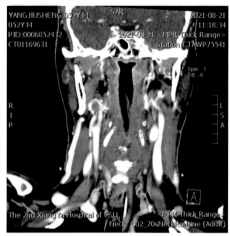

图 6-465　CT（2021 年 8 月 21 日）

显示：右侧颈部多个淋巴结肿大，不排除转移；左侧未见明显淋巴结肿大。

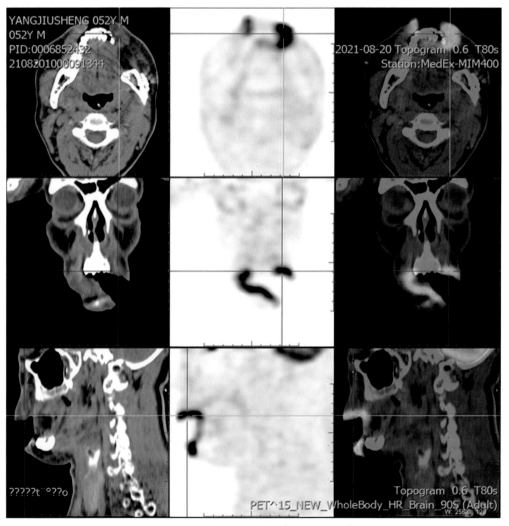

图 6-466　PET/CT（2021 年 8 月 20 日）

显示：上下唇及颊部见代谢高信号影，考虑复发，双侧颈部未见明显代谢高信号。

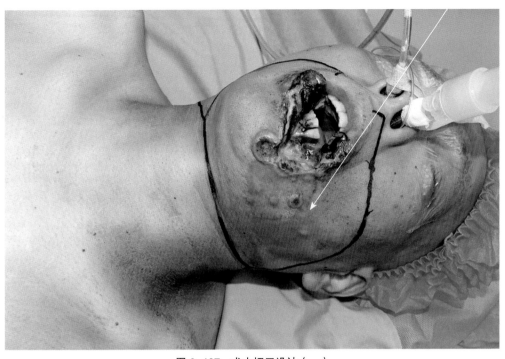

图 6-467　术中切口设计（一）

肿瘤外超大范围切除。左面颊部溃疡外可见多个皮下结节，双侧颈部未见皮下结节。

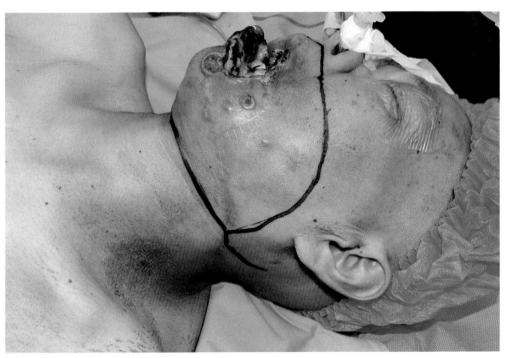

图 6-468　术中切口设计（二）

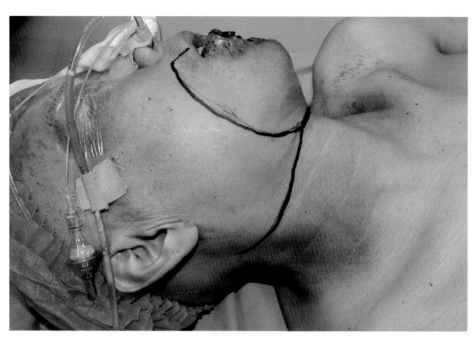

图6-469 术中切口设计（三）

皮下结节活检创面(病理报告: 中分化鳞癌)

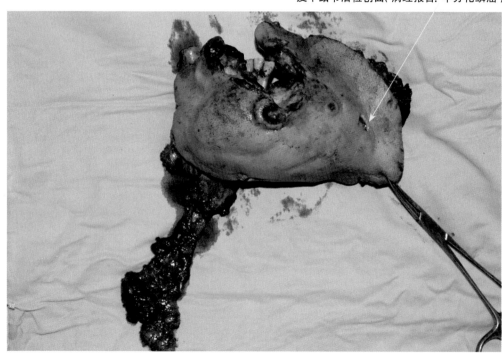

图6-470 手术标本

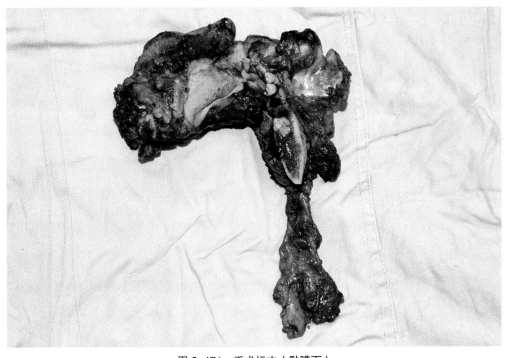

图 6-471　手术标本（黏膜面）

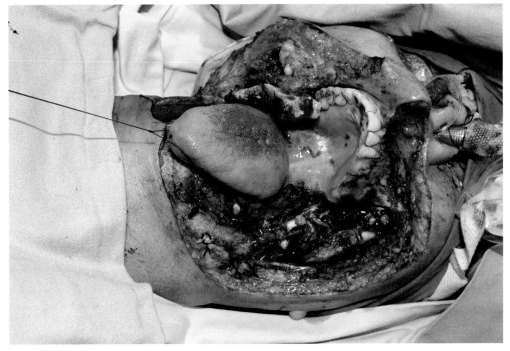

图 6-472　手术术野（一）

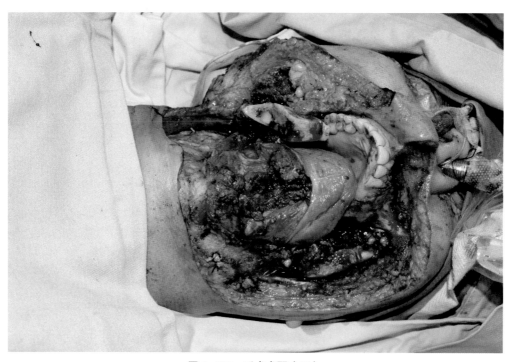

图 6-473　手术术野（二）

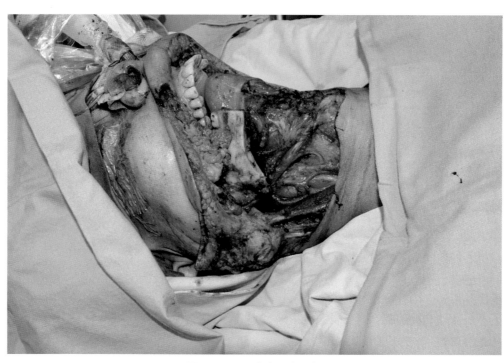

图 6-474　手术术野（三）

右侧颈部Ⅲ区清扫。

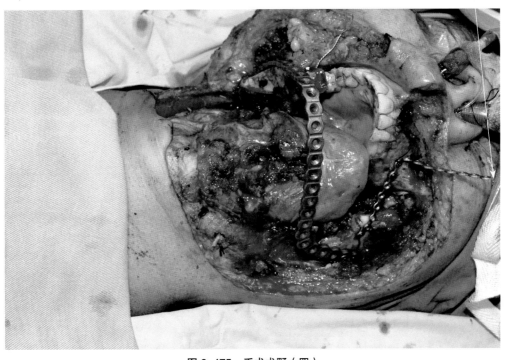

图 6-475　手术术野（四）

髁突复位板技术确定颞颌关节位置，钛板恢复下颌骨连续性。

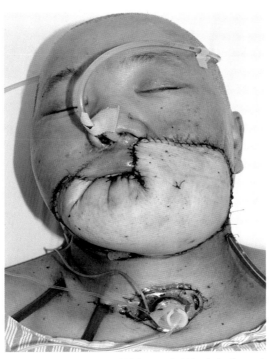

图 6-476　股前外侧皮瓣修复唇、颊缺损（术后 3 天）

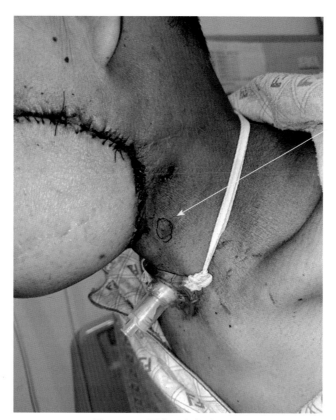

左颈部皮下结节

图 6-477　再次手术术后 20 天

左颈部皮下结节。

左颈部皮下结节

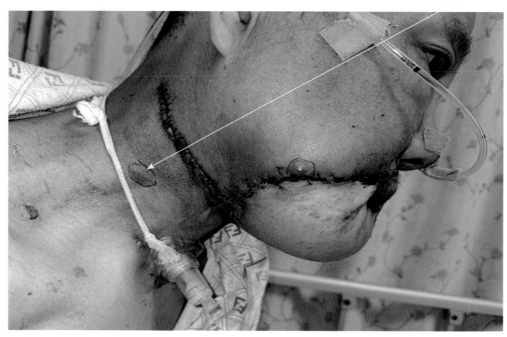

图 6-478　再次手术术后 20 天

右面颊部及右颈部皮下结节。

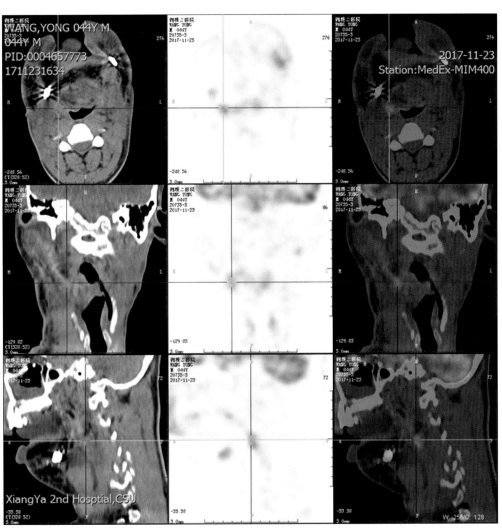

图 6-502　术后 4 个月 PET/CT（2017 年 11 月 23 日）

显示：原发灶区及颈部未见代谢高信号影。

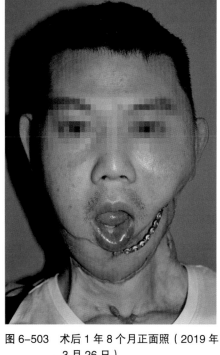

图 6-503 术后 1 年 8 个月正面照（2019 年 3 月 26 日）

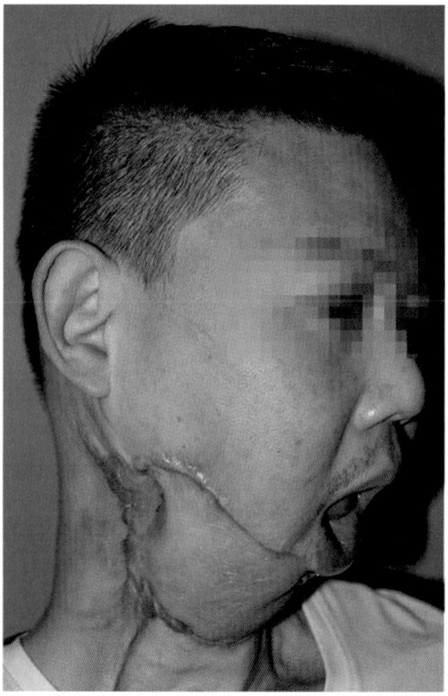

图 6-504 术后 1 年 8 个月右侧面照（2019 年 3 月 26 日）

钛板暴露。

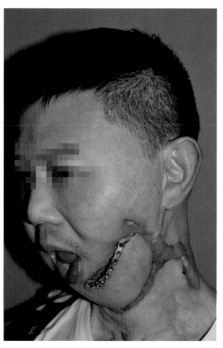

图 6-505 术后 1 年 8 个月左侧面照（2019 年 3 月 26 日）

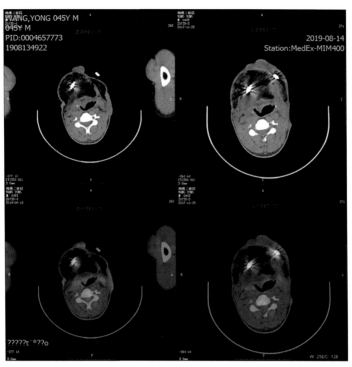

图 6-506　术后 2 年 1 个月 PET/CT（2019 年 8 月 14 日）

显示：原发灶及颈部未见明显代谢高信号。

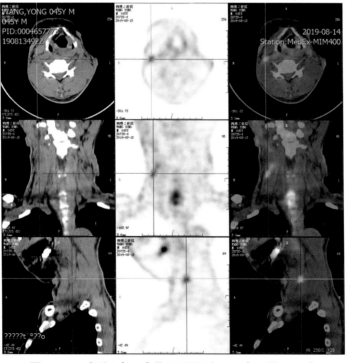

图 6-507　术后 2 年 1 个月 PET/CT（2019 年 8 月 14 日）

显示：原发灶及颈部未见明显代谢高信号，右侧颈部Ⅴ区可见糖代谢稍增高的淋巴结，大小约为 18 mm×8 mm，SUVmax 值约为 4.1，边界模糊。纵隔胸上段气管后区（3p 区）糖代谢增高的肿大淋巴结，大小约为 23 mm×20 mm，SUVmax 值约为 9.4，边界模糊，性质待定。

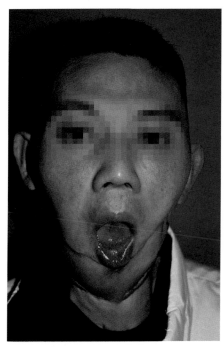

图 6-508　术后 2 年 5 个月（2019 年 12 月 2 日）

拆除重建钛板。

【复发原因分析和经验教训及再次手术价值评述】该病例是局部晚期牙龈癌，第一次手术后出现同侧颌下区复发和对侧颈部淋巴结转移，本应该尽快再次手术，但患者拒绝手术，而采用中药治疗，错过了最佳手术机会。但再次手术后，患者仍然获得了长达 3 年的局部无瘤生存。笔者团队的经验显示：

（1）位于口腔前部和上颈前部的复发病灶，即便较晚，也可能获得彻底切除的机会。因为，口腔前部及上颈前部，没有重要解剖结构，有较大空间实施局部超大范围彻底切除。而口裂以上和上颈后部及下颈前部区域，存在众多重要解剖结构，彻底切除肿瘤受限，易于再次复发。

（2）大部下颌骨切除后，可能出现舌后坠，导致呼吸不畅，重建钛板植入可以支撑颏部（将口底和舌组织缝合，悬吊于钛板），防止舌后坠。也可以改善外形。取出钛板失去对颏部的支撑和舌体的向前牵引，可能导致气道通气不畅。

（3）该病例原发灶巨大，双颈部 16 个淋巴结转移，多个包膜外浸润，术后未进行任何辅助治疗，却术后 3 年无复发，证明只要手术方案恰当，术中执行到位，可以获得肿瘤局部根治。

（4）第一次手术右颈为根治性颈清扫，已经切除了颈内静脉，再次手术已间隔 1 年余，左侧颈清扫时切除颈内静脉不会导致脑部回流障碍（头颈部静脉回流已经建立）。

病例 **32** 左下牙龈癌术后复发

患者，男，56岁。

【术前诊断】左下牙龈癌术后复发。

【施行手术】唇、颊、舌颌颈联合根治术＋股前外侧肌皮瓣及胸大肌皮瓣转唇、颊、舌修复术＋气管切开术。

【诊治经过】患者2017年10月于外省某三甲医院行左下牙龈肿块活检，结果显示：左下牙龈鳞癌。2017年11月在国外行"托姆刀精准放射治疗"，2018年8月自觉下唇肿胀疼痛，并伴有麻木，就诊于省内某三甲医院，经影像学检查诊断为：左下牙龈癌复发。即行免疫治疗，治疗两个疗程后无明显效果，随即到外省某三甲医院就诊。并于2018年12月28日于该院行"左龈颌颈联合根治术＋右腓骨肌皮瓣下颌骨缺损修复术＋气管切开术"。2019年7月发现局部肿瘤复发，于2019年8月再次入住该院，并行"左下颌骨恶性肿瘤扩大切除术＋股前外侧皮瓣缺损修复术＋气管切开术"。出院后就诊于省内某三甲医院，行靶向治疗、免疫治疗。但肿瘤再次复发，无法控制。2019年12月31日因"左侧下颌牙龈癌术后复发"入住中南大学湘雅二医院口腔颌面外科。临床检查：张口度约1.0 cm，口内皮瓣鼓胀，双颊部丰满，触诊质硬。舌活动受限，触诊大部舌体变硬。双颈未触及肿大淋巴结。MRI显示：颏部、下颌骨前部区域巨大肿块，累及残余下颌骨、口底、颊部和舌体大部。左咬肌、翼内肌信号改变，可疑受累。CT显示：颏部、下颌骨前部区域巨大肿块，累及残余下颌骨。PET/CT提示：颏部、下颌骨前部区域、口底、舌高信号，双颈未见明显信号改变。考虑局部复发。2019年12月31日在全麻下行"唇、颊、舌颌颈联合根治术＋股前外侧肌皮瓣及胸大肌皮瓣转唇、颊、舌修复术＋气管切开术"。术中见左咬肌、翼内肌稍硬，未见明显肿瘤累及迹象，故改行左颧下扩大切除。解剖切除肿瘤标本，见舌右后界边界不足，即扩大切除残余舌体。术后顺利康复出院。术后病理：颏部复发灶高－中分化鳞癌，病灶为10.0 cm×8.0 cm×8.0 cm，累及颊、口底、舌及下颌骨。双颈部淋巴结未见癌转移。术后患者改鼻饲为胃造瘘。2022年3月18日患者因右上牙龈癌再次入院。临床检查：右上牙龈见2.0 cm×1.0 cm肿块，局限在牙槽嵴顶，未累及前庭沟。CT显示：右上牙龈肿块，牙槽骨破坏，上颌窦底壁和上颌结节完整。未累及周围软组织。PET/CT提示：右上牙龈高信号，考虑恶性肿瘤。原术区未见高信号改变。2022年3月在全麻下行"右上牙龈肿瘤及上颌骨次全切除术＋游离胸臂外侧皮瓣上颌骨缺损修复术"。术后顺利康复出院。该病例术后未行其他辅助治疗，至再发右上牙龈癌前，无瘤生存（下牙龈癌复发再次手术后2年2个月）。（图6-509至图6-526）

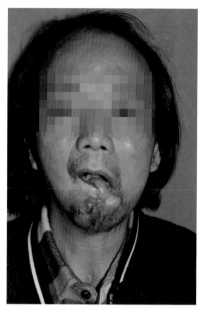

图 6-509　再次手术前照片（2019 年 12 月 31 日）

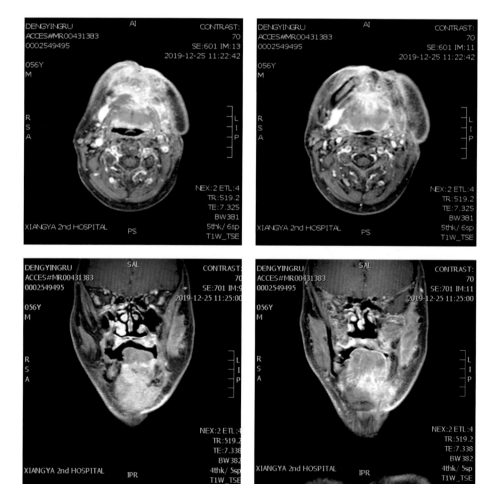

图 6-510　再次手术前 MRI（T1）（2019 年 12 月 25 日）

显示：下颌骨前部区域肿瘤复发累及舌和皮肤。

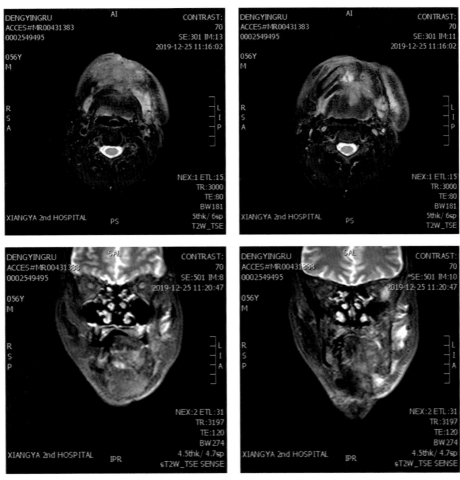

图 6-511　再次手术前 MRI（T2）（2019 年 12 月 25 日）

显示：下颌骨前部区域肿瘤复发累及舌和皮肤。

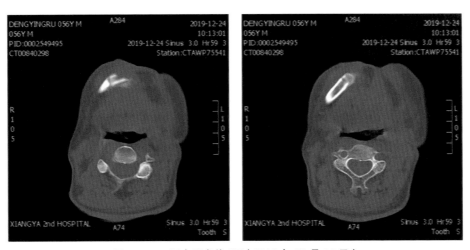

图 6-512　再次手术前 CT（2019 年 12 月 24 日）

显示：下颌骨前部区域肿瘤复发累及右侧下颌骨。

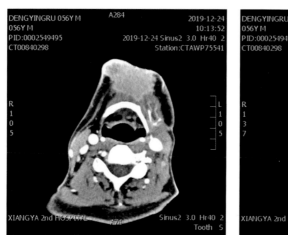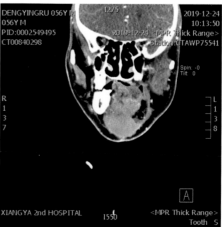

图 6-513 再次手术前 CT（2019 年 12 月 24 日）

显示：下颌前部肿瘤复发累及颏部和颏下皮肤。

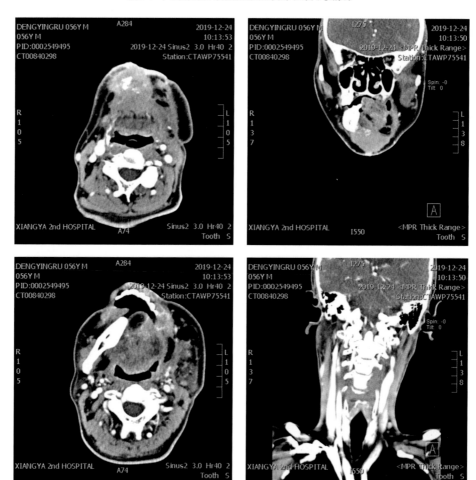

图 6-514 再次手术前 CT（2019 年 12 月 24 日）

显示：双侧颈部淋巴结肿大未见明显转移征象。

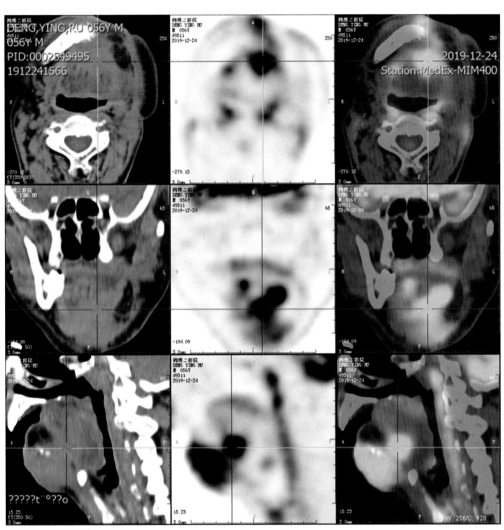

图 6-515　再次手术前 PET/CT（2019 年 12 月 24 日）

显示：左下颌牙龈癌多次手术后原发灶复发，累及舌。

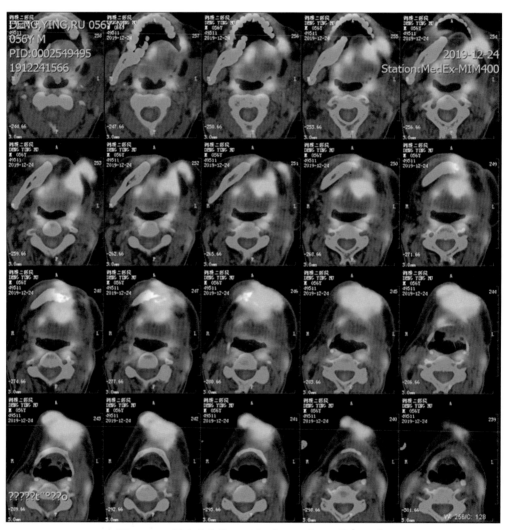

图6-516　再次手术前 PET/CT（2019 年 12 月 24 日）

显示：左下颌牙龈癌多次手术后原发灶复发，右侧下颌破坏，累及舌。

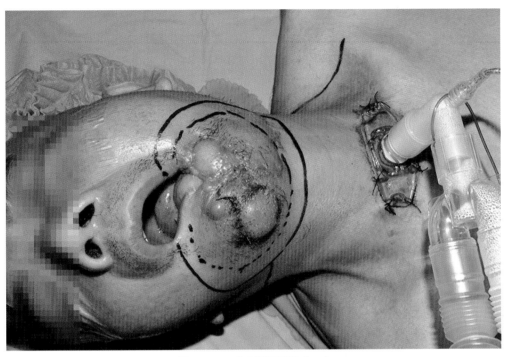

图 6-517　术中切口设计（一）

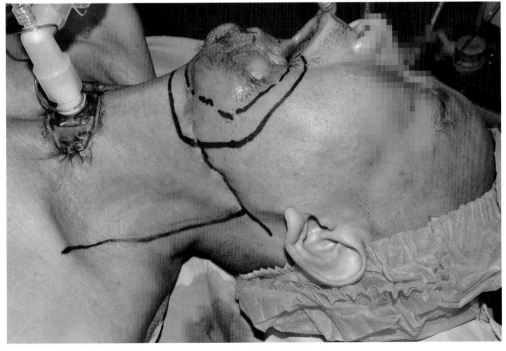

图 6-518　术中切口设计（二）

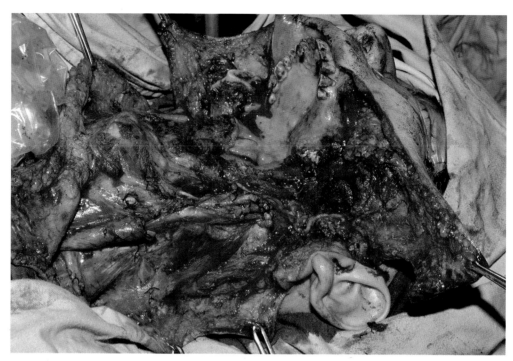

图 6-519 根治术术野

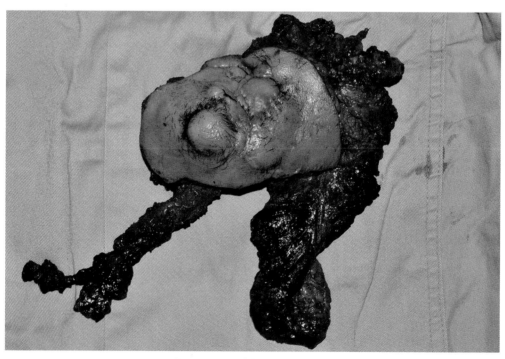

图 6-520 手术标本（皮肤面）

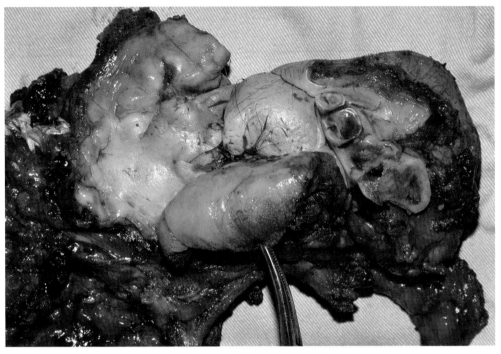

图 6-521　手术标本（口腔面）

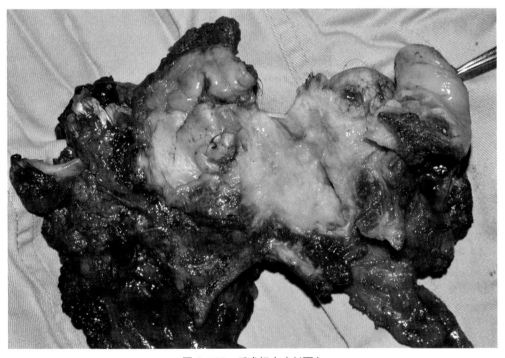

图 6-522　手术标本（剖面）

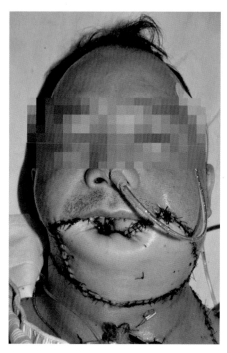

图 6-523　术后第 3 天（2020 年 1 月 2 日）

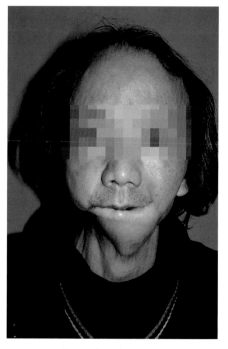

图 6-524　术后 1 年 2 个月正面照（2021 年
1 月 28 日）

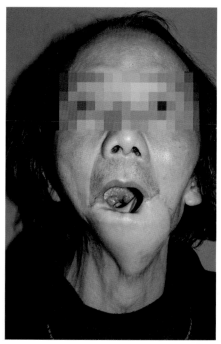

图 6-525　术后 1 年 2 个月张口照（2021 年
1 月 28 日）

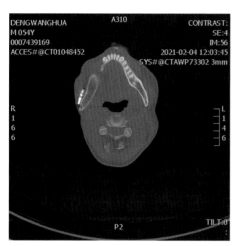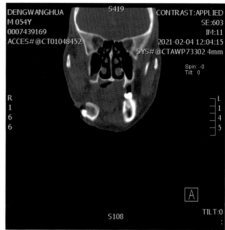

图 6-534　CT（2021 年 2 月 4 日）

显示：右下牙龈癌术后及放化疗后，局部复发累及右下颌骨前部及腓骨。

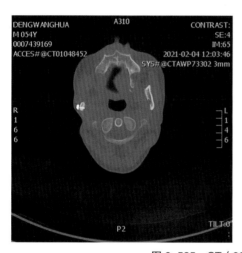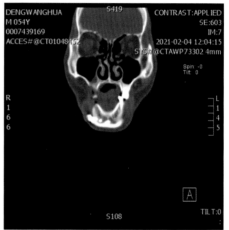

图 6-535　CT（2021 年 2 月 4 日）

显示：右下牙龈癌术后及放化疗后，局部复发累及右上颌骨。

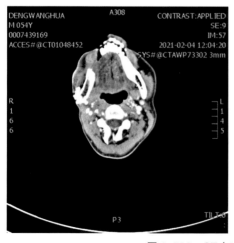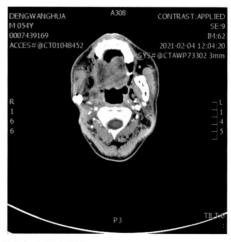

图 6-536　CT（2021 年 2 月 4 日）

显示：右下牙龈癌术后及放化疗后，局部复发，右咽侧淋巴结肿大，考虑转移。

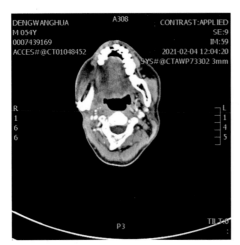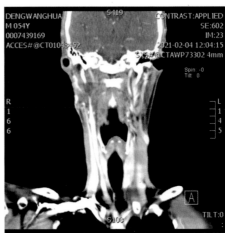

图 6-537　CT（2021 年 2 月 4 日）

显示：右下牙龈癌术后及放化疗后，局部复发，双侧颈部淋巴结未见明显转移征象。

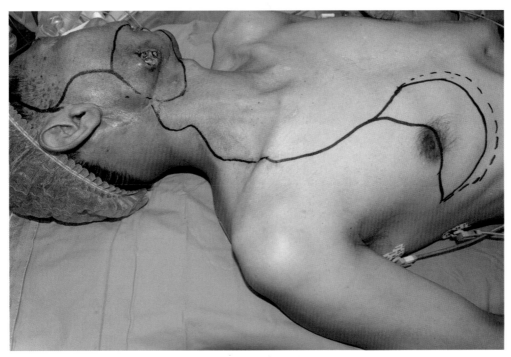

图 6-538　术中切口设计

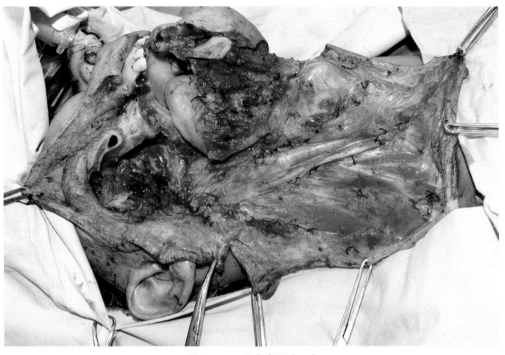

图 6-539 手术术野（一）

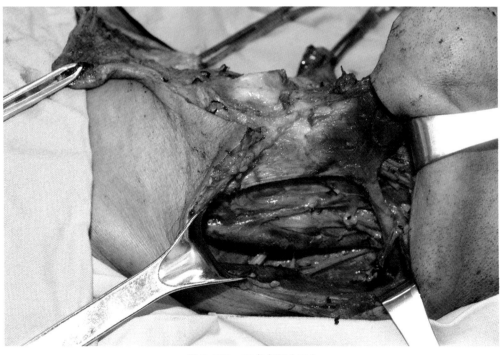

图 6-540 手术术野（二）

对侧肩甲舌骨上清扫。

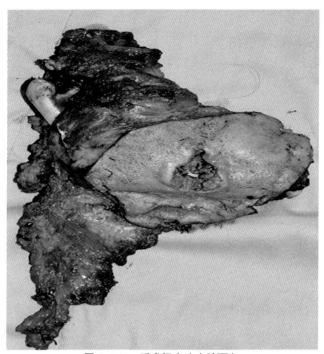

图 6–541　手术标本（皮肤面）

肿瘤累及
翼内肌

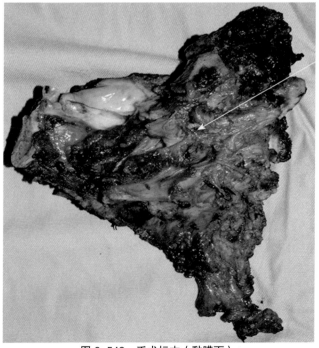

图 6–542　手术标本（黏膜面）

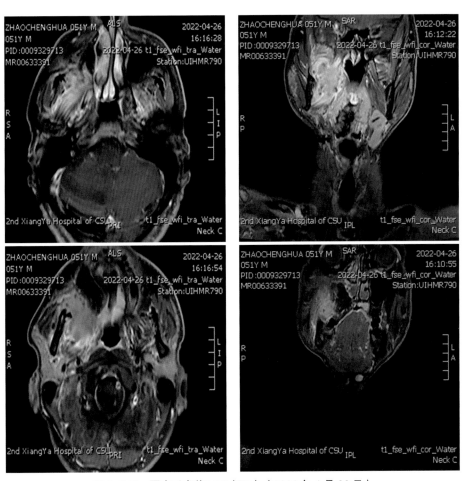

图 6-548 再次手术前 MRI（T1）（2022 年 4 月 26 日）

显示：右上颌牙龈癌局部复发，累及翼内肌、翼外肌、颞肌和咬肌，向颅底侵袭。

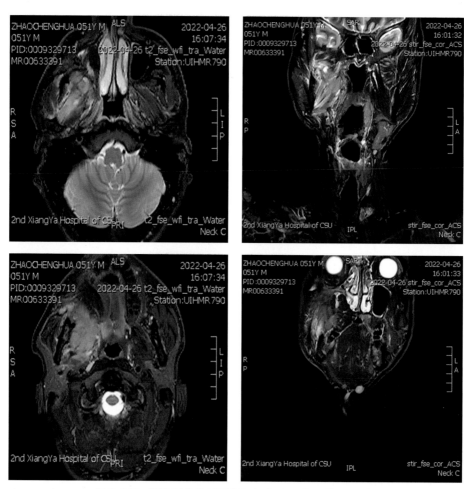

图6-549　再次手术前MRI（T2）（2022年4月26日）

显示：右上颌牙龈癌局部复发，累及翼内肌、翼外肌、颞肌和咬肌，向颅底侵袭。

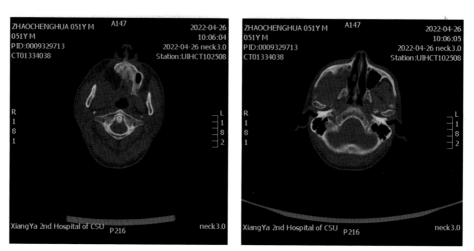

图6-550　再次手术前CT（2022年4月26日）

显示：右上颌牙龈癌局部复发，右颧骨内侧可疑骨破坏。

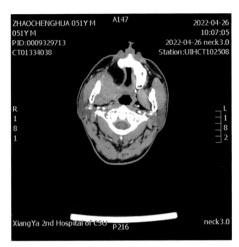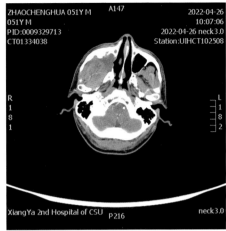

图 6-551　再次手术前 CT（2022 年 4 月 26 日）

显示：右上颌牙龈癌局部复发，累及翼内肌、翼外肌、颞肌和咬肌，右颧骨内侧可疑骨破坏。

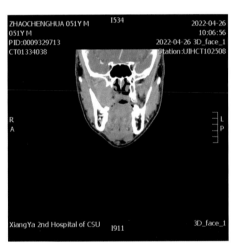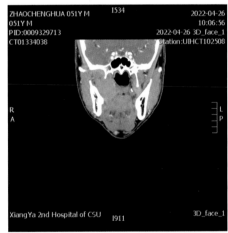

图 6-552　再次手术前 CT（2022 年 4 月 26 日）

显示：右上颌牙龈癌局部复发，累及翼内肌、翼外肌、颞肌和咬肌，破坏翼板。

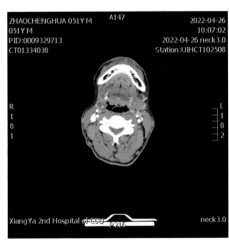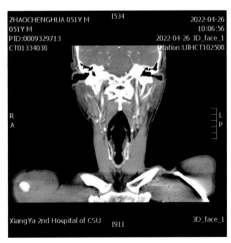

图 6-553　再次手术前 CT（2022 年 4 月 26 日）

显示：右颈部未见明显肿大淋巴结，左侧见多个肿大淋巴结，无明显转移征象。

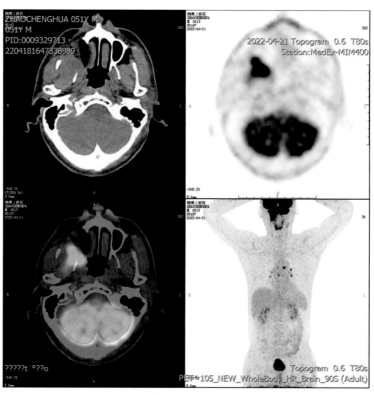

图 6-554　再次手术前 PET/CT（2022 年 4 月 21 日）

　　显示：右上颌牙龈癌术区局部代谢高信号（SUVmax 值为 11.7），考虑局部复发，累及翼内肌、翼外肌、颞肌和咬肌，破坏翼板。

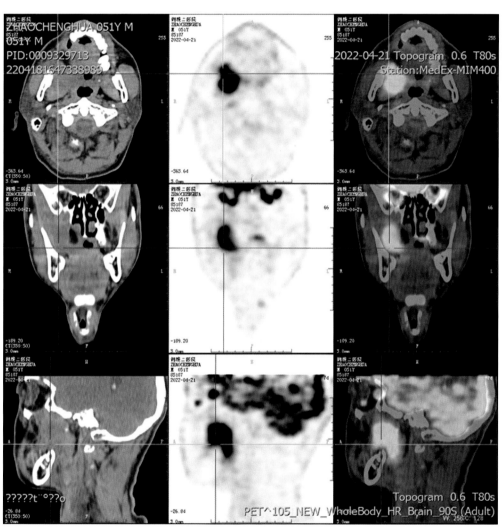

图 6-555　再次手术前 PET/CT（2022 年 4 月 21 日）

　　显示：右上颌牙龈癌术区局部代谢高信号（SUVmax 值为 11.7），考虑局部复发，累及翼内肌、翼外肌、颞肌和咬肌，破坏翼板。

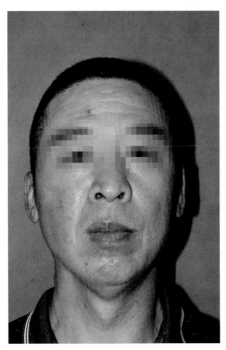

图 6-556　再次手术术前正面照（2022 年 4
月 26 日）

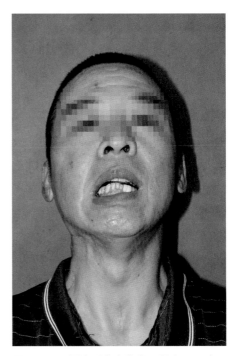

图 6-557　再次手术术前张口照（2022 年 4
月 26 日）

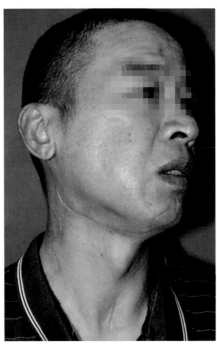

图 6-558　再次手术术前右侧面照（2022
年 4 月 26 日）

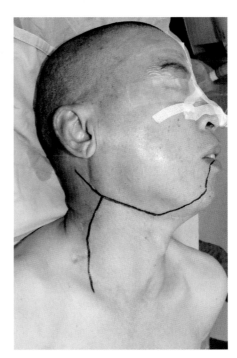

图 6-559　术中面颈部切口设计

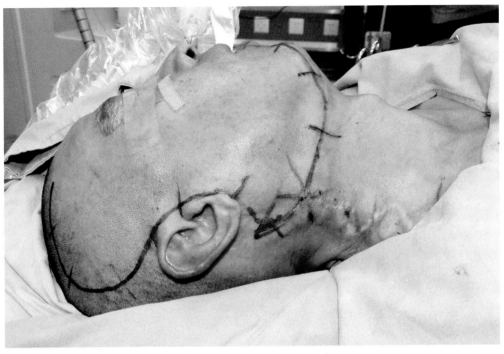

图 6-560　术中面颞部切口设计

解剖游离的颈外动脉　　　　　　　　　　　舌下神经

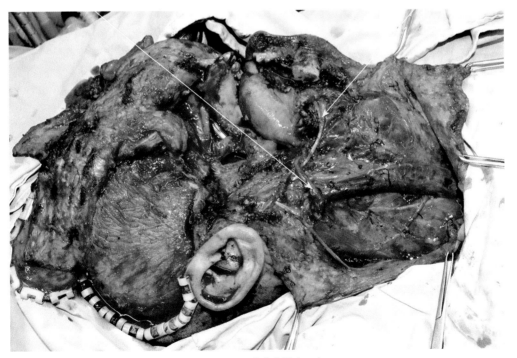

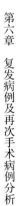

图 6-561　手术术野（一）

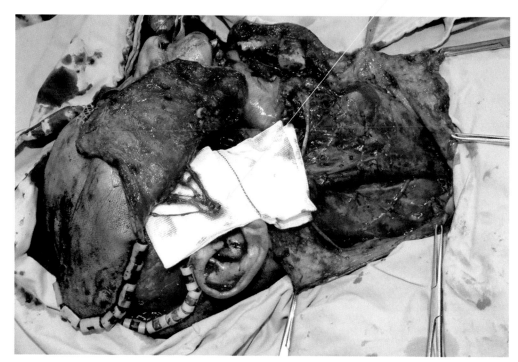

图 6-562　手术术野（二）

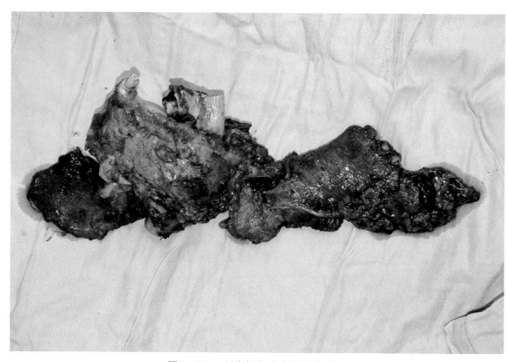

图 6-563　手术标本（外侧面全景）

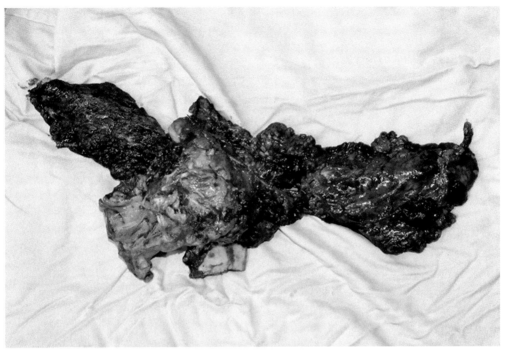

图 6-564　手术标本（内侧面全景）

眶下板

颧骨

肿瘤累及翼外肌

肿瘤累及翼内肌

肿瘤累及颞肌

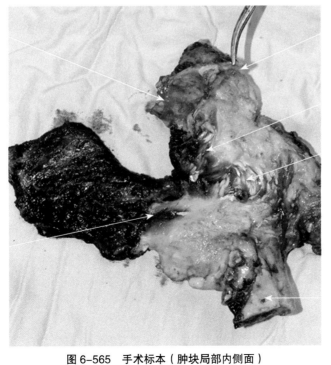

右下颌骨内侧面

图 6-565　手术标本（肿块局部内侧面）

上颌骨　　　　　　　第 1 次手术修复皮瓣　　　　　　　下颌骨外侧面

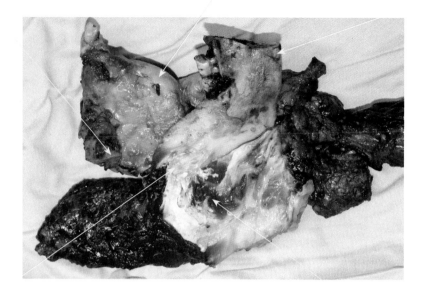

肿瘤累及颞肌　　　　　　　　　　　　　　　　肿瘤累及咬肌

图 6-566　手术标本（外侧面）

肿瘤累及颞肌　　　肿瘤累及翼外肌　　　第 1 次修复皮瓣　　　肿瘤累及翼内肌

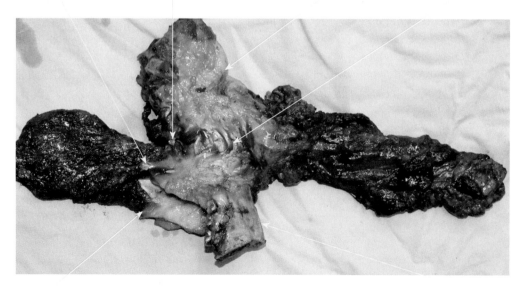

肿瘤累及咬肌　　　　　　　　　　　　　　　　　　　　下颌骨

图 6-567　手术标本（全景）

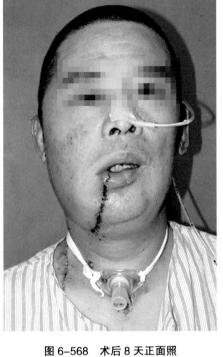

图 6-568 术后 8 天正面照

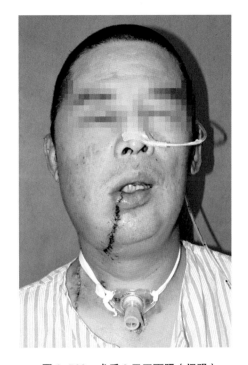

图 6-569 术后 8 天正面照（闭眼）

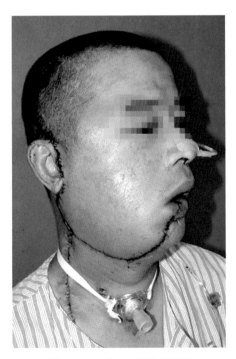

图 6-570 术后 8 天右侧面照

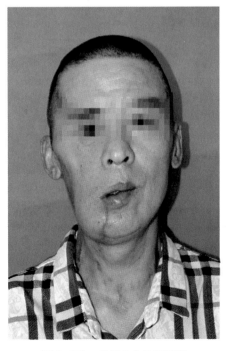

图 6-571 术后 2 个月正面照

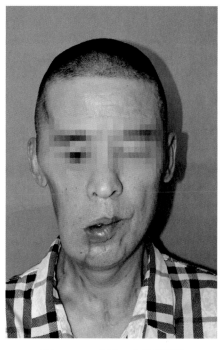

图 6-572　术后 2 个月闭眼照

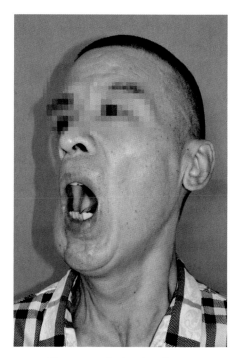

图 6-573　术后 2 个月张口照

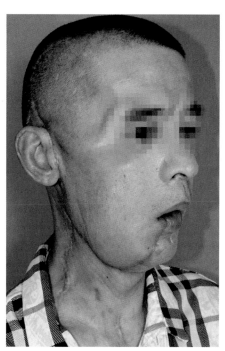

图 6-574　术后 2 个月右侧面照

【复发原因分析和经验教训及再次手术价值评述】该病例是右上颌牙龈癌，于 2021 年 8 月 17 日在外省某三甲医院行"右上颌牙龈癌及上颌骨次全切除术＋股前外侧皮瓣上颌缺损修复术"，术后病理：右上牙龈高分化鳞癌，右颈部淋巴结未见

七、小结

口腔癌患者术后复查，长期以来并未受到足够重视，临床医师复查患者时的随意性较大。国内外学者根据各自研究结果和临床经验，而推荐了不同的随访时间安排，术后随访次数从密度最小的 3 年 9 次到密度最高的 5 年 48 次不等。口腔癌临床治疗指南推荐的随访时间安排是，术后 1 个月，3 个月，6 个月，1 年，2 年……笔者团队的临床研究表明：口腔癌复发大多发生在 1 年内（87.17%），6 个月内复发超过一半（57.05%）。局部晚期的病例复发出现更早，大多在 3 个月内。很少超过 6 个月。在复发早期确诊的病例，通常能够判断是原发灶局部复发，还是颈部复发。这对分析复发原因，改进手术意义重大。同时也可以为再次手术获得根治争取机会。因此，笔者团队认为：①口腔癌术后复查应该进行路径管理，中早期病例进入常规路径；局部晚期病例则需要制订个体化路径。②术后复查时间安排，术后 1 年内应该保持高密度，即每个月 1 次。③局部晚期病例术后 3 个月应该行 PET/CT 检查（MRI、CT 对早期复发诊断价值十分有限）。④ 3 个月内复查，应该将患者术后局部的舒适度和感觉连续变化，放在首要位置。包括吞咽、涎液量、胀感、疼痛等。⑤在患者已经存在舒适度和感觉变化，而影像学资料不能确诊的病例，复诊密度必须加大，每周或 2 周一次。

口腔癌的复发部位包括原发灶复发和颈部复发，可以是单纯的原发灶复发，也可以是原发灶和颈部复发同时存在。据笔者团队临床观察，原发灶复发与颈部复发的规律不同，预后也存在差异。在早期阶段，原发灶复发和颈部复发是可以区分的。但是，当颈部复发灶处于颈部上段，如下颌升支内侧、二腹肌区等部位，要准确判断是原发灶还是颈部复发，存在困难。尽可能准确地界定原发灶复发和颈部复发，有助于对再次手术的难度和预后进行有效评估，更有助于审视初次手术方案的合理性，发现不足，并改进手术方案。

口腔癌术后随访非常重要，及时早期发现复发，可以为患者争取再次手术机会。复查时间频率依据临床分期和肿瘤术后复发的规律而定，手术后随着时间的推移，出现局部复发的概率也越来越小，随访的常规间隔时间也可适当延长。因此，一般是前期采取相对高密度的复查方案，后期可适当延长复查间隔时间。在大多数情况下，当患者出现明显症状，影像学检查显示为复发时，肿瘤复发病灶已经发展到较大范围，失去了再次手术机会，即便可以再手术，生存率也明显下降。因此，复发的早期诊断就显得尤为重要。然而，由于术后面颈部瘢痕，复发灶位置深在，早期症状不明显，组织瘢痕对早期影像学检查图像的影响等因素，对于临床医师来说，在术后早期复发的诊断上仍旧面临巨大的挑战。

患者术后局部复发以后，首选的治疗方法是再次手术。但对于已经无手术适应证的病例，只能采用放疗、化疗、靶向治疗和免疫治疗等姑息治疗。通过对口腔癌复发后再次手术的病例研究，笔者团队认为：①复发的早期确诊，是再次手术获得根治的关键。②位于口裂以下，内眦下颌角连线前方区域的复发病灶，由于没有与生命相关的重要解剖结构，再次手术切除的彻底性易于实现，获得根治的机会较大。③再次手术切除范围与初次手术原则存在明显不同，应该遵循"疑似从有"的原则，进行超范围切除。④短期内单灶复发，通常与第一次手术的不彻底有关，再次手术效果理想。而短期内多灶复发，则可能与患者肿瘤细胞的"毒力"及全身免疫状况有关，无再次手术的适应证。⑤再次手术前已经出现皮下小结节，可疑间质转移的病例，应该视为再次手术的禁忌。

参考文献

［1］ ORGANIZATION W H. The world oral health report 2003. Geneva：World Health Organization，2003：6-7.

［2］ ROGERS S N, BROWN J S, WOOLGAR J A, et al. Survival following primary surgery for oral cancer. Oral Oncology，2009，45（3）：201-211.

［3］ UNTERHUBER T, DUMA M N, RAU A, et al. Oral squamous cell carcinoma：the impact of stage-dependent therapy regimes on postoperative disease recurrence. Oral Surgery，Oral Medicine，Oral Pathology and Oral Radiology，2016，121（2）：133-138.

［4］ NOBLE A R, GRESKOVICH J F, HAN J, et al. Risk factors associated with disease recurrence in patients with stage III / IV squamous cell carcinoma of the oral cavity treated with surgery and postoperative radiotherapy. Anticancer research，2016，36（2）：785-792.

［5］ SKLENICKA S, GARDINER S, DIERKS E J, et al. Survival analysis and risk factors for recurrence in oral squamous cell carcinoma：does surgical salvage affect outcome? Journal of Oral and Maxillofacial Surgery，2010，68（6）：1270-1275.

［6］ WANG B, ZHANG S, YUE K, et al. The recurrence and survival of oral squamous cell carcinoma：a report of 275 cases. Chinese Journal of Cancer，2012，32（11）：614-618.

［7］ ORD R A, KOLOKYTHAS A, REYNOLDS M A. Surgical salvage for local and regional recurrence in oral cancer. Journal of oral and maxillofacial surgery，2006，64（9）：1409-1414.

［8］ LIM Y C, CHOI E C. Surgery alone for squamous cell carcinoma of the oral cavity：survival rates，recurrence patterns，and salvage treatment. Acta oto-laryngologica，2008，128（10）：1132-1137.

［9］ GONÇALVES AGRA I M, LOPES CARVALHO A, SAMSONOVSKI ULBRICH F, et al. Prognostic factors in salvage surgery for recurrent oral and oropharyngeal cancer. Head & neck，2006，28（2）：107-113.

［10］ YUASA K, KAWAZU T, KUNITAKE N, et al. Sonography for the detection of cervical lymph node metastases among patients with tongue cancer：criteria for early detection and assessment of follow-up examination intervals. American Journal of Neuroradiology，2000，21（6）：1127.

［11］ MANIKANTAN K, KHODE S, DWIVEDI R C, et al. Making sense of post-treatment surveillance in head and neck cancer: when and what of follow-up. Cancer Treatment Reviews, 2009, 35（8）: 744-753.

［12］ JOSHI A, CALMAN F, O'CONNELL M, et al. Current trends in the follow-up of head and neck cancer patients in the UK. Clinical Oncology, 2010, 22（2）: 114-118.

［13］ PEISKER A, RASCHKE G F, GUENTSCH A, et al. Evaluation of a post-treatment follow-up program in patients with oral squamous cell carcinoma. Clinical Oral Investigations, 2017, 21（1）: 135-141.

［14］ 王祎, 叶茂昌, 李容新, 等. 口腔黏膜鳞癌术后复发相关因素的观察和研究. 临床口腔医学杂志, 2011, 27（2）: 79-82.

［15］ 姚红磊, 梁进, 陈湧, 等. 口腔鳞状细胞癌术后复发相关因素分析. 中国实用口腔科杂志, 2011, 4（11）: 679-680.

［16］ 周泉. 口腔颌面部恶性肿瘤术后短期复发的相关因素分析. 中国社区医师（医学专业半月刊）, 2009, 22（18）: 118-119.

［17］ 韩其滨. 舌癌复发相关因素分析. 武汉: 武汉大学, 2005.

［18］ 夏辉. 口腔鳞癌术后复发及转移的临床研究. 成都: 四川大学, 2003.

［19］ 廖贵清, 黄洪章, 曾融生, 等. 口腔颌面部恶性肿瘤术后近期复发的临床分析. 中国肿瘤临床与康复, 2002, 9（5）: 89-91.

［20］ 张法永, 陈衔城, 宋冬雷, 等. 颈内动脉球囊闭塞试验的病例回顾. 中国临床神经科学, 2006, 14（1）: 65-68.

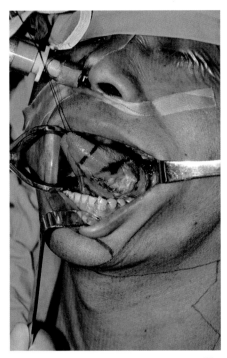 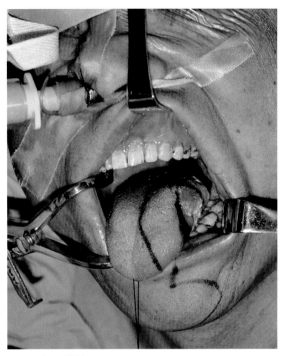

图 7-4　手术切口设计

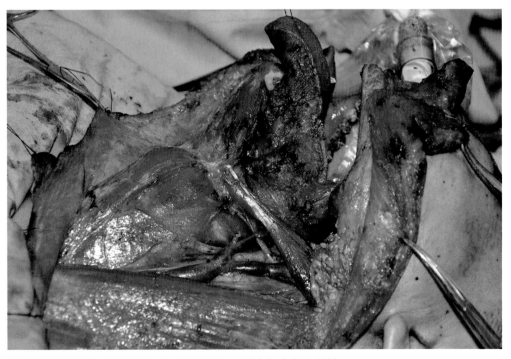

图 7-5　舌颌颈联合根治术后舌缺损

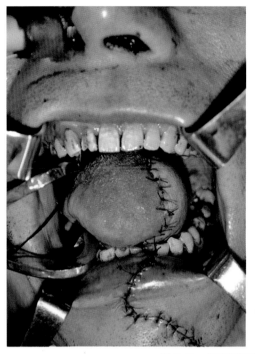
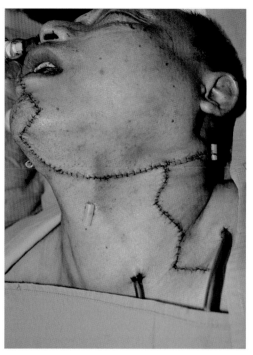

图 7-6　术后即刻软组织修复重建效果

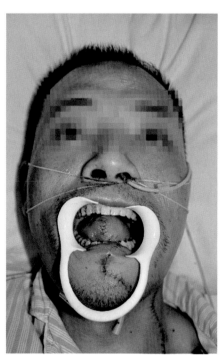
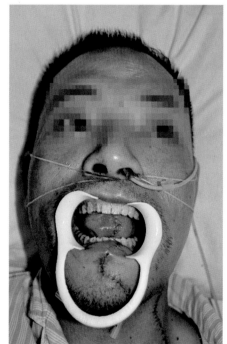

图 7-7　术后 1 周

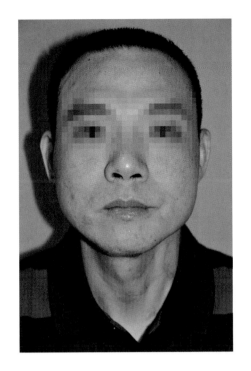
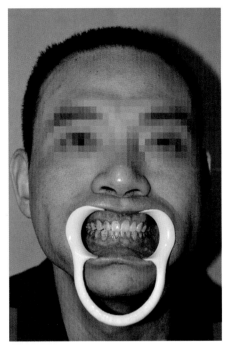
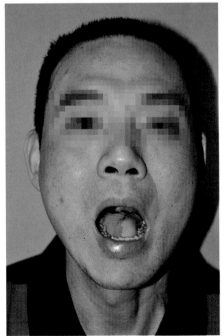
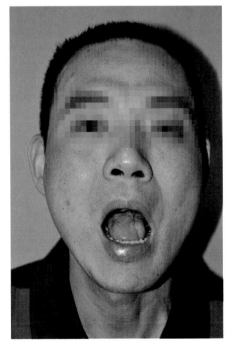

图7-8　术后1年

【诊断】左舌癌。

【手术方案】左舌颌颈联合根治术。

【缺损特点】左半舌缺损。

【修复方案】股前外侧皮瓣修薄修复舌缺损。（图 7-9 至图 7-15）

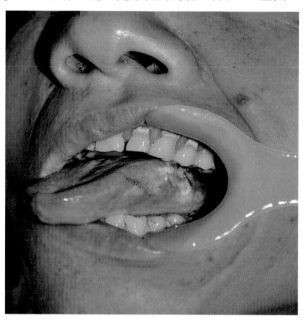

图 7-9　术前照片

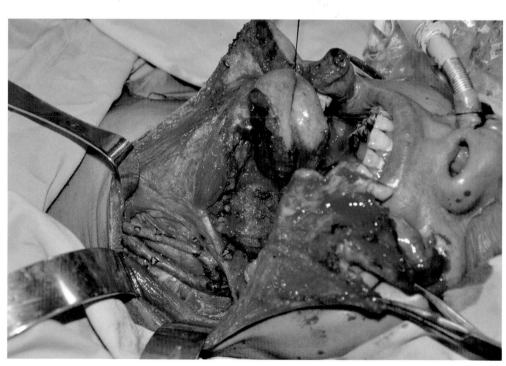

图 7-10　左舌癌根治术后舌缺损

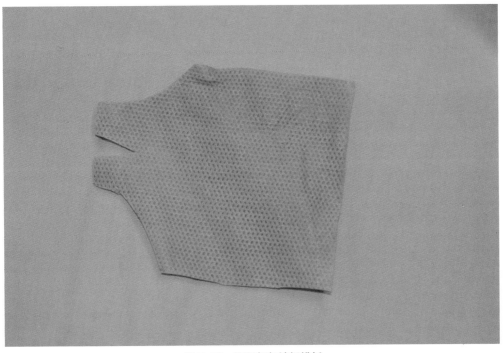

图 7-38   预制颊部缺损模板

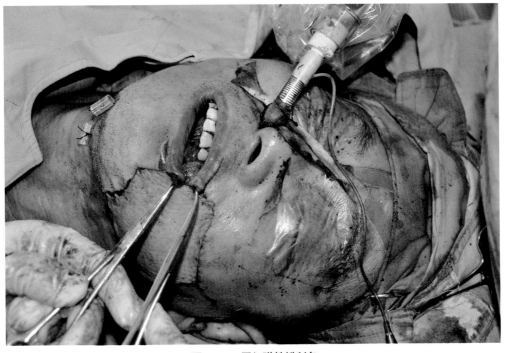

图 7-39   唇红弹性瓣制备

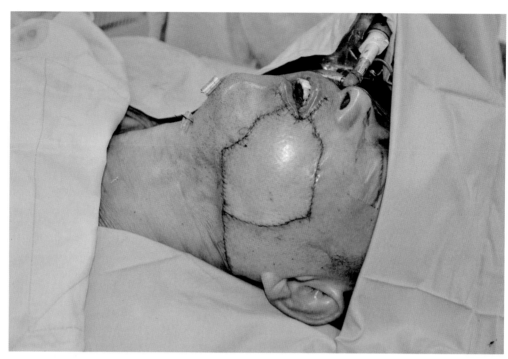

图 7-40 修复重建完成

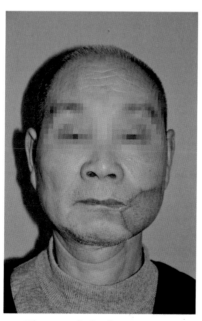

图 7-41 术后 1 年正面照

上下唇及口角外形理想。

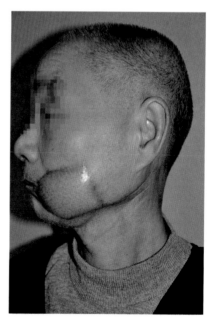

图 7-42 术后 1 年侧面照

颈部瘢痕隐蔽。

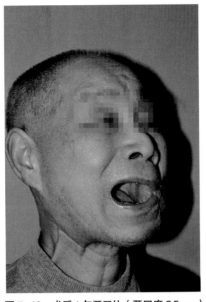

图 7-43　术后 1 年开口位（开口度 2.5 cm）

病例 8　左颊部贯通缺损及上下唇缺损

【诊断】左颊癌。

【手术名称】左颊癌联合根治术。

【缺损特点】左颊部贯通缺损及上下唇缺损。

【修复方案】一蒂双岛股前外侧皮瓣＋上下唇唇红弹性瓣修复。（图 7-44 至图 7-50）

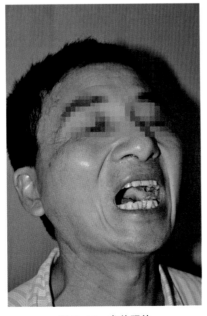

图 7-44　术前照片

肿瘤主体位于前庭沟。

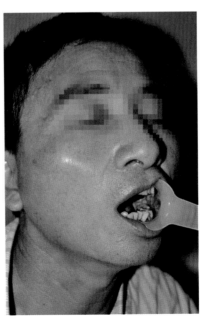

图 7-45　术前照片

肿瘤邻近下颌骨。

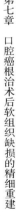

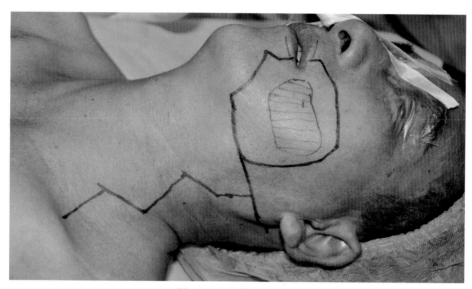

图 7-46　术前切口设计

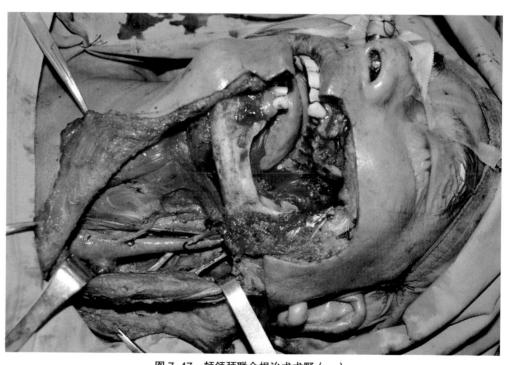

图 7-47　颊颌颈联合根治术术野（一）

行保留颈内静脉、副神经和胸锁乳突肌的改良根治颈清扫。

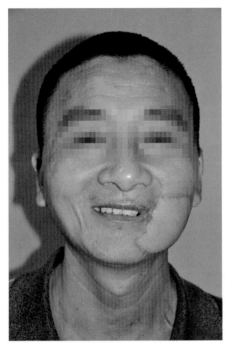

图 7-48 术后半年（正面照）

颊部及上下唇外形理想。

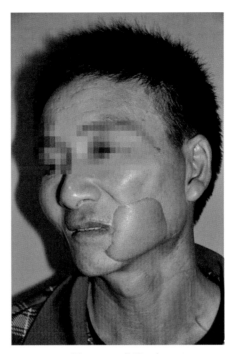

图 7-49 术后 3 年

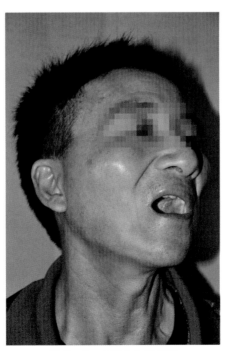

图 7-50 术后 3 年开口照

【诊断】左颊癌。

【手术名称】左颊癌联合根治术。

【缺损特点】左颊部贯通缺损。

【修复方案】一蒂双岛股前外侧皮瓣修复。（图 7-51 至图 7-59）

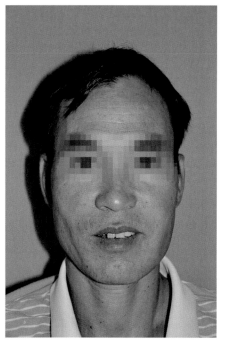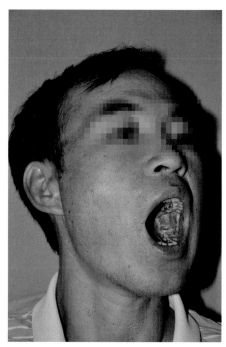

图 7-51　术前照片

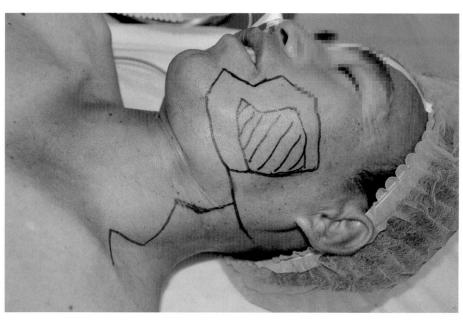

图 7-52　面颈部切口设计

颈清扫横切口上移至下颌下缘，前部切口线与鼻唇沟、颏唇沟一致。

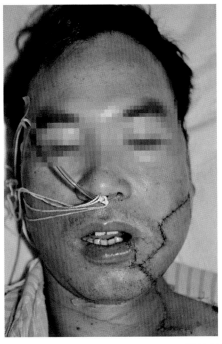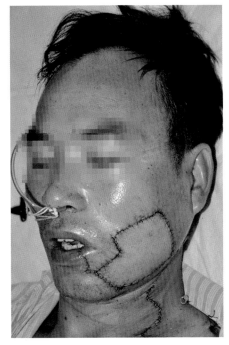

图 7-53 术后 1 天

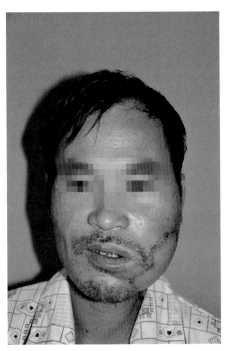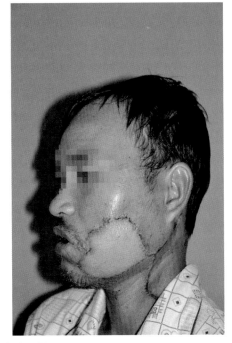

图 7-54 术后 1 周

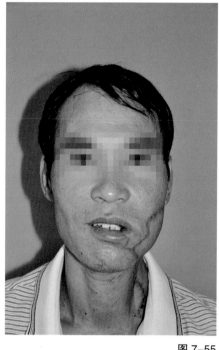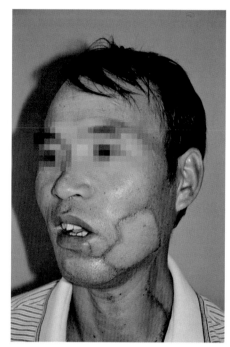

图 7-55　术后 1 个月

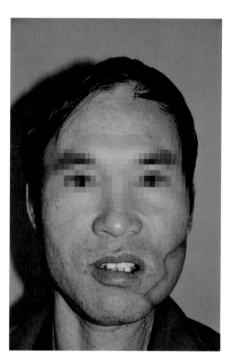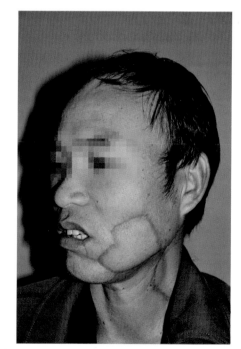

图 7-56　术后 2 个月

病例⑫ 右颊部贯通缺损及右下颌骨节段缺损

【诊断】右颊癌。

【手术名称】右颊癌联合根治术。

【缺损特点】右颊部贯通缺损及右下颌骨节段缺损。

【修复方案】股前外侧皮瓣（一蒂三岛，包括独立脂肪瓣）颊部缺损修复＋钛重建板植入（脂肪瓣覆盖钛板外侧）。（图 7-76 至图 7-79）

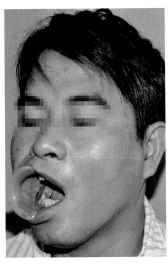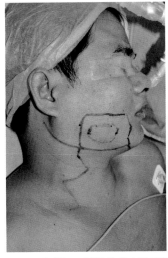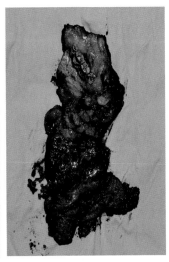

图 7-76 术前切口设计及术中肿瘤标本

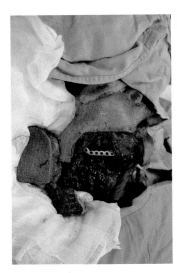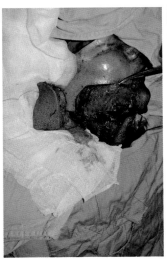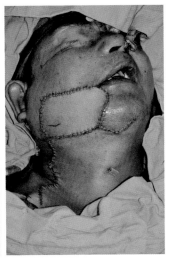

图 7-77 术中缺损修复后

股前外侧皮瓣两个皮岛修复颊部黏膜和皮肤，独立脂肪瓣覆盖钛重建板外侧。

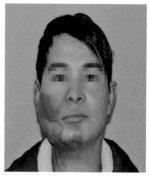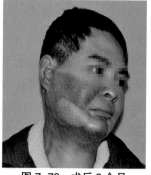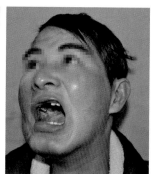

图 7-78　术后 3 个月

放疗后钛板无暴露。

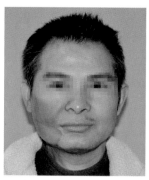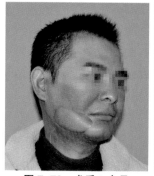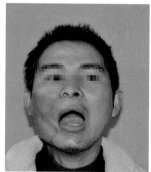

图 7-79　术后 6 个月

放疗后钛板无暴露。

病例 13　左颊部贯通缺损及上下唇缺损

【诊断】右颊癌。

【手术名称】右颊癌联合根治术。

【缺损特点】左颊部贯通缺损及上下唇缺损。

【修复方案】一蒂双岛股前外侧皮瓣＋上下唇唇红弹性瓣修复。（图 7-80 至图 7-87）

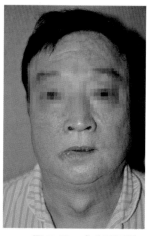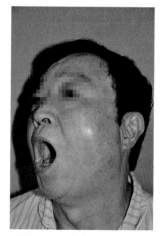

图 7-80　术前正面照　　　图 7-81　术前张口照

口腔癌手术图谱精解

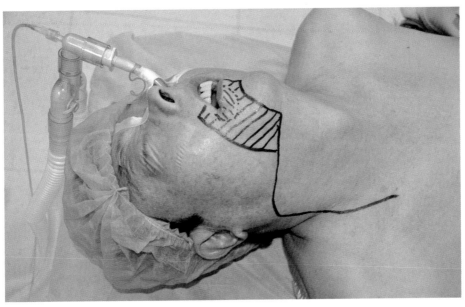

图 7-82　切口线设计

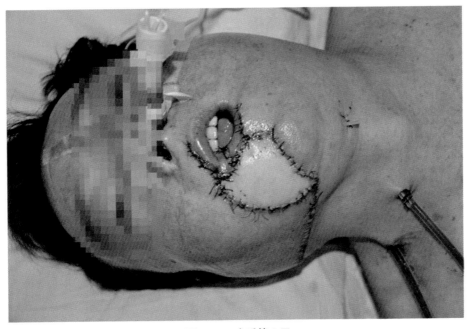

图 7-83　术后第 2 天

术中根据缺损情况对口外皮瓣的形态进行调整。

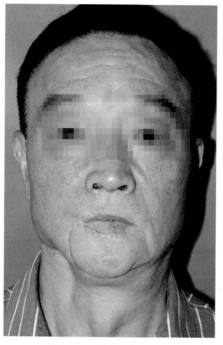

图 7-84　术后 4 年正面照

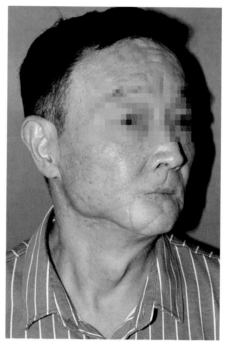

图 7-85　术后 4 年侧面照

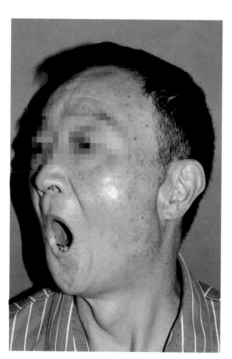

图 7-86　术后 4 年口内照

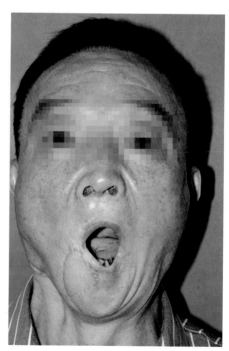

图 7-87　术后 4 年张口照

病例14 左颊部贯通缺损

【诊断】左颊癌。

【手术名称】左颊癌联合根治术。

【缺损特点】左颊部贯通缺损。

【修复方案】一蒂双岛股前外侧皮瓣修复颊贯通缺损。（图 7-88 至图 7-91）

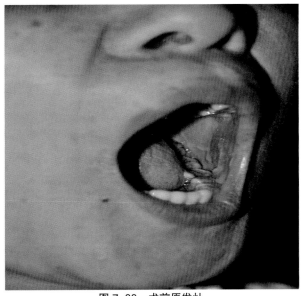

图 7-88 术前原发灶

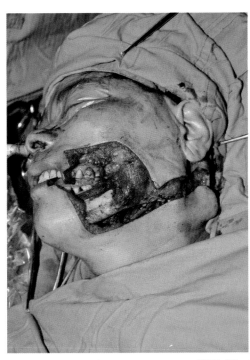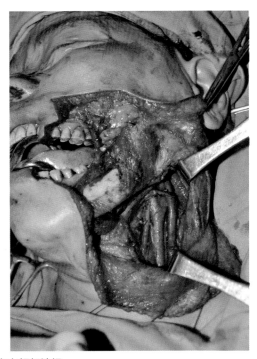

图 7-89 术中颊部缺损

693

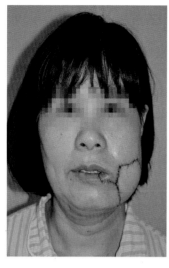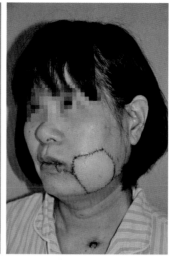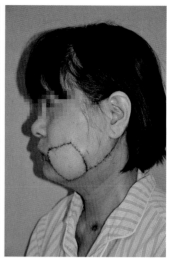

图 7-90　术后 1 周

　　修复颊部皮肤缺损的皮瓣不宜过大，应保持一定张力下缝合，以补偿失去面神经导致的静态时的口角歪斜。

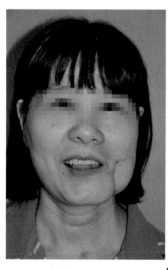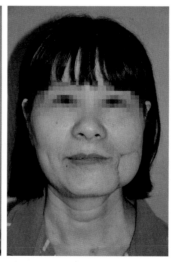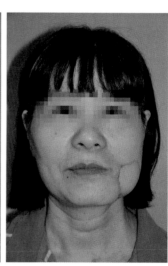

图 7-91　术后 3 个月正面动静态图

左侧面神经下颌缘支、下颊支已切除。

病例 ⑮　左颊部贯通缺损及上下唇缺损

【诊断】右颊癌。

【手术名称】左颊癌联合根治术。

【缺损特点】左颊部贯通缺损及上下唇缺损。

【修复方案】一蒂双岛股前外侧皮瓣＋上下唇唇红弹性瓣修复。（图 7-92 至图 7-94）

口腔癌手术图谱精解

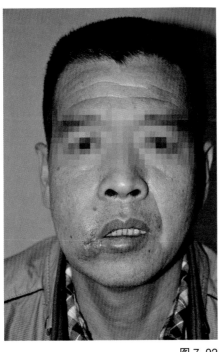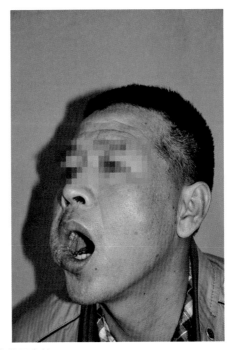

图 7-92 术前原发灶

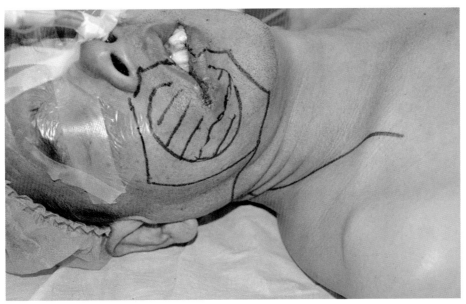

图 7-93 术中切口设计

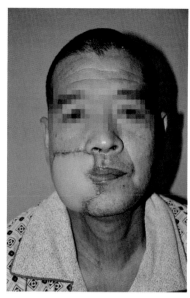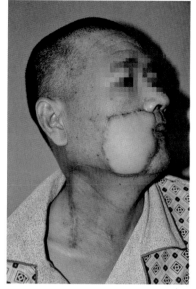

图 7-94　术后 2 个月

唇红弹性瓣长度不足，右侧上下唇红较短，但有口角外形，术后无涎液外溢。

病例 16　左颊部贯通缺损及上下唇缺损

【诊断】左颊癌。

【手术名称】左颊癌联合根治术。

【缺损特点】左颊部贯通缺损及上下唇缺损。

【修复方案】一蒂双岛股前外侧皮瓣＋上下唇唇红弹性瓣修复。（图 7-95 至图 7-104）

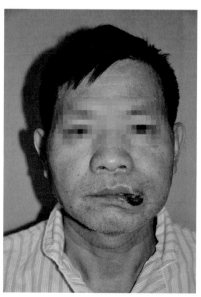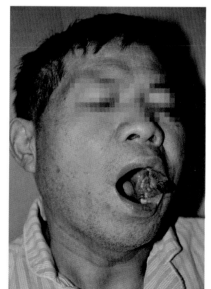

图 7-95　术前正、侧面照

口腔癌手术图谱精解

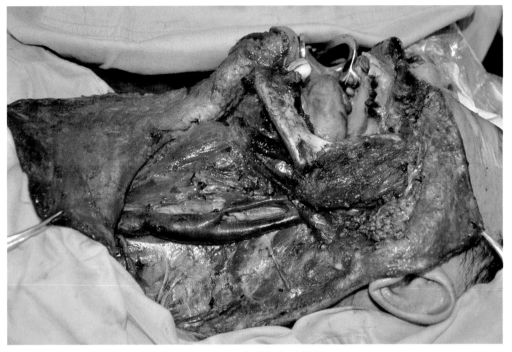

图 7-96　颊癌根治后术野

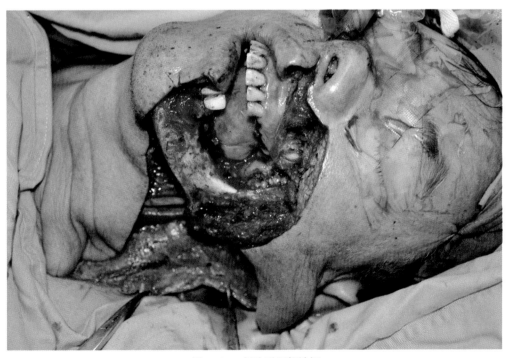

图 7-97　根治后唇颊缺损

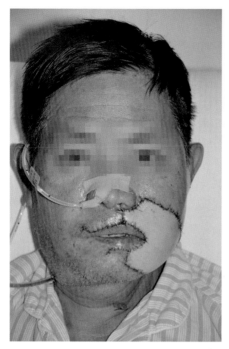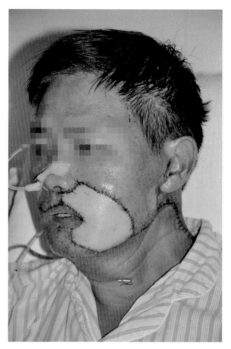

图 7-98　术后 1 周

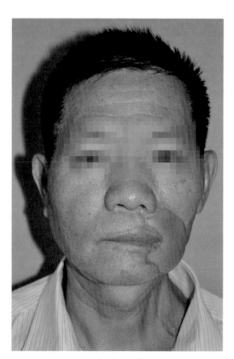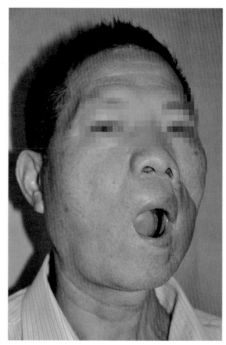

图 7-99　术后 11 个月正面照　　　　图 7-100　术后 11 个月张口照

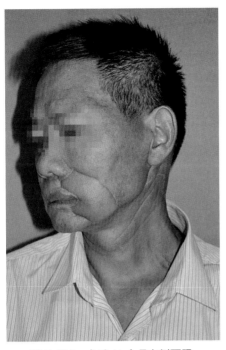

图 7-101　术后 11 个月左侧面照

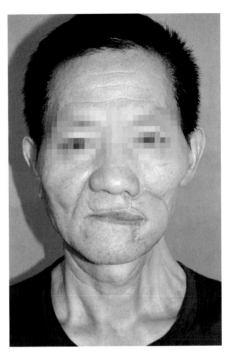

图 7-102　术后 5 年 8 个月正面照

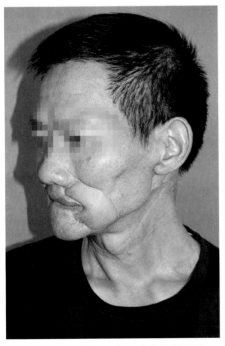

图 7-103　术后 5 年 8 个月左侧面照

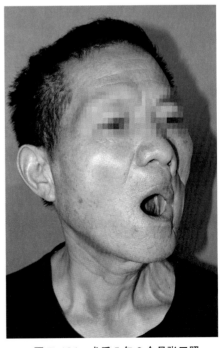

图 7-104　术后 5 年 8 个月张口照

三、口底癌术后缺损重建

（一）理想口底癌切除后缺损修复重建的目标和要求

口底癌扩大切除后，常常造成口底、下颌骨及舌体组织复合缺损。修复重建的要求是：

1.修复口底和下颌骨缺损。

2.修复舌缺损和维持残舌正常位置，最大程度地恢复吞咽和语言功能。

3.减少修复后形成较深的沟裂，利于口底区自洁和清洁。

（二）口底癌缺损修复重建的要点和注意事项

1.前口底和侧口底包括下颌骨的小型缺损，可以采用腓骨肌皮瓣，同期修复下颌骨和口底。

2.组织量缺损较大的复合缺损：采用组织量丰富的股前外侧皮瓣修复，下颌骨缺损植入钛重建板恢复连续性，二期植骨修复骨缺损。

3.前口底癌需要切除舌腹和舌尖时，应采用舌体前部楔形切除（与口底肿瘤连续整块切除），舌独立对位缝合重建舌体外形，有利于恢复吞咽和语言功能。横断舌体与皮瓣直接缝合的方法，将导致残舌后移，严重影响吞咽和语言功能（见第 5 章）。

4.即使肿瘤侵犯颏舌肌的位置不高，彻底切除肿瘤后可以保留舌前部舌背黏膜，也应该将舌背黏膜切除。否则会因舌尖无活动能力（舌肌和舌下神经前段分支均已切除），影响吞咽和语言功能以及口腔卫生。

5.重建口底时，皮瓣不应过宽，通常以 3 cm 左右为宜。过宽的皮瓣将导致舌体位置后移，影响功能。

6.单侧口底癌，在彻底切除的前提下可以考虑保留同侧舌背黏膜，从而减少了所需皮瓣的宽度（通常不会因为舌背黏膜的保留，而影响吞咽和语言功能）。

（三）典型病例

病例 17 舌口底下颌骨缺损

【诊断】左侧后口底癌。

【手术名称】左侧口底舌颌颈联合根治术。

【缺损特点】舌口底下颌骨缺损。

【修复方案】股前外侧皮瓣修复口底及舌缺损，钛板重建板植入恢复下颌骨连续性。（图 7-105 至图 7-108）

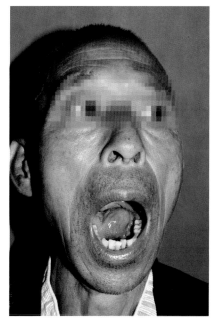

图 7-105　术前照片

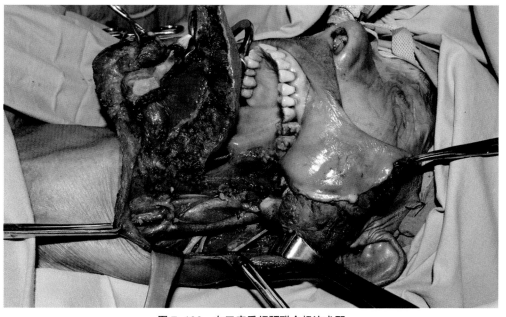

图 7-106　左口底舌颌颈联合根治术野

　　原发肿瘤连同部分下颌骨及同侧半舌、扁桃体扩大切除；左颈部行改良肩胛舌骨上淋巴结清扫；重建钛板暂时恢复下颌骨连续性。

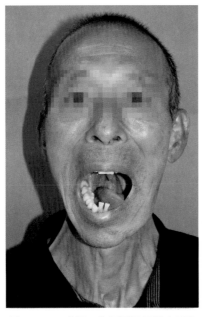 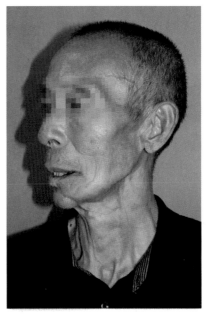

图 7-107 术后 1 年正面开口照（目前 仍无瘤生存）

图 7-108 术后 1 年侧面照（目前仍无 瘤生存）

病例 18　前口底及下颌骨颏部缺损

【诊断】口底癌（前部）。

【手术名称】前口底颌双颈联合根治术。

【缺损特点】前口底及下颌骨颏部缺损。

【修复方案】腓骨肌皮瓣修复口底及下颌骨缺损。（图 7-109 至图 7-116）

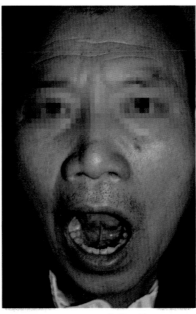

图 7-109　术前照片

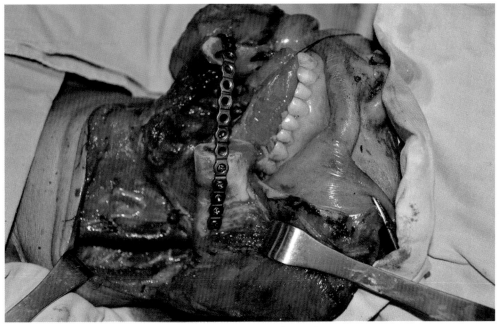

图 7-110　口底颌双颈联合根治术左侧

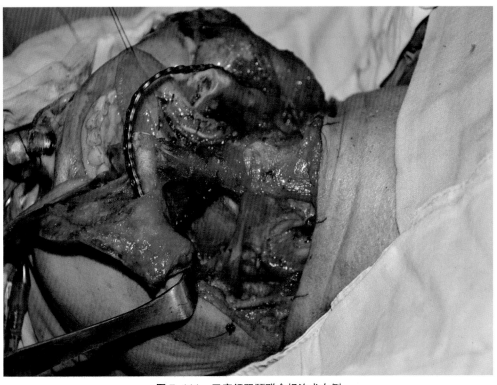

图 7-111　口底颌双颈联合根治术右侧

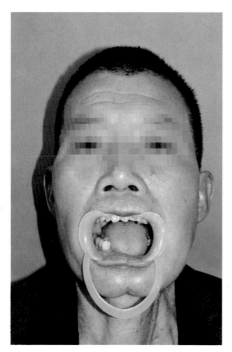

图 7-112　术后 3 年开口位（目前仍无瘤生存）

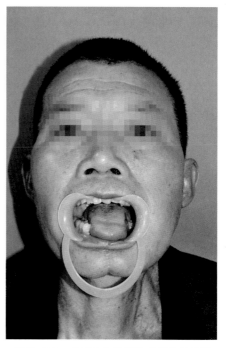

图 7-113　术后 3 年伸舌位（目前仍无瘤生存）

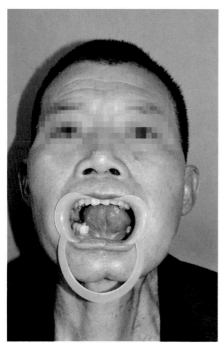

图 7-114　术后 3 年卷舌位（目前仍无瘤生存）

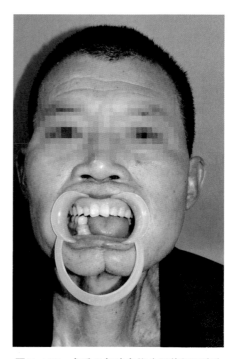

图 7-115　术后 3 年咬合位（目前仍无瘤生存）

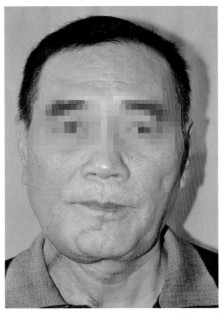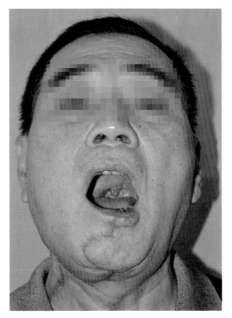

图 7-151　术后 2 个月

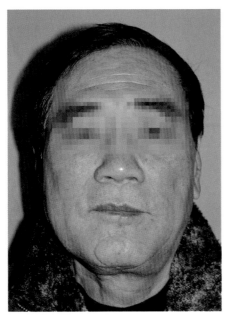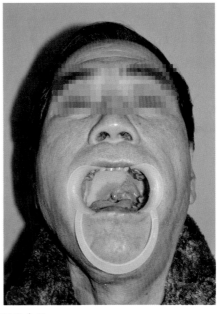

图 7-152　术后 6 个月

腭部皮瓣已完成重塑，外形与健侧一致，语言及吞咽功能已基本恢复。

五、其他颌面部缺损修复

病例 26 额、上睑皮肤、眉缺损

【诊断】额部皮肤软组织肉瘤术后复发。

【手术名称】额部皮肤软组织肉瘤扩大切除术后（切除部分颅骨外板）。

【缺损特点】额、上睑皮肤、眉缺损。

【修复方案】前臂皮瓣修复额部及上睑缺损。（图 7-153 至图 7-156）

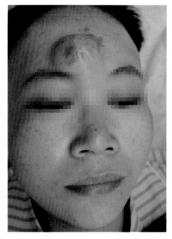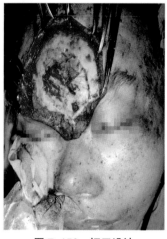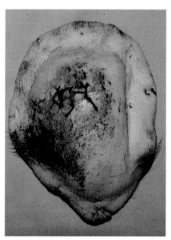

图 7-153 切口设计

将切口线设计于上睑、鼻根皮肤皱折。

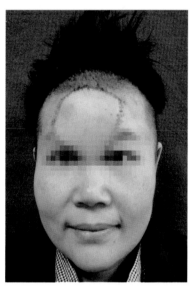

图 7-154 术后 20 天

局部组织饱满，开始行弹力头帽及棉卷局部加压（被动重塑）。

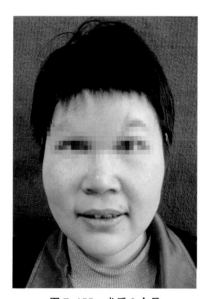

图 7-155 术后 3 个月

移植皮瓣组织与周围组织逐渐平整（继续被动重塑）。

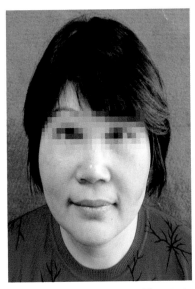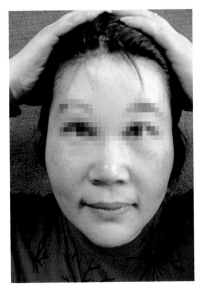

图 7-156　术后 1 年照片

文眉后，瘢痕隐蔽。

病例 27　颧部皮肤缺损＋颧骨缺损

【诊断】左颧部皮肤基底细胞癌。

【手术名称】左颧部皮肤基底细胞癌扩大切除术。

【缺损特点】颧部皮肤缺损＋颧骨缺损。

【修复方案】股前外侧穿支皮瓣（修薄）修复颧颞部缺损，非血管化喙突移植修复颧骨颧弓缺损。（图 7-157 至图 7-165）

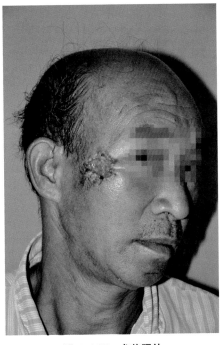

图 7-157　术前照片

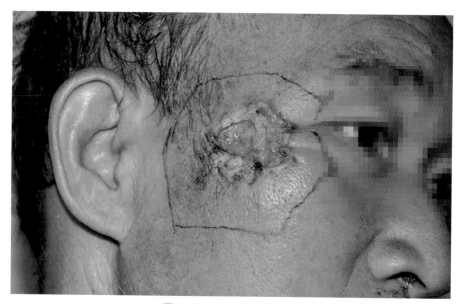

图 7-158　切口设计（一）

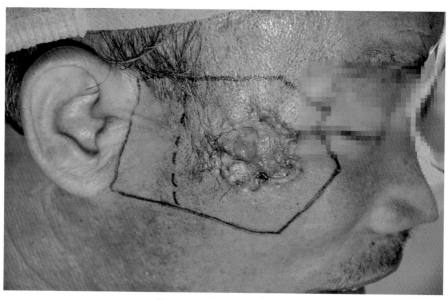

图 7-159　切口设计（二）

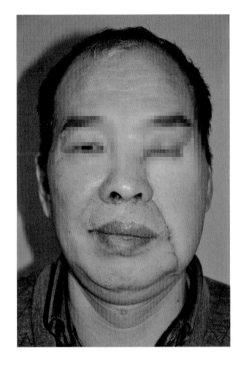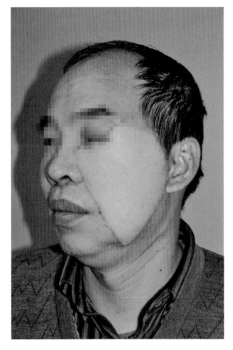

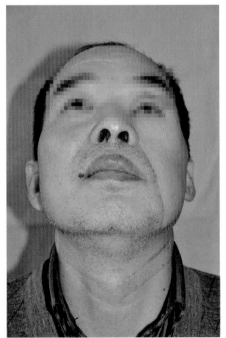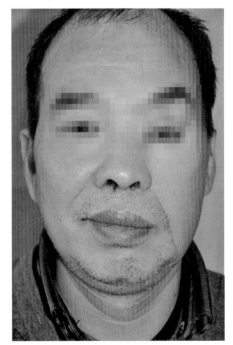

图 7-169 术后 3 个月睑缘粘连拆除后

病例 ㉙ 左颊贯通缺损及下颌骨节段缺损

【诊断】左颊癌。

【手术名称】左颊癌联合根治术。

【缺损特点】左颊贯通缺损及下颌骨节段缺损。

【修复方案】股前外侧皮瓣串联腓骨肌皮瓣修复左颊贯通缺损及下颌骨缺损。（图 7-170 至图 7-175）

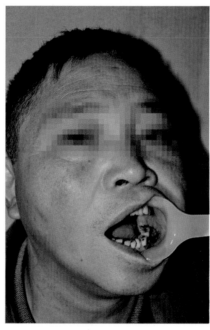

图 7-170　术前张口照

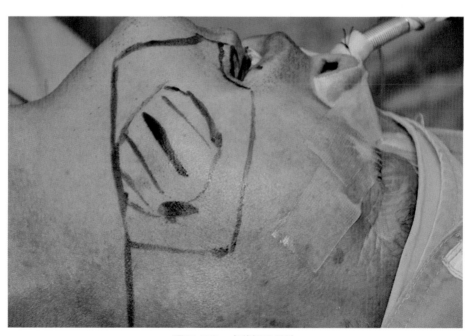

图 7-171　术前切口设计

口腔癌手术图谱精解

开阔筋膜。在穿支的外侧面，仔细解剖至血管蒂到足够长度。

4. 切开皮瓣的其他边缘，同样在阔筋膜浅面向穿支解剖。将皮瓣及穿支向外侧轻拉，助手将肌肉向内侧牵拉。解剖穿支血管至血管蒂，将穿支血管及血管蒂的其他几个面完全裸化，沿途结扎相应分支。如果需要携带肌肉组织，可在血管蒂远心端，或另行穿支血管携带肌肉（图 8-7 至图 8-9）。

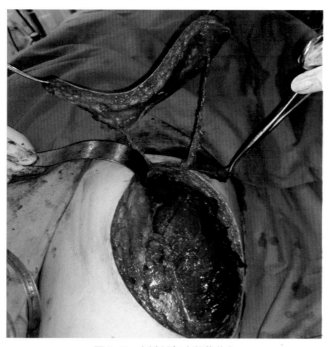

图 8-7　皮瓣制备（断蒂前）

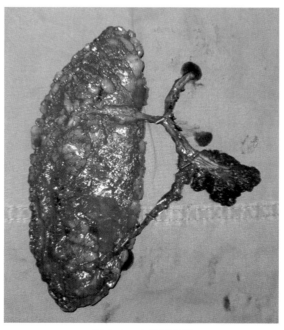

图 8-8　皮瓣断蒂后

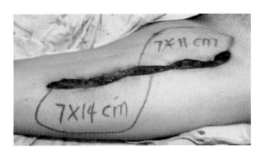
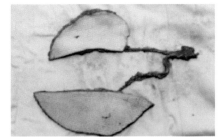
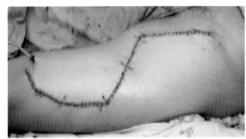
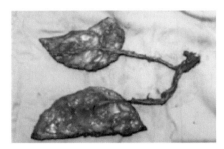

图 8-9　股前外及股前内侧穿支皮瓣

5. 皮瓣制备完成后，根据供区需要获取血管蒂长度。

6. 创面关闭同内侧入路法。

三、皮瓣制备术中的特殊情况处理

（一）超大 / 超宽皮瓣制备

股前外侧皮瓣的切取面积可达 35 cm×15 cm。但当宽度超过 8 cm（这个临界宽度并不绝对），供区创面无法直接拉拢缝合。直接拉拢缝合张力过大时，一般需要转移局部皮瓣或全厚皮片移植修复。若强行拉拢缝合关闭供区创面，容易因局部张力过大，导致骨筋膜间室综合征，出现大腿供区股四头肌等肌肉缺血，甚至坏死等严重并发症。若组织缺损面积较大，皮瓣宽度无法满足修复需要时，可以利用股前外侧皮瓣丰富的长度，采用"长度换宽度"的方式，制备一蒂多岛皮瓣，拼接修复。这可以既满足修复巨大缺损修复需求，又能一期缝合关闭供区创面。

（二）管径细小穿支血管的处理

在股前外侧皮瓣的早期应用的文献中，曾有在股前外侧区未能找到穿支血管的报道。笔者团队自 2002 年前后开始应用股前外侧皮瓣以来，目前制备股前外（内）侧皮瓣已近 6 000 例，并未发现股前外侧区无穿支血管的情况。但是，偶有股前外侧区穿支血管比较细小，术者担心其可靠性的情况发生。在这种情况下，笔者团队推荐的处理方法是：①当股前外侧无可靠穿支血管时，可以在股前内侧区域寻找旋股外侧动脉系统穿支血管；如果外侧无穿支血管，则往往可以在内侧找到较理想的穿支血管。②当内外侧均无可靠穿支时，往往在股前外侧区域中下 1/3 区域会有数个细小穿支。这些穿支血管管径非常细小，常常在 0.1 mm 以下。这些细小的穿支血管不易解剖和裸化，此时可不解剖穿支，应连同数个细小穿支及其周围阔筋膜、股前外侧肌肉一并切取。为防止损伤穿支血管，应该将该区域降支血管蒂浅面的肌肉全部携带，可利用其充填无效腔。在制备穿支血管细小的皮瓣时，建议术中使用额带手术放大镜（放大倍数 2.5 ～ 3.0 倍）或手术显微镜。

（三）制备过程中皮瓣血供异常的处理

在制备皮瓣过程中，尤其是当血管较细或初学者操作时，时常会出现皮瓣血供异常，主要表现为皮瓣边缘无渗血或渗血为暗紫色。当出现皮瓣无渗血时，应立即停止进一步的解剖分离动作。检查有无损伤穿支血管，如未发现明确的损伤，则考虑动脉血管痉挛。可用利多卡因及温盐水湿敷在血管周围，同时升高手术室温度到26℃以上。一般情况下 30 分钟左右皮瓣血供会自然恢复。当皮瓣边缘渗血为暗紫色时，常见原因是由于钳夹 / 结扎等导致静脉回流受阻，应仔细检查穿支血管和血管蒂路径中血管结扎点，剪开可疑处重新结扎。

（四）穿支血管损伤断裂的处理

直接损伤穿支血管的情况相对较少发生，一旦发生就比较棘手。发生在皮瓣制备初期阶段，则应尽量更换主要穿支，或携带多个穿支。当皮瓣制备基本完成，且仅携带一个穿支，如果此时穿支血管受损，则首先考虑在原供区寻找其他穿支血管，重新制备皮瓣（股前外侧的多穿支血管的解剖特点，提供了在原供区再制备皮瓣的可能性）或制备股前内侧皮瓣；其次考虑利用超级显微外科技术采用 12-0 超级显微外科缝线重新吻合受损的穿支血管。一般情况下管径 0.2 mm 及以上的穿支血管，可以通过超级显微外科技术吻合获得成功。如果上述努力均未能成功，则应考虑在其他供区重新制备皮瓣。

还应该注意的是：制备皮瓣时，需要充分考虑穿支的分布情况及缺损的需求，在满足缺损修复的同时，尽量保留供区的其他穿支血管，并预留相应的血管蒂，以便应对穿支血管损伤或皮瓣坏死后，能在同一供区再次制备皮瓣。

四、股前外侧皮瓣在头颈部应用的优势

口腔颌面部的组织结构复杂，根治术后形成的软组织缺损形态不规则，常常需要同时修复口内黏膜缺损、口外皮肤外缺损，以及舌、腭、咽侧缺损和充填颅底、颞下、口底等无效腔。股前外侧区的皮肤、肌肉等组织量丰富，有多个穿支血管分布，能够满足口腔颌面部肿瘤切除后形成的各种缺损修复的要求。股前外侧皮瓣应用于头颈部修复的优势包括：

1. 可以制备一蒂多岛皮瓣，满足口内外复杂缺损的需要。还能够形成独立肌肉、脂肪瓣充填无效腔和覆盖植入物。

2. 根据缺损部位对皮瓣厚度需求，可以在股前外侧上下区域，制备不同脂肪厚度的皮瓣。

3.可以携带髂骨制备皮骨分离的复合瓣，同时修复软硬组织缺损（图8-10）。

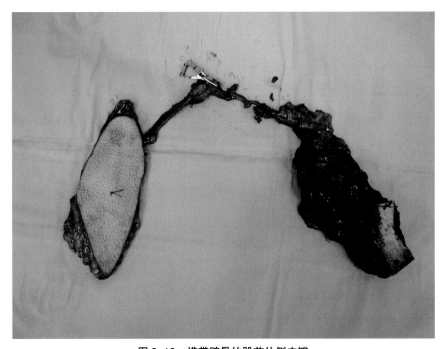

图 8-10　携带髂骨的股前外侧皮瓣

皮瓣 6 cm×15 cm，髂骨长度 6.5 cm×2 cm。

4.可以利于旋股外侧动脉降支远心端、穿支和横支串联其他皮瓣，满足更复杂缺损修复需要。

5.可制备较长血管蒂，用于同侧颈下部和对侧颈部受区血管吻合。

6.吻合血管管径粗细选择余地大，与颈部血管匹配度好。

7.供区瘢痕较隐蔽。

8.术中穿支损伤和皮瓣失败时，有可能在原供区重新制备皮瓣，而不需增加其他供区。

9.供区缝合张力过大时，可以利用股前外侧上份切取全厚皮片，完成创面植皮，避免增加额外的皮片供区。

10.头颈部根治和皮瓣制备手术可以同时进行，两组手术互不干扰。由于该皮瓣具有上述优势，因此被称为头颈部的"万用皮瓣"。

五、微血管吻合技术及注意事项

（一）受区动脉选择

甲状腺上动脉作为首选受区血管具有以下优势：①其管径与股前外侧皮瓣血管匹配度好，若供区血管较细可选取甲状腺上动脉分支，若供区血管较粗可使用显微持针器适当扩大甲状腺上动脉管径。②视野清楚，无障碍物利于显微操作。

也可以选择管径较粗的面动脉、舌动脉及颈横动脉作为受区动脉。在选择舌动脉、面动脉作为受区动脉时，应该保证其游离近心端不短于 2 cm，以避免下颌骨阻碍显微操作。再次手术患者可考虑使用面动脉、甲状腺上动脉远心端或原皮瓣的动脉作为受区血管。

（二）受区静脉选择

颈内静脉属支通常是首选受区静脉。选择位置靠下的颈内静脉属支血管，以便于血管蒂的固定，防止去除垫肩后静脉扭转及压迫。颈外静脉、颈前静脉及颈外侧静脉（斜方肌前缘）均可作为受区血管。在因肿瘤切除需要，切除了颈内静脉上段时（同时其他静脉不适合吻合的情况下），可以选择颈内静脉残端作为受区静脉，但应用 Prolene 缝线对颈内静脉近心端进行缩缝，使之与皮瓣静脉管径匹配，可以有效避免吻合口局部，因血管口径差异产生血液涡流形成血栓。

（三）动脉吻合及其注意事项

1. 修剪管口 0.5 cm 范围的筋膜组织，防止缝合过程中进入吻合口，形成血栓。

2. 供区和受区血管管径匹配，在保证血管蒂顺畅的前提下缝合第一针，在距离第一针 180° 的位置缝合第二针。先完成一侧的缝合，翻转吻合口从对侧观察是否发生"贯通缝合"。剩余一侧缝合时，须提拉吻合口确认针尖进入所缝合的血管壁，避免发生"贯通缝合"。

3. 供区管径与受区管径不匹配，将口径较小的血管剪成斜面，并使用显微持针器扩大血管内径。当供区管径大于受区管径时，可使用套叠缝合技术。或应用任氏血管吻合法将较小的受区动脉套入皮瓣动脉血管中。

4. 动脉粥样硬化及动脉内膜脱落，可选择斑块较少的区域进行吻合（若无法避免处理方式同动脉内膜脱落）。此类血管吻合应由血管壁内侧进针，在血管壁外侧出针。使用双针 Prolene 缝线，由动脉壁内侧进针缝合可防止斑块脱落，保证缝针穿过动脉全层。待缝合完成后，统一打结。

（四）静脉吻合及其注意事项

1. 修剪管口 0.5 cm 范围的筋膜组织　防止缝合过程中进入吻合口，形成血栓。

2. 供区管径与受区管径不匹配　将口径较小的血管剪成斜面，并使用显微持针器扩大血管内径。

3. 血管蒂固定的端侧吻合　颈内静脉上的管壁开口应略大于供区静脉管径。第一针缝合难度最大的一针（通常在最内侧），然后在第一针左右 45° 位置分别缝合第二针和第三针，由内向外完成血管缝合。此方法可保证每针均在直视下完成，避免出现"贯通缝合"。

4. 皮瓣优势静脉的判断　笔者团队在游离皮瓣应用的临床实践中发现，通常情况下，吻合一根优势静脉即可满足皮瓣的静脉回流需求。笔者团队的经验是，在完成动脉吻合后，可将两根静脉置于同一视野，出血量大的静脉即为优势静脉。若出血量相同，可选择管径较大静脉。静脉吻合完成后，放开动脉血管夹，观察未吻合的静脉是否过度怒张，若出现过度怒张，则需要再吻合该静脉（重建完成关闭颈部创口前应该再次检查）。还需要注意的是，如果管径较大的静脉回流少或者不回流，应检查血管蒂沿途的结扎点，排除误扎的可能性。

5. 静脉位置的摆放　静脉危象占皮瓣危象的90％以上，因此，静脉吻合口的通畅是皮瓣存活的关键。在固定血管蒂的过程中，保证静脉吻合口的顺畅是重中之重。以通过将血管蒂缝合固定在颈部组织上保证静脉吻合口的稳定状态，需要注意的是缝合固定应不低于2针，防止术后缝线脱落。

（五）静脉微血管吻合器使用注意事项

虽然，娴熟的小血管吻合技术，可以使游离皮瓣的成功率高达98％以上，但先进的新型小血管吻合器材的应用，可以大大缩短手术时间，更易于为初学者掌握。与手工缝合小血管的"金标准"相比，吻合器吻合血管的速度要快4～5倍，其吻合后的通畅率可达100％。中南大学湘雅二医院口腔颌面外科在临床使用环钉吻合器进行静脉吻合的病例已超过2 000余例，在环钉吻合器使用方面取得了较多经验。笔者团队认为除严格按照吻合器使用指南进行操作外，还需要注意如下事项：

1. 在使用吻合器吻合静脉时，应首先确定缺损修复区皮瓣的位置和方向，再确定血管蒂的走行，这是避免出现血管蒂扭转的关键（尤其在血管蒂较长的病例）。

2. 在选择长度较短的颈内静脉属支为受区静脉时，应先将皮瓣静脉固定在吻合环上，再固定活动度较差的颈内静脉属支于吻合环上。这样可避免在闭合吻合环的过程中，颈内静脉属支受张力影响，出现回缩内卷。如果选择静脉端侧吻合，也应该遵从上述原则。

3. 确保吻合环术后不发生移位和转动，需要将血管蒂进行缝合固定（不低于2针）。

4. 皮瓣血管蒂长度应该适当，过长的发生血管蒂折叠和扭转。

5. 术后头颈部体位应该保持略偏对侧，避免吻合器处出现"Z"形折叠。

（六）游离皮瓣移植术中皮瓣和血管蒂位置摆放及术后体位控制

皮瓣及其血管蒂的摆位是整个皮瓣移植和修复中的重要一环。很多外科医师忽略了皮瓣及其血管蒂摆位的重要性，因此增加了皮瓣危象及皮瓣移植失败的概率。任振虎等对800余例股前外侧皮瓣移植的临床研究中发现皮瓣及穿支摆位不佳引起的血管危象占所有皮瓣危象的20％。由此可见正确的皮瓣血管蒂摆位是保证皮瓣移植成功的重要环节。

皮瓣及其血管蒂摆位的基本原则有两个：顺畅和稳定。若要保证这两点，必须从皮瓣设计和受区血管预备时就要考虑皮瓣及其血管蒂的摆位情况——皮瓣及其血管蒂摆位在血管制备（颈清扫）和皮瓣制备时就已经开始了。首先，顺畅是指从穿支入皮点到受区血管的整个血管行程是自然顺畅的。影响血管行程自然顺畅的因素，主要是受区血管的相对位置和血管蒂的有效长度。血管蒂长度不足时，应选择靠近缺损部位的供区血管，必要时果断行血管桥接；血管蒂过长时，应果断舍弃部分血管蒂长度。其次，稳定是指完成血管吻合和皮瓣固位后，血管蒂的位置是稳定的，不会随体位变化、动脉搏动等因素导致血管蒂位置大幅度变化。为保证血管蒂的稳定性，笔者团队往往需要将血管蒂进行固位，一方面保证其稳定性，另一方面可以让血管蒂远离负压引流管等负压引流装置。除了上述两点原则外，还有一些细节值得注意。如制备受区血管时，应尽量选择动静脉比较靠近的血管作为吻合血管。

游离皮瓣移植术后，应该适当进行头颈部的体位控制，通常是保持头偏对侧位。在血管蒂较短的患者，可保持头正中位。

六、股前外侧皮瓣应用特殊病例

病例1 颊部贯通缺损＋软硬腭缺损＋下颌骨节段缺损

【诊断】颊癌术后 4 年再发软腭癌。

【缺损特点】左颊腭联合根治术后颊部贯通缺损＋软硬腭缺损＋下颌骨节段缺损。

【修复方案】股前外侧皮瓣修复（一蒂三岛，包括独立脂肪瓣）颊、软腭缺损，钛重建板植入恢复下颌骨连续性，脂肪瓣覆盖钛板外侧。（图 8-11 至图 8-15）

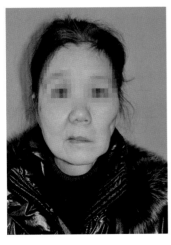 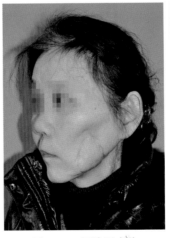 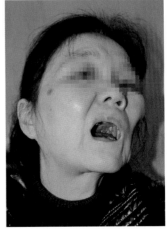

图 8-11　再次手术前

颊癌软组织缺损前臂皮瓣修复术后，颊部凹陷。

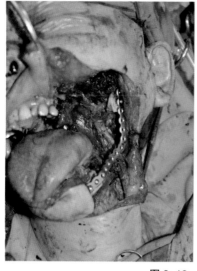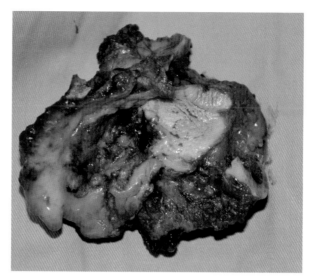

图 8-12　患侧软腭原发灶切除后钛板重建

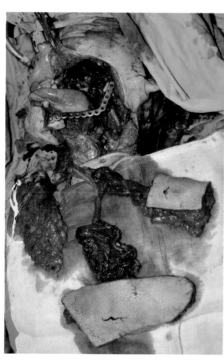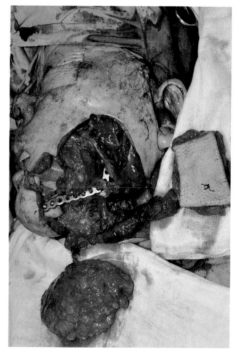

图 8-13　颊腭部缺损股前外侧皮瓣修复（一蒂三岛）

两个皮岛分别修复颊、腭部黏膜缺损和颊部皮肤缺损，独立脂肪瓣覆盖钛重建板。

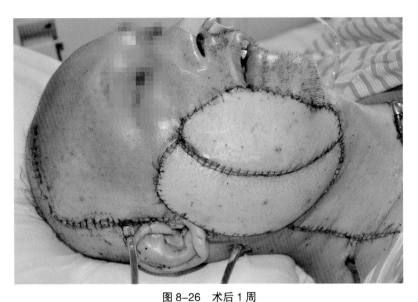

图 8-26　术后 1 周

股前外侧皮瓣双岛纵拼增加宽度，修复颊部皮肤巨大缺损，受区动静脉位于同侧颈部。

病例 5　右颊部贯通缺损及硬软腭缺损

【诊断】右颊癌术后复发。

【缺损特点】颅内外联合根治术后右颊部贯通缺损及硬软腭缺损。

【修复方案】股前外侧嵌合皮瓣及胸大肌皮瓣修复颊贯通性缺损和软腭缺损，钛重建板植入恢复下颌骨连续性。（图 8-27 至图 8-33）

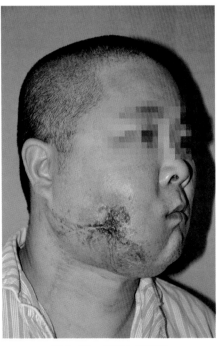

图 8-27　术前右侧面照

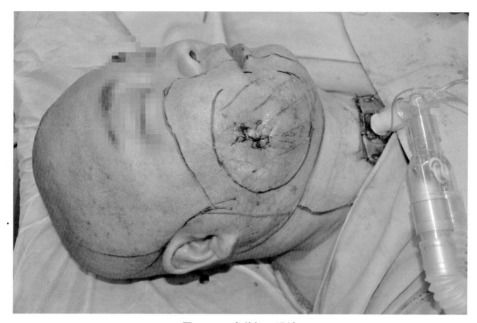

图 8-28　术前切口设计

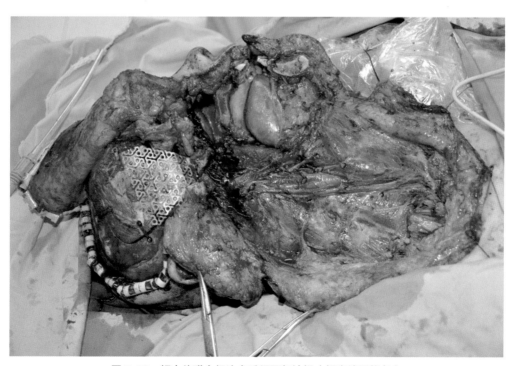

图 8-29　颅内外联合根治术后颌面部缺损（颅底钛网修复）

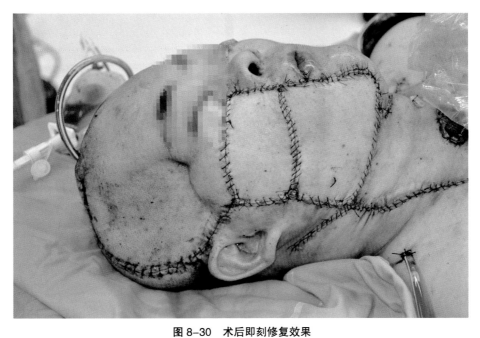

图 8-30　术后即刻修复效果

胸大肌修复口内缺损，股前外侧皮瓣横拼修复颊部巨大缺损（受区血管位于对侧颈部）。

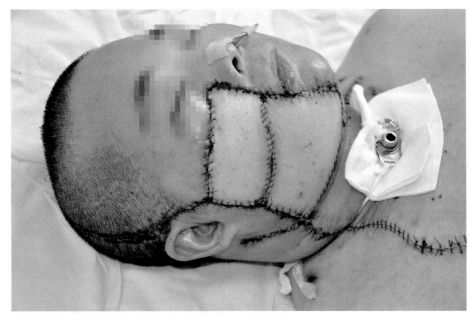

图 8-31　术后 3 天

颌面部及胸部创面。

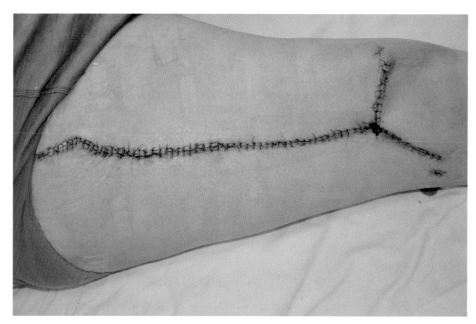

图 8-32　术后 3 天

腿部创面。

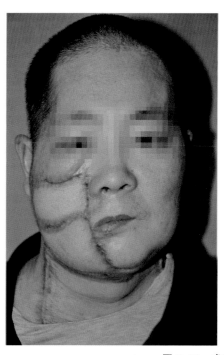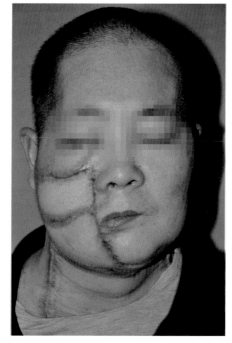

图 8-33　术后 2 个月正面照

病例6　左颊部塌陷畸形，钛板外露

【诊断】左颊癌联合根治术后（钛板外侧无独立脂肪瓣覆盖）＋放疗后。

【缺损特点】左颊部塌陷畸形，钛板外露。

【修复方案】腓骨肌皮瓣串联股前外侧皮瓣修复下颌骨缺损及颊部皮肤、黏膜缺损。（图 8-34 至图 8-39）

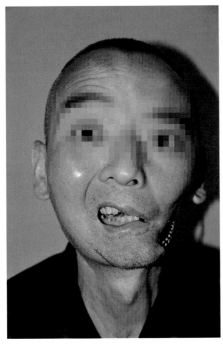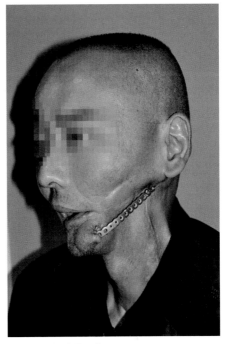

图 8-34　牙龈癌术后放化疗后，钛板外露 1 年

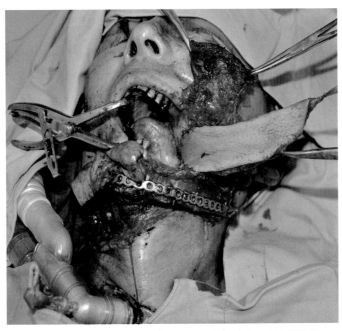

图 8-35　腓骨重建下颌骨缺损，腓骨皮岛重建口内黏膜缺损

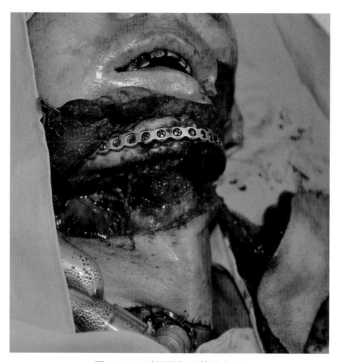

图 8-36 对侧颈部血管吻合口

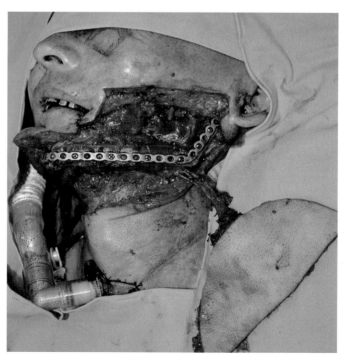

图 8-37 股前外侧皮瓣重建口外皮肤缺损

股前外侧皮瓣串联于腓骨肌皮瓣动静脉远心端。

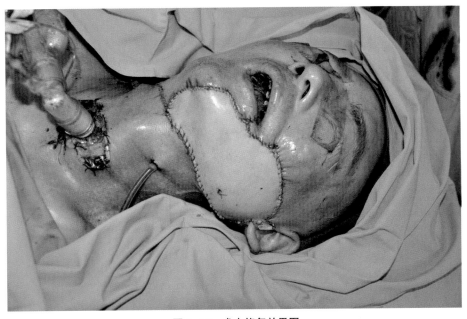

图 8-38　术中修复效果图

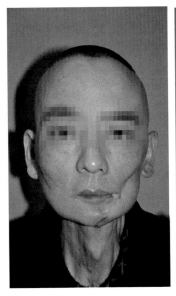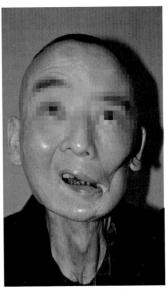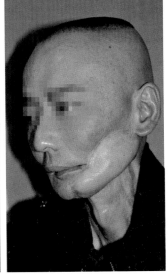

图 8-39　术后 1 年

病例 7　口咽软组织缺损及下颌骨节段缺损

【诊断】右侧口咽癌。

【缺损特点】右侧口咽颌颈联合根治术后（下颌骨阶段切除）口咽软组织缺损及下颌骨节段缺损。

【修复方案】股前外侧髂骨复合皮瓣修复口咽及下颌骨缺损。（图 8-40 至图 8-47）

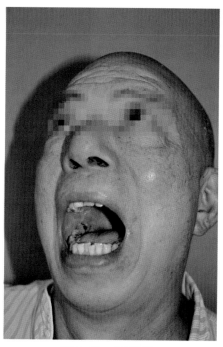

图 8-40　术前照片

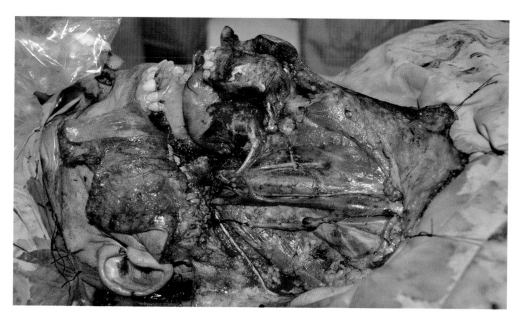

图 8-41　联合根治术野

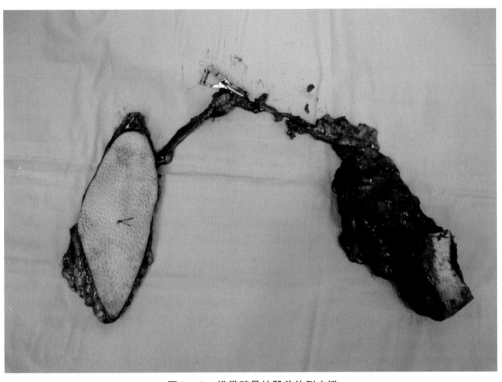

图 8-42　携带髂骨的股前外侧皮瓣

皮瓣 6 cm×15 cm，髂骨长度 6.5 cm（同图 8-10）。

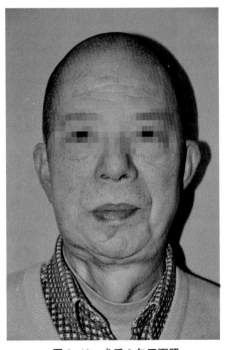

图 8-43　术后 3 年正面照

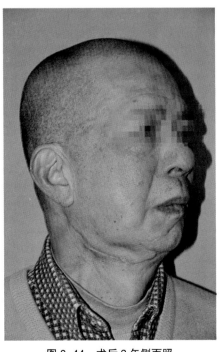

图 8-44　术后 3 年侧面照

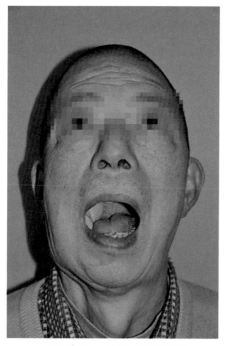

图 8-45　术后 3 年张口位照

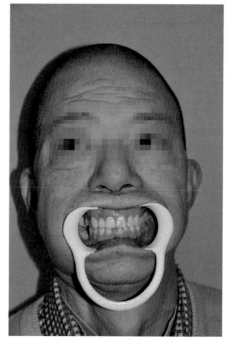

图 8-46　咬合关系良

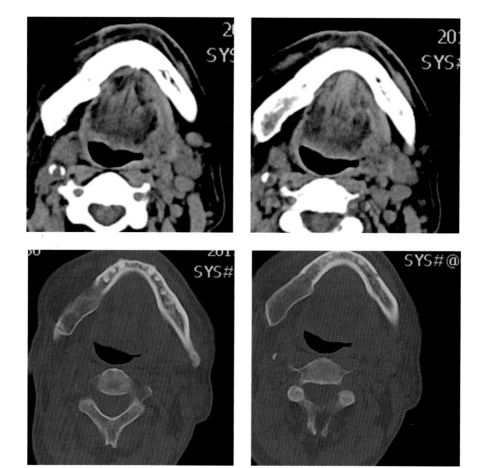

图 8-47　根治术后 3 年右下颌骨修复情况

七、胸背动脉穿支皮瓣

胸背动脉穿支皮瓣（thoracolumbar artery perforator flap，TDAP）是以胸背动脉穿支为蒂的穿支皮瓣，是在背阔肌肌皮瓣的基础上发展而来。1906 年，意大利学者 Tansini 首次设计了带蒂背阔肌肌皮瓣，并在临床成功应用。带蒂背阔肌肌皮瓣简单、安全、有效，但因血管蒂长度有限，限制了皮瓣应用范围。随着显微外科的发展，1972 年日本学者 Harii 等开始在临床上使用游离皮瓣，自此游离组织瓣开始在临床上大量应用。显微外科的进步和发展促进了穿支皮瓣的出现，Koshima 等在 1989 年提出"穿支皮瓣"的概念。1995 年，Angrigiani 等报告了 2 例 TDAP，分别修复前臂和前胸的缺损。胸背动脉穿支皮瓣可以不带背阔肌，保留了背阔肌的形态和功能，丰富了修复重建的选择，被广泛应用于全身各处的修复重建。

长期以来，TDAP 在头颈部，尤其是口腔颌面部的应用并不广泛。限制 TDAP 在头颈部应用的最主要的原因是制备 TDAP 时通常需要侧卧体位。头颈部手术通常需要仰卧位完成。任振虎等在仰卧体位下进行口腔癌根治手术的同时完成 TDAP 的制备及供区伤口缝合，报道了 38 例 TDAP 在头颈部缺损修复重建中的临床应用经验，提示 TDAP 修复头颈部缺损最大的优势是皮瓣质地柔软和供区切口隐蔽，适用于双侧股前外侧区皮瓣已经切取过或对供区瘢痕有特别要求的病例。较腹壁下动脉穿支皮瓣具有更大的优势。

（一）应用解剖

通常情况下，肩胛下动脉是腋动脉的最大分支，在距其从腋动脉发出点约 4 cm 处分成两支，一支为旋肩胛动脉，另一支为胸背动脉。但胸背动脉也可能直接起自腋动脉或胸外侧动脉等。胸背动脉的平均长度是 8 cm（5.9 ～ 14.0 cm），胸背动脉起点的平均直径是 3 mm（2 ～ 5 mm）。通常情况下，胸背动脉在进入背阔肌前会发出分支到前锯肌等周边肌肉胸背动脉，这是胸背动脉联合组织瓣和复合组织瓣的解剖基础；还会发出肩胛骨支，这是肩胛骨外侧缘和肩胛骨下角取骨瓣的解剖基础。胸背动脉有胸背静脉及胸背神经伴行，并且一同构成神经血管蒂进入背阔肌。胸背动脉进入背阔肌后分为外侧支与内侧支，然后逐级分级，在肌肉内与肋间动脉和腰动脉的分支相互吻合。胸背动脉在背阔肌的分支是背阔肌分叶肌瓣、取部分背阔肌的肌瓣等的解剖基础。

胸背动脉的外侧支发出 2 ～ 3 支穿支，近端的第一穿支在腋窝后壁下 8 ～ 10 cm、背阔肌外侧缘内侧 2 ～ 9 cm 处进入皮下组织，直径为 0.5 mm 左右。胸背动脉的第二穿支在距第一穿支远端的 2 ～ 4 cm 处，直径为 0.2 ～ 0.5 mm。一般情况下在距第二穿支 2 ～ 4 cm 会有第三穿支。多数情况下，肩胛下角水平线与背阔肌外侧边界交点水平内侧 2 cm 为中心，以 3 cm 为半径区域的是穿支出现最多的区域。

（二）皮瓣制备

术前用多普勒超声或 CT 血管造影技术探测并标记胸背动脉走行及穿支穿出深筋膜的点。患者全身麻醉后取仰卧位，上肢外展并固定。一般选取头颈部肿瘤对侧为供区。前缘切口位于腋中线与腋后线之间，以术前标记的穿皮点为皮瓣中心切取皮瓣。在设计的皮瓣边缘与胸背动脉的体表交汇点作切口，手术时首先切开皮瓣的前缘，在前锯肌深筋膜表面由前往后翻起皮瓣，到达背阔肌前缘，随后在背阔肌表面继续向后翻起皮瓣，距背阔肌前缘约 2 cm 处可遇到 1～3 支穿支血管，仔细判断穿支的位置和大小，选择其中的 1～2 支作为皮瓣的供养血管，并重新调整皮瓣的设计。一旦确认并选择好穿支血管，采用逆行法在肌肉内解剖穿支血管至其自胸背动脉外侧支发出处，沿途细心结扎或双极电凝切断穿支至周围肌肉的细小分支。如果需要更粗更长的血管蒂，可以继续逆行解剖血管蒂至胸背动脉主干处，必要时还可以结扎旋肩胛动脉后到达肩胛下动脉的主干。由于胸背动脉的穿支细小，术中很容易误伤，因此对穿支的解剖必须十分耐心和细致。根据受区血管神经蒂长度，向蒂部近端分离直到肩胛下动静脉，根据实际所需来切取血管蒂。供区创面直接拉拢缝合，放置负压引流 1 根。

（三）胸背动脉穿支皮瓣的优缺点

1. 优点

（1）皮瓣供区瘢痕隐蔽，损伤小。

（2）皮瓣柔软，脂肪厚度较大，适合对脂肪量要求较大的缺损，如全舌缺损、全上颌缺损等。

（3）可作为股前外侧皮瓣的备用皮瓣。

（4）可以制备穿支皮瓣，修薄后修复中小型软组织缺损。

2. 缺点

（1）虽然可以和头颈部同时手术，但略有干扰。

（2）皮瓣血管蒂相对于股前外侧皮瓣较短。

（3）皮瓣脂肪厚度较大。

（四）典型病例

病例 8　右侧舌癌

【诊断】右侧舌癌。

【手术方案】右侧舌颈联合根治术＋左侧 TDAP 转移修复＋气管切口术。（图 8-48 至图 8-52）

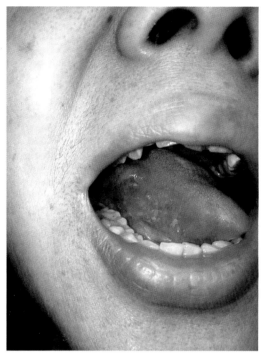

图 8-48 肿瘤位于右舌缘

约 4.0 cm×2.5 cm 大小（$pT_2N_0M_0$）。

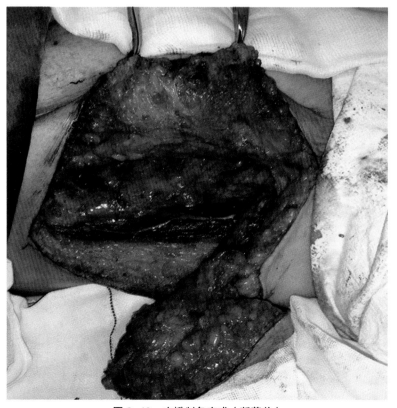

图 8-49 皮瓣制备完成（断蒂前）

保留胸背神经，保留完整背阔肌。

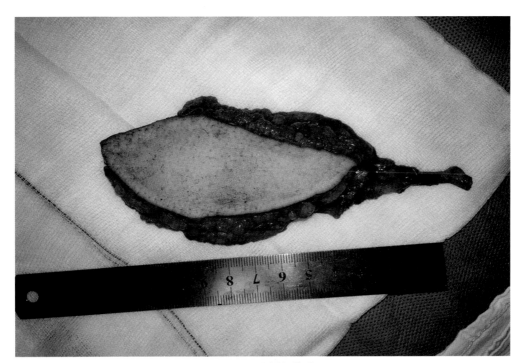

图 8-50　皮瓣断蒂后

皮瓣约 5.0 cm×10.0 cm 大小，血管蒂长约 7.0 cm。

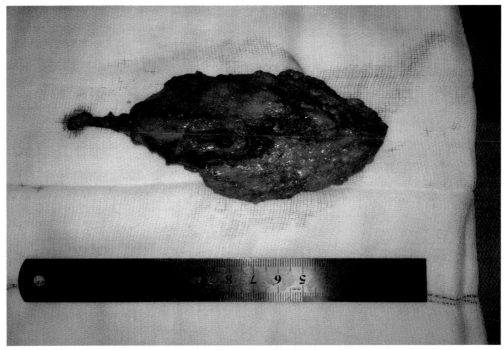

图 8-51　皮瓣仅携带皮肤、皮下脂肪等深筋膜浅面组织

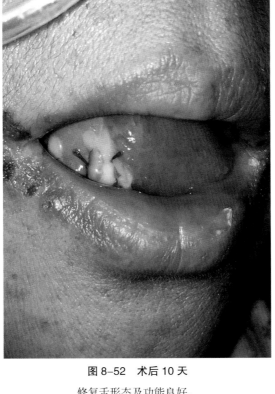

图 8-52　术后 10 天

修复舌形态及功能良好。

参考文献

［1］ CROW M L，CROW F J. Resurfacing large cheek defects with rotation flaps from the neck. Plast Reconstr Surg，1976，58（2）：196-200.

［2］ FUTRAN N D，MENDEZ E. Developments in reconstruction of midface and maxilla. Lancet Oncol，2006，7（3）：249-258.

［3］ CHEN L，WANG Z，ZHANG S，et al. H. A novel method for reconstruction of the lower lip after lip cancer ablation：double abbe flap. J Oral Maxillofac Surg，2020，78：488，e1- e10.

［4］ REN Z H，WU H J，WANG K，et al. Anterolateral thigh myocutaneous flaps as the preferred flaps for reconstruction of oral and maxillofacial defects. J Craniomaxillofac Surg，2014，42：1583-1589.

［5］ 任振虎，吴汉江，谭宏宇，等. 1 212 块股前外侧肌皮瓣在口腔颌面缺损修复中的应用. 华西口腔医学杂志，2015（3）：281-285.

［6］ WEI F C，JAIN V，CELIK N，et al. Have we found an ideal soft-tissue flap? An experience with 672 anterolateral thigh flaps. Plast Reconstr Surg，2002，109：2219-2226.

［7］ 任振虎，吴汉江，张胜，等. 股前外侧一蒂双岛皮瓣的临床分型探讨. 中华口腔医学杂志，2014，49：491-494.

［8］ HARII K，OMORI K，OMORI S. Free deltopectoral skin flaps. Br J Plast Surg，1974，27（3）：231-239.

［9］ KOSHIMA I，SOEDA S. Inferior epigastric artery skin flaps without rectus abdominis muscle. Br J Plast Surg，1989，42（6）：645-648.

［10］ANGRIGIANI C, GRILLI D, SIEBERT J. Latissimus dorsi musculocutaneous flap without muscle. Plast Reconstr Surg, 1995, 96（7）: 1608-1614.

［11］任振虎, 范腾飞, 游元和, 等. 胸背动脉穿支皮瓣在头颈部缺损修复中的临床应用. 中华耳鼻咽喉头颈外科杂志, 2021, 56（9）: 914-918.

［12］GONG Z J, WU H J. Measurement for subcutaneous fat and clinical applied anatomic studies on perforators in the anterior thigh region. J Oral Maxillofac Surg, 2013, 71（5）: 951-959.

［13］GONG Z J, WANG K, TAN H Y, et al. Application of thinned anterolateral thigh flap for the reconstruction of head and neck defects. J Oral Maxillofac Surg, 2015, 73（7）: 1410-1419.

口腔癌手术图谱精解

附录

一、临床牙位记录法

国际牙科联合会系统记录法（Federation Dentaire International system，FDI）：十位数表示牙所在的区域象限以及是乳牙或恒牙，如1、2、3、4表示恒牙牙弓分区；5、6、7、8表示乳牙牙弓分区。"1"表示恒牙右上区，"2"表示恒牙左上区，"3"表示恒牙左下区，"4"表示恒牙右下区，"5"表示乳牙右上区，"6"表示乳牙左上区，"7"表示乳牙左下区，"8"表示乳牙右下区。每区个位数以阿拉伯数字1～8分别依次代表中切牙至第三磨牙，愈近中线牙数字愈小。

二、美国癌症联合委员会（AJCC）唇癌和口腔癌 TNM 分期（第八版）

原发肿瘤（T）（肿瘤大小为最大直径）

T_x 原发肿瘤不能评估

Tis 原位癌

T_1 肿瘤 $\leqslant 2\,cm$，$DOI \leqslant 5\,mm$（DOI 是侵袭的深度）

T_2 肿瘤 $\leqslant 2\,cm$，$5\,mm < DOI \leqslant 10\,mm$ 或 $2\,cm <$肿瘤$\leqslant 4\,cm$，$DOI \leqslant 10\,mm$

T_3 肿瘤 $> 4\,cm$；任何 $DOI > 10\,mm$

T_4

T_{4a}（唇）局部中等浸润晚期

肿瘤侵犯骨皮质、下牙槽神经、口底或面部皮肤（即下巴或鼻子）

T_{4a}（口腔）

肿瘤侵犯邻近结构（侵犯下颌骨或上颌骨骨皮质、上颌窦或面部皮肤）

注：牙龈原发性肿瘤侵犯骨 / 牙槽表面不归类为 T_4

T_{4b} 局部广泛浸润晚期

肿瘤侵犯咀嚼肌间隙、翼板、颅底和 / 或颈动脉

淋巴结大小为最大直径（Regional Lymph Nodes）

临床区域淋巴结（cN）

N_x 区域淋巴结不能评估

N_0 无区域淋巴结转移

N_1 同侧单个淋巴结转移，$\leqslant 3\,cm$，ENE（－）（ENE 指淋巴结包膜外侵犯）

N_2 同侧单个或多个、对侧或双侧淋巴结转移，$\leqslant 6\,cm$，ENE（－）

N_{2a} 同侧单个淋巴结转移，$> 3\,cm$ 但 $\leqslant 6\,cm$，ENE（－）

N_{2b} 同侧多个淋巴结转移，$\leqslant 6\,cm$，ENE（－）

N_{2c} 对侧或双侧淋巴结转移，$\leqslant 6\,cm$，ENE（－）

N_3 转移淋巴结中有一个 $> 6\,cm$，ENE（－）或转移淋巴结明显结外侵犯［ENE（＋）］

N_{3a} 转移淋巴结中有一个 $> 6\,cm$，ENE（－）

N_{3b} 转移淋巴结中临床包膜侵犯，ENE（＋）

病理区域淋巴结（pN）

N_x 区域淋巴结不能评估

pN_0 无区域淋巴结转移

pN$_1$ 同侧单个淋巴结转移，$\leqslant 3$ cm，ENE（$-$）

pN$_2$ 同侧单个或多个、对侧或双侧淋巴结转移，$\leqslant 6$ cm，ENE（$-$）；同侧单个淋巴结转移，$\leqslant 3$ cm，ENE（$+$）

pN$_{2a}$ 同侧单个淋巴结转移，> 3 cm 但 $\leqslant 6$ cm，ENE（$-$）；或同侧单个淋巴结转移，$\leqslant 3$ cm，ENE（$+$）

pN$_{2b}$ 同侧多个淋巴结转移，$\leqslant 6$ cm，ENE（$-$）

pN$_{2c}$ 对侧或双侧淋巴结转移，$\leqslant 6$ cm，ENE（$-$）

pN$_3$ 转移淋巴结 > 6 cm，ENE（$-$）；同侧单个 > 3 cm，同侧、对侧、双侧多个转移淋巴结，ENE（$+$）

pN$_{3a}$ 转移淋巴结中有一个 > 6 cm，ENE（$-$）

pN$_{3b}$ 同侧单个淋巴结转移，> 3 cm，ENE（$+$）；或同侧、对侧、双侧多个淋巴结转移，任一淋巴结 ENE（$+$）或对侧单个任意大小淋巴结转移，ENE（$+$）

远处转移（M）

M$_0$ 无远处转移

M$_1$ 有远处转移

后记

　　在这本书即将出版之际，我要感谢中南大学湘雅二医院口腔颌面外科的朱兆夫教授、龚朝建副教授，是他们提供了一例高难度的唇、颊、鼻翼缺损修复病例。感谢王铠副教授、谭宏宇主治医师，是他们提供了一例股前外侧皮瓣携带髂骨复合瓣制备照片。感谢龚朝建副教授，本书中股前外侧皮瓣串联其他皮瓣的制备、显微血管吻合均出自他手，他高超的显微外科技艺，为本书增色不少。感谢我的硕士研究生张绚、龚朝建、胡传宇、任振虎、向旭、吴文科、左良、王基栋、刘宗艺、雷婧诗、许智、黄春明、李文强、郭丰源、余志刚、范腾飞、黄宏伟、吴坤、孙明宇、黄赐承、戴博文、杨志敏等，是他们的努力使我们的临床研究如期完成。还要感谢中南大学湘雅二医院口腔颌面外科的全体医师和护士，没有他们的无私协助，我们长达近 20 年的研究，也不可能顺利完成。

吴汉江

2023 年 4 月 29 日于长沙

口腔癌手术图谱精解

772